Todeshunger

C(

Joan Jacobs Brumberg ist Professorin für Geschichte an der Cornell University in Ithaca, New York. Ihre Arbeitsschwerpunkte sind weibliche Adoleszenz, Frauen- und Familiengeschichte sowie Sozialgeschichte der Medizin.

Joan Jacobs Brumberg

Todeshunger

Die Geschichte der Anorexia nervosa
vom Mittelalter bis heute

Campus Verlag
Frankfurt/New York

Die amerikanische Originalausgabe »Fasting Girls. The History of Anorexia Nervosa«
erschien 1988 bei Harvard University Press. Copyright © 1988, 1989 by the President and
Fellows of Harvard College.

Übersetzung aus dem Englischen von Karin Dufner und Katharina Förs

Die Deutsche Bibliothek – CIP-Einheitsaufnahme

Brumberg, Joan Jacobs:
Todeshunger : die Geschichte der Anorexia nervosa vom
Mittelalter bis heute / Joan Jacobs Brumberg
[Übers. aus dem Engl. von Karin Dufner und Katharina Förs]. –
Frankfurt/Main ; New York : Campus Verlag, 1994
Einheitssacht.: Fasting girls <dt.>
ISBN 3-593-35050-5

Umschlaggestaltung: Atelier Warminski, Büdingen
Satz: Fotosatz Leingärtner, Nabburg/Neusath
Druck und Bindung: Druckhaus »Thomas Müntzer« GmbH, Bad Langensalza/Thüringen
Gedruckt auf säurefreiem und chlorfrei gebleichtem Papier.
Printed in Germany

Inhalt

Vorwort zur deutschen Ausgabe

Als Historikerin ist mir schon seit langem bewußt, daß Anorexia nervosa kein ausschließlich amerikanisches Problem ist. Aus diesem Grund war ich sehr erfreut darüber, als ich erfuhr, daß der Campus Verlag eine deutsche Ausgabe von *Fasting Girls* veröffentlichen wollte. Es mag für deutsche Leserinnen und Leser interessant sein zu wissen, daß das Buch 1994 ebenfalls in einer japanischen Übersetzung erscheinen wird. Diese fast zeitgleiche Veröffentlichung ist ein Zeichen dafür, wie bekannt Anorexia nervosa auch in ausgesprochen unterschiedlichen Kulturen geworden ist. Es bestätigt auch eines der wichtigsten Themen in meinem Buch: Erkrankungen an Anorexia nervosa sind im Ansteigen begriffen, wo Überfluß und die Schönheitsimperative des Westens zusammentreffen und einen Einfluß auf die Psyche beeinflußbarer Mädchen und junger Frauen ausüben.

Zu meiner großen Freude erhielt *Fasting Girls* nach der Veröffentlichung im Jahre 1988 eine Reihe von Preisen und Auszeichnungen. Die genauen Bezeichnungen dieser Preise sind für eine deutsche Leserschaft weniger wichtig, aber möglicherweise ist es für sie interessant zu erfahren, aus welchen intellektuellen und gesellschaftlichen Bereichen und Gruppen sie kamen. Feministinnen, FrauengeschichtsforscherInnen, medizinische AnthropologInnen, PsychologInnen, WissenschaftshistorikerInnen – sie alle fanden etwas Bedeutungsvolles und Wichtiges in meinem Buch, das die Herausbildung und Entstehung einer modernen Krankheit erzählt. Auch wenn das Buch ursprünglich in einem eher akademischen Verlag, Harvard University Press, erschienen ist, war es von Anfang an mein Bestreben, es so zu schreiben, daß auch Frauen und Männer außerhalb der Universität es lesen können. Ich wünschte mir, daß Töchter ihren Müttern davon erzählten, und hoffte, daß Studentinnen und Studenten in ihrem Freundeskreis darüber berichteten. Und tatsächlich, dies ist auch genau, was eingetroffen ist. Bis auf den heutigen Tag bekomme ich immer noch Briefe von Leserinnen und Lesern meines Buches, denn amerikanische Frauen leiden in einem Ausmaß und in einer Weise im Zusammenhang mit Problemen, die Nahrung und Körperbilder betreffen, die andere Kulturen erst allmählich in seiner ganzen Reichweite zu erkennen beginnen.

Für ihre Unterstützung beim Schreiben dieses Buches schulde ich vielen Menschen Dank. Ich zog großen Nutzen aus Gesprächen mit Willam Bennet, Sandra und Daryl Bem, Allan Brandt, Urie Bronfenbrenner, David Brumberg, Carolyn Bynum, Faye Dudden, Gerald Grob, Steven Kaplan, M. Jeanne Peterson, Barbara Sicherman, Nancy Tomes, Barbara Gutmann Rosenkrantz und Susan Ware. 1982-1983 war ich Stipendiatin am »Charles Warren Center for Studies in American History« an der Harvard University; in den Jahren 1984-1985 hatte ich das Glück, in den Genuß eines Stipendiums der Rockefeller Foundation zu kommen, das mich während dieser Zeit von Lehrverpflichtungen befreite. Viele Gedanken, die in diesem Buch dargelegt werden, formulierte und entwickelte ich zuerst bei Vorträgen, die ich im Rahmen verschiedener Women's Studies Programme im ganzen Land hielt. Weitere Unterstützung für meine Arbeit erhielt ich vom »National Endowment for the Humanities Travel to Collection Grant« sowie vom Forschungsfonds an der Cornell University, wo ich das Vergnügen hatte, in einer aufgeschlossenen intellektuellen Umgebung zu arbeiten, die mein Denken über mein Thema erweitert hat.

Mein Verständnis von Anorexia nervosa als klinische Diagnose wurde durch die Möglichkeit vertieft, klinisches Fallmaterial aus verschiedenen Krankenhausarchiven in den Vereinigten Staaten und England zu benutzen, unter ihnen die Mayo Clinic (Rochester, Minnesota), MacLean Hospital (Belmont, Massachusetts), The Institute for Living (Hartford, Connecticut) und das London Hospital (London). Darüber hinaus tat ich etwas für eine Historikerin Ungewöhnliches: Ich absolvierte selbst einen medizinischen Grundkurs über Eßstörungen an der Harvard Medical School. Die Ärztinnen und Ärzte, denen ich dort begegnete, ebenso wie das Bibliothekspersonal und die Archivarinnen und Archivare in Cornell und an der Francis J. Countway Medical Library, Harvard Medical School halfen mir, die medizinischen ebenso wie die kulturellen Aspekte, die mit Anorexia nervosa verknüpft sind, zu verstehen.

In den Jahren, die seit der ersten Veröffentlichung des Buches vergangen sind, habe ich viel über das Thema nachgedacht, wie über Anorexia nervosa gesprochen und kommuniziert werden könnte. Dies ist ein ganz wichtiges Thema, das auf jeden Fall von Ärztinnen und Ärzten, Lehrerinnen und Lehrern, Pädagogen, Eltern und Jugendlichen ernst genommen werden muß, wo immer Eßstörungen auftreten. Der imitierende (oder nachahmende) Aspekt dieser Verhaltensweisen steht wahrscheinlich in Zusammenhang mit der kulturellen Umgebung der Mädchen, der Art und Weise, wie sie sozialisiert sind, und den Familien, in denen sie leben. Trotzdem haben Ärztinnen und Ärzte, Erzieherinnen und Erzieher sowie Feministinnen bisher noch keine effektiven Mittel der Intervention entwickelt und auch keine Möglichkeiten gefunden, die in der Lage sind, den Ansteckungseffekt zu stoppen. Von einigen bemerkenswerten Ausnahmen abgesehen, sind die meisten zeitgenössischen Forscherinnen und Forscher in den Vereinigten Staaten nicht daran interessiert, wie Mädchen und junge Frauen denken, und es gibt wenige, die die Frage aufgreifen, welche Auswirkungen die populäre Kultur auf das kollektive Verhalten und Selbstbild von Mädchen und Frauen hat. In der nächsten Dekade müssen Wissenschaftlerinnen und Wissenschaftler, die in den Bereichen Biomedizin, Psychologie und Soziologie arbeiten, den Themen und Belangen von Mädchen einen festen Platz auf der feministischen Agenda einräumen. Ich hoffe sehr, daß mein Buch zu diesen Anstrengungen beitragen wird.

Joan Jacobs Brumberg
Ithaca, New York
Januar 1994

Vorwort

Ich bin weder eine ehemalige Anorektikerin, noch bin ich Mutter einer anorektischen Tochter.[1] Diesen Umstand betone ich deswegen gleich zu Anfang, damit meine Leserinnen und Leser wissen, aus welcher Perspektive ich dieses Buch geschrieben habe. Ich bin Historikerin, und mein Interesse an der Anorexia nervosa wurde zum Teil durch die Beobachtungen geweckt, die ich im Laufe meines Lebens machen konnte.

Als ich 1965 im letzten Semester an der Universität von Rochester studierte, gab ich Schulkindern in der Kinderstation des Strong Memorial Hospital Nachhilfe. Eine meiner Schülerinnen, eine junge Frau namens Sherry, war so abgemagert und verschlossen, daß ich ihre Gegenwart kaum ertragen konnte. Sherry sah aus wie zwölf oder dreizehn, war aber in Wirklichkeit fünfzehn, und die Krankenschwester erzählte mir, daß sie an Anorexia nervosa litt. Ich erfuhr, daß Sherry sich weigerte zu essen und daß sich manche Anorektikerinnen buchstäblich zu Tode hungern. Als ich meinen Freundinnen im Studentenwohnheim von dieser bestürzenden Begegnung erzählte, wurde mein Bericht erschrocken, aber auch mit einiger Skepsis aufgenommen. Keine von uns hatte jemals zuvor von Anorexia nervosa gehört.

Im Jahre 1985 gehörte ich zu den Lehrenden an der Cornell University und gab Grundkurse in der Geschichte von Frau und Familie in den Vereinigten Staaten. In meiner Rolle als Dozentin hatte ich oft Gelegenheit, mit Studienanfängerinnen zu sprechen. Von ihnen bekam ich Ausführungen zum Thema Anorexia nervosa zu hören, die von einem erstaunlichen Sachverstand zeugten; Äußerungen, die zeigten, daß meine Gesprächspartnerinnen gut über diese Krankheit und ihre Symptome Bescheid wußten. Außerdem stellte ich als Mitglied des Zulassungsausschusses fest, daß einige Studentinnen, die sich an der Cornell University bewarben, ihre Wahl des Hauptfaches damit begründeten, daß sie in ihrer

Schulzeit mit der Anorexia nervosa in Berührung gekommen waren. »Ich interessiere mich für das Fachgebiet der Psychologie«, schrieb eine Bewerberin, »(weil) meine beste Freundin an Anorexia leidet. Ich helfe ihr, so gut ich kann, aber ich fühle mich machtlos.« Mit der Zeit mußte ich feststellen, daß es nahezu unmöglich war, einer jungen Frau aus der Mittelschicht zu begegnen, die nichts über die Anorexia nervosa wußte. Das stand in starkem Gegensatz zu meinen eigenen Erfahrungen vor 20 Jahren. Damals hatten meine Freundinnen und ich über diese geheimnisvolle »Hungersucht« verwundert die Köpfe geschüttelt. Außerdem gab mir als Historikerin diese neue »Popularität« der Anorexia nervosa zu denken.

Warum gewinnt eine Krankheit in einer Epoche stärker an Bedeutung als in einer anderen? Diese Frage ist in den Vereinigten Staaten seit Anfang der neunziger Jahre besonders wichtig geworden. Auf gesellschaftlicher Ebene herrscht ein reger medizinischer Diskurs, und wir beschäftigen uns ständig mit der Entdeckung neuer Krankheiten und ihrer Heilung. AIDS, die Alzheimersche Krankheit, Herpes, Chlamydien, Osteoporose, Prämenstruelles Syndrom und Anorexia nervosa scheinen auf den ersten Blick »neue« Krankheiten zu sein, die früheren Generationen entweder unbekannt waren oder unbemerkt geblieben sind.

Als ich dann Dozentin für Geschichte am Institut für Familienforschung in Cornell wurde, spezialisierte ich mich in meiner wissenschaftlichen Arbeit auf die Anorexia nervosa. Ich hatte mein Interesse an der sich wandelnden historischen Erfahrung von Frauen in den Vereinigten Staaten bereits unter Beweis gestellt; nun stürzte ich mich mit Feuereifer in die Welt der Verhaltensforschung und beschäftigte mich mit einer Reihe von Themen, die alle mit der körperlichen, sozialen und geistigen Entwicklung in der Jugend zusammenhängen – mit Familienbeziehungen, Bildung und Sexualität. Als einzige Vertreterin der Geschichtswissenschaft an einem Institut, an dem außer mir nur Psychologen und Soziologen tätig waren, wurde ich von meinen Kolleginnen und Kollegen oft gebeten, die Ursachen zeitgenössischer sozialer Probleme zu erläutern, besonders diejenigen, die junge Mädchen in unserer Gesellschaft betreffen.

Unvermeidlich mußte ich mich mit dem Thema Anorexia nervosa und weiteren Eßstörungen auseinandersetzen, da beide immer stärkere Beachtung fanden und ihre Verbreitung rasch zunahm. Aus Neugier, die auch von der persönlichen Erfahrung zweier Jahrzehnte geschürt wurde, stellte ich mir folgende grundlegenden Fragen: Wie sieht die Geschichte der Anorexia nervosa aus? Welche historischen Kräfte haben dazu beigetragen, daß sie in unserer modernen Zeit als Krankheit an Bedeutung gewonnen hat? Warum leiden gerade jetzt so viele Frauen unter Anorexia nervosa?

Die Anorektikerin von heute steht am Ende einer langen Reihe von Frauen und Mädchen in der Geschichte, die die Kontrolle des Appetits, der Nahrungsaufnahme und des eigenen Körpers zum Mittelpunkt ihrer Symbolik gemacht haben. Obwohl die Anorexia nervosa eine relativ moderne Krankheit ist, stellt Fasten bei Frauen mit Sicherheit keine neue Verhaltensform dar. Tatsächlich haben Nahrungsverweigerung und Kontrolle des Appetits bei Frauen eine lange Geschichte, die mindestens bis ins Mittelalter zurückdatiert. Deswegen verweist die Anorexia nervosa auf wichtige Kontinuitäten in der weiblichen Erfahrung, die sich quer durch Zeit und Raum ziehen.

Historische, anthropologische und psychologische Studien belegen weiterhin, daß Frauen weitaus häufiger als Männer ihren Appetit als Mittel der Kommunikation benutzen, eine Tendenz, die von Wissenschaftlern und Ärzten bestätigt wird. Die Arbeiten der Historikerin Caroline Walker Bynum beispielsweise stellen dar, daß das Leben von Frauen wie Katharina von Siena im Hochmittelalter (vom dreizehnten bis sechzehnten Jahrhundert) von extensivem Fasten und leidenschaftlicher Verehrung der Eucharistie (bei der man nur Hostie und Wein als Symbol des Leibes und Blutes Jesu Christi zu sich nimmt) geprägt war.[2] Weiterhin finden wir in den Schriften dieser Frauen, sofern sie uns heute noch zugänglich sind, überall die gleichen Bilder für alles, was mit Nahrung zusammenhängt. Eben diese Metaphern tauchen noch heute bei der Anorektikerin des zwanzigsten Jahrhunderts auf, die an nichts anderes denkt als an Nahrungsmittel, die ständig Kalorien zählt und die ihr gesamtes Leben um die Vermeidung von Nahrung herum organisiert. Außerdem zeigen uns die mittelalterlichen Schriften, daß es schon vor unserer Zeit Epochen gab, in denen eine erhebliche Zahl von Frauen und Mädchen sich weigerte, regelmäßig zu essen und zu ungewöhnlichen Methoden der Appetitzügelung griff.[3]

Trotz dieser erkennbaren Grundmuster sollten wir uns jedoch davor hüten, über das Auftreten der modernen Krankheit Anorexia nervosa in der Vergangenheit oder über die »Natur der Frau« Verallgemeinerungen anzustellen. Obwohl das Fasten und die ständige Beschäftigung mit dem Essen bei Frauen im Mittelalter auf Anorexia nervosa hinzuweisen scheinen, kann diese Kontinuität der Symptome auch irreführend sein. Nur weil eine Verhaltensweise in verschiedenen Kulturen oder Epochen auftritt, muß sie deswegen noch lange nicht auf den gleichen Ursachen beruhen oder biologisch begründet sein. Ich gehe an dieses Thema heran, indem ich das Fasten von Frauen unter verschiedenen historischen Bedingungen schildere und damit belege, daß nicht nur die verschiedenen Deutungen der Nahrungsverweigerung einem Wandel unterworfen sind, sondern daß es auch verschiedene Gründe dafür geben kann, warum Frauen ihren Appetit zügeln. Selbst ein grundlegender menschlicher Instinkt wie der Appetit ist kulturellen und sozialen Einflüssen unterworfen und erhält in jeder historischen Epoche eine neue Bedeutung.

Die Geschichte der Anorexia nervosa beweist, in welchem Ausmaß Krankheit durch kulturelle Einflüsse bedingt ist. Im Laufe der Zeit wurde sie immer wieder neu definiert und macht deswegen grundsätzlich historische Veränderungen deutlich. Demzufolge kann meine Antwort auf die Frage: »Ist die Anorexia nervosa eine neue Krankheit?« nicht eindeutig ausfallen. Die Anorexia nervosa ist eine historisch begründete Krankheit, die sich im besonderen wirtschaftlichen und gesellschaftlichen Klima des ausgehenden 19. Jahrhunderts entwickelte. Aus diesem Grund sollte man den modernen klinischen Begriff »Anorexia nervosa« nur zur Bezeichnung der Krankheit in ihrer heutigen Erscheinungsform verwenden.

Die Anorexia nervosa wurde in den 70er Jahren des vergangenen Jahrhunderts etwa gleichzeitig von Medizinern in England, Frankreich und den Vereinigten Staaten entdeckt und erhielt ihren Namen. Die »Geburt« der Krankheit im viktorianischen Zeitalter hing nicht nur damit zusammen, daß die medizinische Wissenschaft größere Autorität gewann, sondern auch damit, daß gesellschaftliche Veränderungen stattfanden, die Einfluß auf junge Frauen hatten. Die Anorexia nervosa trat erstmals in den Anfangsjahren des Industriekapitalismus auf und fand ihren Nährboden in zentralen Aspekten des bürgerlichen Lebens: Vertrautheit, materieller Komfort, elterliche Liebe und Erwartungen, geschlechtsspezifische Arbeitsteilung sowie allgemein verbreitete Ansichten über die Rolle von Mann und Frau und Klassenbewußtsein. Als frühe und deutliche Psychopathologie des bürgerlichen Familienlebens nahm die Krankheit das bekannte Körperbild vorweg, das man später üblicherweise damit assoziierte: Wie die historische Betrachtung zeigt, hatte es die Anorexia nervosa längst gegeben, als alle Welt dem Diät- und Schlankheitswahn verfiel.

Es ist die Aufgabe von Sozial- und Kulturhistorikern, mit einem bestimmten historischen Moment in Verbindung zu bleiben, um die Menschen und ihr Verhalten auf dieser Grundlage zu verstehen.[4] Darum habe ich beschlossen, psychohistorische Ansätze in ihrer traditionellen Form zu vermeiden: Ich wende keine modernen psychologischen oder psychoanalytischen Theorien auf fastende Frauen der Vergangenheit an. Meiner Ansicht nach ist es im Fall der Anorexia nervosa ein sinnloses Unterfangen, Übereinstimmungen zwischen einem zeitgenössischen psychologischen Modell und den fragmentarischen Quellen aus längst vergangenen Tagen herstellen zu wollen. Selbstverständlich erkenne ich emotionale Phänomene, die sich im Laufe der Jahrhunderte nicht verändert haben –

wie beispielsweise Wut und Angst –, sowohl in der religiösen Askese des Mittelalters als auch in der modernen Anorexia nervosa wieder. Als Historikerin allerdings ist es mir meist nicht möglich, die Psychogenese einzelner Fälle zu beurteilen. Die mir zur Verfügung stehenden Quellen sind schlichtweg unzureichend, die Patientinnen für mich nicht mehr greifbar, um eine Psychoanalyse vorzunehmen.

Anstatt Fakten und Interpretation zu präsentieren, hebe ich den jeweiligen besonderen sozialen und kulturellen Kontext hervor, in dem junge Frauen sich entschieden haben, die Nahrung zu verweigern. Den Schwerpunkt lege ich auf die Art und Weise, wie die Betroffenen ihr eigenes Verhalten sehen. Ich behaupte nicht, daß die Anorexia nervosa in allen historischen Epochen eine stets gleichbleibende psychische Erfahrung gewesen ist. Vielmehr schlage ich vor, daß wir dieses spezielle Syndrom in einen breitgefächerten und facettenreichen Zusammenhang des vielgestaltigen menschlichen – insbesondere des weiblichen – Eßverhaltens stellen. Betrachten wir die vielen verschiedenen Varianten des Eßverhaltens, müssen wir uns fragen: Warum sind Frauen und Mädchen in manchen kulturellen Systemen und historischen Zeitabschnitten so anfällig für ein zwanghaftes Verhältnis zur Nahrung?

Stellen wir uns die Frage auf diese Weise, so können wir den Bedeutungswandel von Nahrungsverweigerung dechiffrieren. Doch wenn wir das tun, müssen wir uns hauptsächlich mit Nahrung als Code beschäftigen. Wir können den Zusammenhang zwischen Anorexia nervosa und Nahrung nur ergründen, wenn wir nach mehr fragen, als nur nach dem Vorhandensein von Lebensmitteln und deren Nährwert. Da Nahrung ein System von Zeichen und Symbolen mit verschiedenen Bedeutungen darstellt, müssen wir unser Augenmerk auf den symbolischen Wert der Nahrungsverweigerung richten.[5] Kurz gesagt müssen wir verstehen, welche Bedeutung Nahrung für Frauen zu verschiedenen Zeiten hatte, wie das damit zusammenhängende Vokabular von der jeweiligen Epoche abhängt und wie es sich im Laufe der Geschichte gewandelt hat.

Der Wandel in den Einstellungen zur Nahrung und ihrer Bedeutung ist nur der erste Schritt hin zu einem weitergehenden historischen Ansatz. Zusammengefaßt zeichnet dieses Buch den Weg von der Heiligen zur Patientin nach, den Historiker in zwei bekannte Termini fassen: Säkularisierung und Medikalisierung. Säkularisierung bezeichnet den langen unregelmäßig verlaufenden Prozeß, in dem sich die Grundeinstellung einer Gesellschaft von einer religiösen zu einer weltlichen wandelt; Medikalisierung verläuft parallel dazu und bedeutet, daß Sprache und Denkweise der Medizin in zunehmendem Maße in den populären Diskurs menschlichen Verhaltens einfließen.[6] Indem ich Fälle aus dem 16. bis ins

11

19. Jahrhundert anführe, möchte ich deutlich machen, wie es im Zuge neuer Ansätze im Bereich von Religion und Medizin auch zu einer neuen Sichtweise der Nahrungsverweigerung gekommen ist. Im 19. Jahrhundert hatte die Wissenschaft den Glauben als oberste Instanz weitgehend abgelöst. Das wiederum führte dazu, daß Nahrungsverweigerung nicht mehr als religiöser Akt, sondern als Krankheitszustand gesehen wurde. Allerdings wurden den sogenannten fastenden Mädchen noch im letzten Jahrhundert trotz aller Proteste von Seiten der Mediziner Wunderkräfte zugeschrieben. Daß diese Fälle öffentlich diskutiert wurden, zeigt, daß traditionelle Frömmigkeit und Glaube ihren Einfluß noch nicht verloren hatten. Das ganze 19. Jahrhundert hindurch bildeten Frauen, die die Nahrung verweigerten, einen Brennpunkt der Diskussion zwischen Priestern und Ärzten über die Frage, wessen Deutung des menschlichen Verhaltens nun gültig sein sollte. Selbst nachdem dieser Streit beigelegt und die Anorexia nervosa zur anerkannten Krankheit erklärt worden war, debattierten die Ärzte immer noch über die Ursachen dieser neuen Störung und über Möglichkeiten, sie zu behandeln. Weder Säkularisierung noch Medikalisierung lieferten zu diesem Zeitpunkt schnelle oder präzise Erklärungen.

Um die Wechselwirkungen zwischen Krankheit und kulturellen Bedingungen zu untersuchen, dürfen wir unser Augenmerk nicht nur auf Ärzte, Diagnosen und Therapien richten, sondern müssen uns mit den Patientinnen und Patienten selbst befassen. Menschen drücken physisches und psychisches Leiden auf tausendfache Weise aus; abhängig von Geschlecht, Alter und sozialer Schicht, ethnischer Herkunft, Weltanschauung und unzähligen anderen kulturellen Variablen. Die Ausdrucksformen für dieses Leiden werden unbewußt aus einer Palette von Symptomen ausgewählt, die wir alle als Angehörige eines Kulturkreises im Laufe unseres Lebens internalisiert haben. Man kann es auch so ausdrücken: Auch wenn eine Krankheit organisch ist, stellt Kranksein einen sozialen Akt dar.[7]

Deswegen sollten wir die Anorexia nervosa unter zwei Aspekten betrachten: psychische Veranlagung, die den Ausbruch der Krankheit begünstigt, und tatsächliche körperliche Symptome. In den folgenden Kapiteln wird erörtert, wie und warum sich die Symptomatik der Anorexia nervosa als Antwort auf ein sich veränderndes soziales und kulturelles Umfeld gewandelt hat. Obwohl die Beteuerungen der modernen Anorektikerin (»Ich bin satt«, »Ich habe keinen Hunger«, oder »Ich esse genug«) sich nicht allzusehr von denen betroffener Frauen aus dem viktorianischen Zeitalter unterscheiden (»Ich habe keinen Appetit«, oder »Mir wird unwohl, wenn ich esse.«), sind auch neue Verhaltenssymptome aufgetreten, die die Kultur unserer Tage widerspiegeln – nämlich ständige

Hyperaktivität und krankhafter Ehrgeiz. Für wohlhabende junge Frauen im viktorianischen Zeitalter bildeten Nahrung und Essen den Mittelpunkt einer Gedankenwelt, die um das Thema Geschlechtsrolle und soziale Identität kreiste. Das gleiche trifft heute immer noch zu; allerdings haben starke soziale und kulturelle Kräfte, besonders die ständigen Botschaften über die ideale Beschaffenheit des weiblichen Körpers, den Druck auf Frauen verstärkt, ihren Appetit zu zügeln, was der Anorexia nervosa im 20. Jahrhundert völlig neue Dimensionen verliehen hat. Die Anorexia nervosa, die bis vor kurzem eine sehr seltene Krankheit war, von der nur wenige Fachleute wußten, ist in den letzten Jahrzehnten stark ins öffentliche Bewußtsein gerückt. Ihr Name ist zur Formel geworden, und ihre körperlichen Symptome treten stärker hervor.[8]

Die historische Untersuchung der Anorexia nervosa beweist auch, daß gleichzeitig verschiedene Erklärungen ein und derselben Krankheit existieren können. Diese Aussage traf in der Vergangenheit zu und gilt auch heute noch. In den achtziger Jahren werden immer noch die Faktoren diskutiert, die menschliches Verhalten beeinflussen. Vieles, was in der sich immer im Kreise drehenden Auseinandersetzung zwischen Natur und Kultur (heute heißt das biologische versus gesellschaftliche Determinierung) gesagt wurde, ist für eine Erklärung der Anorexia nervosa von Bedeutung.[9] Da es, was die Ätiologie dieser Krankheit anbelangt, noch immer keine eindeutigen Erklärungen gibt, suchen alle nach dem Schuldigen: Biologie oder Kultur? Allerdings steht die Antwort noch in den Sternen, und ich konnte deshalb meine historische Abhandlung nicht in Form eines Nachrufes verfassen, wie sie bereits über Cholera, Anämie, Skorbut, Syphillis oder Neurasthenie geschrieben worden sind.[10] Aufgrund der augenblicklich starken Präsenz der Anorexia nervosa und auch wegen der Aussicht, daß die neue biomedizinische Forschung die Denkansätze zu dieser Krankheit vermutlich revolutionieren wird, bewegt sich auch meine Interpretation in einem intellektuellen Klima, in dem es noch keine Antworten auf die Frage nach der wahren Bedeutung der Anorexia nervosa gibt. Da die Schulmedizin ständig auf eine biochemische Erklärung drängt, lag es an mir, darüber nachzudenken, welche Möglichkeiten eine Kultur hat, das Leben von Individuen zu formen.

Im ersten Kapitel behandle ich die relativen Vorzüge der drei wichtigsten theoretischen Erklärungsmodelle (biologisch, psychologisch und kulturell). Allerdings widerspreche ich der These, die Anorexia nervosa könne auf ein einfaches Ursache-Wirkungs-Modell zurückzuführen sein. Die Anorexia ist nicht einfach eine Krankheit, und sie läßt sich nicht aus einem einzigen ätiologischen Faktor ableiten. Jedoch bedeutet die Tatsache, daß soziale und kulturelle Einflüsse eine Rolle spielen, auf keinen Fall,

13

daß es sich um eine »eingebildete« Krankheit, ein bloßes »gesellschaftliches Konstrukt« handelt.[11] Die Anorexia nervosa hat sehr reale körperliche Folgen und stellt einen Grad selbstzerstörerischen Verhaltens dar, der
sie von ständigen Abmagerungskuren qualitativ unterscheidet. Anstatt
mich, was die Ursachen dieser Krankheit betrifft, auf eine Theorie festzulegen, behaupte ich, daß die Gründe in einem Netzwerk von Interaktionen zu suchen sind, wie sie Charles E. Rosenberg in einer bahnbrechenden Studie der Cholera im neunzehnten Jahrhundert beschreibt: »Eine
Krankheit ist keine absolute körperliche Einheit, sondern eine komplexe
geistige Konstruktion, eine Mischung aus biologischem Zustand und
gesellschaftlicher Definition.«[12] Was die Anorexia nervosa anbelangt, ist
es eindeutig an der Zeit, den entweder/oder-Ansatz fallenzulassen und sich
zu fragen, wie Biologie und Kultur einander bedingen.

In der Praxis – eher als vom grundlegenden Ansatz her – ergreife ich in
diesem Buch Partei für ein interaktives kulturelles Modell. Angesichts des
Themas und des geschichtlichen Hintergrundes, den ich herausgearbeitet
habe, erscheint mir meine Parteilichkeit angemessen. Nur ein historischer
und kulturell begründeter Ansatz kann Licht in die Frage bringen, warum
die Krankheit heute in immer stärkerem Maße auftritt. (Das Auftreten ist
sicherlich ein anderer Aspekt als die Ätiologie, und die beiden werden hier
auch nicht vermischt). Die Kultur ist der Schlüssel, wenn wir erfahren wollen, wie und warum die Anorexia nervosa zu einer typischen psychischen
Störung junger Mädchen unserer Tage geworden ist.

In den 80er Jahren stellt die Anorexia nervosa das moderne Bekenntnis
zur Selbstverleugnung dar, das viel über die Situation junger Frauen und
die Wertvorstellungen unserer Zeit aussagt. Die Krankheit verdeutlicht
das Dilemma, in dem ein privilegiertes, aber auch verletzliches junges
Mädchen in einer Gesellschaft steckt, die in raschem Wandel begriffen ist;
einer Gesellschaft, die Schlankheit zum obersten Ideal erhoben hat. Aus
dem Blickwinkel der Historikerin macht die Anorexia nervosa den Eindruck einer weltlich orientierten Sucht nach einer neuen Form der Vollkommenheit – einer, die die Erlösung des Individuums von der äußerlich
sichtbaren Körperform, und nicht mehr vom Seelenzustand abhängig
macht.

1.

Die Anorexia nervosa in den 80er Jahren unseres Jahrhunderts

Der amerikanischen Öffentlichkeit ist die Anorexia nervosa erst seit kurzem ein Begriff. Zwar kennen medizinische Fachkreise diese Krankheit schon seit den 70er Jahren des letzten Jahrhunderts, aber Laien wußten nahezu nichts von ihrer Existenz, bis Anfang der 70er Jahre in der Presse Berichte über junge Frauen erschienen, die sich weigerten zu essen, obwohl Nahrung reichlich vorhanden war. Im Jahre 1974 tauchte die »Magersucht« zum erstenmal in *The Readers' Guide to Periodical Literature* auf, einer Standardbibliographie, die einen nützlichen Index aktueller sozialer Themen darstellt. Heutzutage versteht fast jeder Bemerkungen wie zum Beispiel: »Du siehst anorektisch aus«. Der Begriff Anorexia nervosa hat Eingang in unser Alltagsvokabular gefunden und wird auch von medizinischen Laien (besonders Frauen) benutzt, um übertriebene Kommentare über die Figur anderer Frauen abzugeben.

Daß die Bevölkerung mittlerweile so gut über die Anorexia nervosa Bescheid weiß, ist einer ganzen Reihe populärer Veröffentlichungen in den 70er Jahren zu verdanken. Ein früher Artikel in *Science Digest* berichtete von einer »merkwürdigen Krankheit«, die bei jungen Mädchen auftrete und sich in einer »krankhaften Abneigung« gegen die Nahrungsaufnahme äußere. Obwohl sich in vielen Bereichen gesellschaftlichen Verhaltens zunehmende Toleranz abzeichnete, riet man Eltern in den 60er Jahren dringend davon ab, Nahrungsverweigerung bei Jugendlichen auf die leichte Schulter zu nehmen. 1970 konnten amerikanische Mütter und Väter der Presse den guten Rat entnehmen, sich mit ihrem anorektischen Kind so bald wie möglich an einen Arzt zu wenden, weil es »keinen sicheren Weg gebe, durch eigenes Herumdoktern verursachte Schäden wieder rückgängig zu machen«.[1]

Im darauffolgenden Jahrzehnt wurde die amerikanische Leserschaft mit einer wahren Flut einschlägiger Artikel überschüttet, und so verschiedene

Zeitungen wie die *New York Times* und die *Weekly World News* nahmen sich des Themas an.[2] Auf diese Weise wurden Informationen zur Anorexia nervosa einer breiten Masse zugänglich gemacht.

Besonders Frauen und Mädchen – die potentiell am meisten gefährdete Personengruppe – brachten dieser Informationsflut reges Interesse entgegen. Deswegen ist es auch nicht weiter erstaunlich, daß die drei Zeitschriften, die in den USA am häufigsten über die Anorexia nervosa berichteten – *People, Mademoiselle* und *Seventeen* – sich genau an diese Zielgruppe wendeten. Eine weitere Quelle, aus denen Leserinnen Informationen über die Anorexia nervosa beziehen konnten, läßt vermuten, daß die Krankheit schichtspezifischen Charakter hatte: Die Monatsschriften, die amerikanische Elitecolleges für Frauen an ihre ehemaligen Studentinnen verschickten, erörterten die Ursachen dieser Krankheit, und den Leserinnen wurde klar, daß die Anorexia nervosa inzwischen auch an den Universitäten zu einem Problem geworden war. Nach den Artikeln in diesen Publikationen zu urteilen, war die typische Anorektikerin intelligent, attraktiv, wohlerzogen und ehrgeizig; alles in allem genau der Prototyp der idealen Studentin.[3]

Aus den Artikeln in den Frauenzeitschriften sprach meist eine gewisse Alarmstimmung. Obwohl noch niemand über genaue Daten verfügte, bezeichnete man die Anorexia nervosa als »Epidemie«, von der mittlerweile zwischen hunderttausend und einer Million Amerikanerinnen betroffen seien. Außerdem wurde berichtet, daß zwischen fünf und fünfzehn Prozent der Frauen, die sich wegen Anorexia nervosa in psychiatrischer Behandlung befanden, daran starben; eine Aussage, derzufolge die Anorexia nervosa die höchste Sterberate aller psychischen Erkrankungen aufwies. Zwar kam es vielen merkwürdig vor, daß sich Jugendliche freiwillig zu Tode hungerten, aber unter den Müttern wuchs die Besorgnis. Im Freundeskreis und auch zwischen Fachleuten in der ärztlichen Praxis wurde die Anorexia nervosa zunehmend zum Gesprächsthema.

Nachdem sie fast drei Jahrzehnte lang Patientinnen mit Eßstörungen behandelt hatte, veröffentlichte die Psychiaterin Hilde Bruch (1904-1984) im Jahre 1978 ein populärwissenschaftliches Buch über die Anorexia nervosa, das bald zu einem Bestseller wurde. *The Golden Cage* (dt. »Der goldene Käfig«) basiert auf 70 Fallgeschichten. Bruch leitete ihr Buch mit den Worten ein: »Neue Krankheiten sind selten, und eine Krankheit, die ausschließlich die Jungen, Reichen und Schönen befällt, ist bis jetzt noch unbekannt. Doch es gibt eine solche Krankheit, und sie betrifft die Töchter wohlhabender, gebildeter und erfolgreicher Familien.« Bruch führte aus, daß »sich die Anorexia nervosa in den letzten 15 oder 20 Jahren rasch ausgebreitet hat. In früheren Zeiten trat sie äußerst selten auf.« Bruch, die als Psychiaterin in Houston praktizierte, stellte fest, daß die meisten ihrer Kollegen »zwar den Namen der Krankheit wiedererkannten, den sie irgendwann in der Universität gehört hatten, aber meist noch nie einer tatsächlichen Patientin begegnet waren«. Nach Erscheinen ihres Buches äußerte Bruch, daß die Anorexia nervosa inzwischen »so weit verbreitet« sei, daß sie »in Schulen und an Colleges ein ernstes Problem« darstelle.[4] Durch ihr umfassendes Wissen und ihre Einschätzung der Krankheit als bedrohlich trug Bruch maßgeblich dazu bei, daß die Anorexia nervosa in der Öffentlichkeit als Epidemie wahrgenommen wurde. Zweifellos war die Anorexia nervosa die Krankheit der 70er Jahre, und erst seit der Entdeckung des AIDS-Virus und der wachsenden Sorge um die Verschmutzung unserer Umwelt steht sie im öffentlichen Bewußtsein nicht mehr an erster Stelle.

Die Frage der Epidemiologie

Haben wir es augenblicklich wirklich mit einer Anorexia nervosa-Epidemie zu tun? Seit wann haben wir eine so große Zuwachsrate an Anorexiefällen zu verzeichnen?

Anscheinend hat der Anstieg vor etwa 20 Jahren begonnen. Während der Weltwirtschaftskrise und des Zweiten Weltkriegs herrschte Lebensmittelknappheit, weshalb freiwillige Nahrungsverweigerung als emotionale Strategie verhältnismäßig wirkungslos war. Aus diesem Grund bekamen nur wenige amerikanische Ärzte in dieser Zeit eine Anorektikerin zu Gesicht. Auch Mara Selvini-Palazzoli, eine Pionierin der Anorexieforschung in Italien, bestätigte, daß zwischen dem Wirtschaftswunder nach dem Zweiten Weltkrieg und der Anorexia nervosa ein Zusammenhang bestand: »Während des gesamten Zweiten Weltkrieges (1939-1945) waren Lebensmittel in Italien streng rationiert; keine einzige Anorexiepatientin wurde in dieser Zeit in eine Klinik eingewiesen.« Nach dem Krieg allerdings, »mit Beginn des italienischen Wirtschaftswunders und dem einhergehenden höheren Lebensstandard«, begegnete Selvini-Palazzoli in ihrer Klinik Anorektikerinnen.[5]

In den 60er Jahren gerieten die Leiden des Krieges, die Lebensmittelmarken, der Hunger und die Konzentrationslager allmählich in Vergessenheit. Außerdem kam es in der Zeit des Aufschwungs nach dem Kriege auch zu einer Liberalisierung der Verhaltensnormen: Sexualität, Beziehungen zwischen den Generationen, Familienleben, Geschlechterrollen, Mode, ja selbst Eßgewohnheiten veränderten sich. In wieweit diese Veränderungen mit einem vermehrten Auftreten der Anorexia nervosa in Zusammenhang stehen, soll in einem späteren Kapitel erörtert werden. Jedenfalls bekamen Psychiater in den Nachkriegsjahren immer mehr Frauen zu Gesicht, die – wie in ihrer frühen Kindheit – ihre Gefühle mittels Appetit und Nahrungsaufnahme zum Ausdruck brachten. Eine Vielzahl von Bruchs Arbeiten zum Thema Anorexia nervosa erschienen in dieser Zeit. Sie läuteten eine Phase ein, in der die Zahl der diagnostizierten Fälle dramatisch anstieg, eine Tendenz, die sich in den nächsten zwei Jahrzehnten noch verstärken sollte.[6]

Es ist schwierig, den Anstieg der Fälle in jüngster Zeit mit genauen Zahlen zu belegen. Exakte Daten sind nicht leicht zu bekommen, und auch die Auswertung stellt ein Problem dar. Letzteres liegt vor allem daran, daß es immer noch keine diagnostischen Standards gibt, die sich auf diese Daten anwenden ließen. Schließlich ist die Symptomatik nicht bei allen betroffenen Frauen identisch, und sie tritt auch nicht immer in der gleichen Intensität zutage. Die Symptome der Anorexia nervosa, wie sie im *Diagnostic and Statistical Manual (DSM-III)* der amerikanischen Gesellschaft für Psychiatrie verzeichnet sind, treffen nicht auf alle Patientinnen genau zu. Dieses psychiatrische Standardnachschlagewerk listet die folgenden Kriterien auf: Weigerung, ein normales Körpergewicht aufrecht zu erhalten, Gewichtsverlust von mehr als 25 Prozent des ursprünglichen Körpergewichts, Störung des Körperbildes, außergewöhnlich starke Angst, zu dick zu werden und Nichtvorhandensein einer medizinisch bekannten Erkrankung, die den Gewichtsverlust herbeigeführt haben könnte.[7] Allerdings differenzieren manche Mediziner zwischen primärer und sekundärer Anorexie; andere wiederum legen nicht so strenge Maßstäbe an das Kriterium des Gewichtsverlustes an, und manche zählen auch Hyperaktivität und Amenorrhöe zu den Symptomen. Außerdem besteht noch die Frage, wie die Anorexia nervosa und die Bulimie – die Eß-Brechsucht also – miteinander zusammenhängen. Die Bulimie (ein Wort, das aus dem Griechischen stammt und Stierhunger bedeutet) wurde erst 1980 im *DSM-III* als eigenständige diagnostische Einheit aufgenommen. Bis dahin galt sie nur als Symptom, nicht als unabhängige Krankheit. Diesen Status erhielt sie erst 1985; nach der jüngsten Kategorisierung werden Anorexia nervosa und Bulimie als eigenständige, doch verwandte Erkrankungen betrachtet. Dazu zeichnet sich in der Diagnostik der Anorexia nervosa die Tendenz ab, die Patientinnen in zwei Untergruppen zu unterteilen: diejenigen, die lediglich streng Diät leben (»restriktive Anorektikerinnen«), und diejenigen, bei denen auch Heißhungeranfälle mit nachfolgendem Erbrechen auftreten (»bulimische Anorektikerinnen« und/oder »Bulimarektikerinnen«).[8] Allerdings wird nicht klar, wer mitgezählt wird und wer bei der statistischen Erfassung unter den Tisch fällt, und die diagnostischen Ungenauigkeiten erschweren es, präzise Zahlen zu ermitteln.

Trotz dieser Schwierigkeiten weist alles darauf hin, daß die Zahl der Anorektikerinnen in den vergangenen zwei Jahrzehnten absolut gesehen zugenommen hat. Beispielsweise wurde im Krankenhaus der University of Wisconsin vor zwanzig Jahren durchschnittlich eine Anorektikerin jährlich in stationäre Behandlung aufgenommen; im Jahre 1982 waren es bereits mehr als siebzig. In Monroe County, New York, wurde zwischen 1960 und 1976 eine Verdoppelung der Fälle von Anorexia nervosa festgestellt.

Auf die Gesamtbevölkerung umgerechnet ist die Anorexia nervosa allerdings immer noch eine verhältnismäßig seltene Krankheit; schätzungsweise erkranken 1,6 von 100 000 Menschen jährlich an Anorexia nervosa. Trotzdem tritt die Krankheit bei weiblichen Jugendlichen und jungen Frauen in steigendem und erschreckend höherem Maße auf; verschiedenen Schätzungen zufolge sind ungefähr fünf bis zehn Prozent betroffen. An manchen Universitäten gehen Schätzungen sogar von zwanzig Prozent aus.

Will man die Frage nach dem Epidemiecharakter der Anorexia nervosa beantworten, muß man zwei demographische Besonderheiten miteinbeziehen, die heutzutage auf fast jeden Anorexiefall zutreffen: Zwischen neunzig und fünfundneunzig Prozent aller Betroffenen sind jung und weiblichen Geschlechts; außerdem sind sie auffällig oft weiß und stammen aus Familien der Mittel- und Oberschicht. Zwar können auch Männer an der Anorexia nervosa erkranken, aber bei ihnen verläuft die Symptomatik meist völlig anders. Der selten vorkommende anorektische Mann ist in weitaus größerem Maße psychopathologisch. Vor dem Gewichtsverlust war er meist stark fettsüchtig, und seine Heilungsaussichten stehen schlechter als bei Frauen. Zudem stammt die Mehrzahl der männlichen Anorektiker nicht aus wohlhabenden Verhältnissen.[9] In diesem Zusammenhang ist auch interessant, daß die Anorexia nervosa bei Afro-Amerikanern oder Chicanos nahezu unbekannt ist. Ebenso scheinen Einwanderer der ersten und zweiten Generation, wie beispielsweise die osteuropäischen Juden, anfangs verschont geblieben zu sein. Mit dem sozialen Aufstieg dieser Bevölkerungsgruppen nimmt allerdings auch ihre Anfälligkeit für die Krankheit zu. Demzufolge scheint sich die sogenannte Epidemie offenbar abhängig von Alter, Geschlecht und sozialer Mobilität auszubreiten.

Analog dazu beschränkt sich die »Durchseuchung« auf die Vereinigten Staaten, Westeuropa, Japan und andere Länder, in denen eine rasche Verwestlichung stattfindet. Eine Beschreibung der Anorexia nervosa, die ein russischer Psychiater 1971 verfaßte, basierte fast ausschließlich auf Fallbeispielen aus dem Ausland. Mediziner, die in den Ländern der Dritten Welt oder in Schwellenländern nach Fällen suchten, waren erfolglos, eine Tatsache, die dazu geführt hat, daß die Anorexia nervosa als »kulturabhängiges Syndrom« klassifiert wurde. In anderen Worten: Anorexiepatientinnen sind in einem ganz spezifischen sozialen Umfeld anzutreffen.

In den Vereinigten Staaten wie auch in Westeuropa ist die Zunahme der Fälle von Anorexia nervosa zum Teil darauf zurückzuführen, daß Eltern und Ärzte ein stärkeres Bewußtsein für die Symptome entwickelt haben. Die steigende Zahl von Amerikanerinnen spiegelt eine Wende in der Diagnostik wider – ein Arzt, der einer sehr mageren jungen Frau mit absonderlichen Eßgewohnheiten begegnet, deren Gedanken ständig um ihr Gewicht kreisen, wird mit größerer Wahrscheinlichkeit als vor einigen Jahren Anorexia nervosa diagnostizieren, wo er früher eine andere psychische Störung vermutet hätte, bei der Appetitlosigkeit nur ein sekundäres Symptom ist (beispielsweise Depression oder Schizophrenie).[10] Einfache Anorexie – Appetitmangel also – tritt als sekundäres Symptom bei vielen physischen und psychischen Erkrankungen auf, von denen manche schwer, andere wiederum zu vernachlässigen sind. Bei manchen Mädchen nimmt die Anorexie einen leichten Verlauf und geht schnell wieder vorüber; andere Betroffene allerdings, vielleicht sogar neunzehn Prozent aller diagnostizierten Fälle, sterben daran.[11] In den 80er Jahren mag die Tendenz bestehen, vorübergehende und chronische Anfälle von Anorexie unter einen diagnostischen Oberbegriff zu fassen, da die Krankheit eben als so bekannt gilt. Allerdings stimmen die meisten verantwortlich denkenden Mediziner zu, daß Anorektikerinnen nicht notwendigerweise eine homogene Gruppe darstellen, weswegen man ihre psychologischen und physiologischen Charakteristika sorgfältiger definieren und spezifizieren müsse.

Diese Situation spiegelt die fundamentale medizinische Realität wider, daß es auch in der Diagnostik Modeerscheinungen gibt. 1984 schrieb Dr. Irving Farber, praktischer Arzt in Jamaica, New York, einen Leserbrief an das medizinische Fachblatt seines Bundesstaates, in dem er beklagte, daß die Anorexia nervosa übertrieben häufig diagnostiziert würde: »Meiner Erfahrung nach leidet eine beträchtliche Zahl aller Mädchen und jungen Frauen, die von Fachärzten diagnostiziert wurden und es auch selbst glauben, überhaupt nicht an dieser Krankheit.«[12]

Weiterhin ist die zunehmende Zahl von Anorektikerinnen vielleicht auch auf die Aufmerksamkeit zurückzuführen, die die Medien dieser Krankheit widmen. Die Anorexia nervosa ist zum Tagesgespräch geworden, zu einer Modekrankheit für wohlhabende weibliche Jugendliche und junge Frauen; ein Phänomen also, das beweist, wie sehr sich Mädchen von Gleichaltrigen beeinflussen lassen. Eine Psychologin, die auf die Behandlung der Anorexia nervosa spezialisiert ist, schätzte, daß etwa dreißig Prozent aller momentanen Fälle das sind, was Bruch als »ich-auch«-Anorektikerinnen bezeichnet hat. Bruch selbst schrieb: »Früher betrachteten einsame junge Mädchen die Krankheit als Gewinn, da sie glaubten, den Weg zur Lösung ihrer Probleme gefunden zu haben. Inzwischen ist die Krankheit eher zu einer Gruppenreaktion geworden.«[13] Dieses Nachahmungsphänomen läßt sich nur schwer statistisch erfassen und trägt lediglich dazu bei, ein sowieso schon komplexes Problem in der psychiatrischen Epidemiologie zusätzlich zu verkomplizieren. Zusammenfassend ist zu sagen: Obwohl sich die absolute Zahl tatsächlicher Anorektikerinnen kaum ermitteln läßt und wahrscheinlich nicht besorgniserregend hoch ist, tritt die Krankheit heutzutage häufiger auf als in jeder anderen Phase seit ihrer Entdeckung vor über einem Jahrhundert. Zusätzlich wächst in der am meisten betroffenen Bevölkerungsgruppe, Mädchen und junge Frauen aus der Mittelschicht, die Einschätzung, daß es sich um eine Epidemie handelt – eine Wahrnehmung, in der sie durch die Botschaften, die die populäre Kultur in den Vereinigten Staaten ihnen vermittelt, noch bestärkt werden.

Der Einfluß der populären Kultur

In unserer Gesellschaft, in der jeder mit seiner Lebensgeschichte zu Wort kommt, hat sich auch die Anorektikerin – wie die Homosexuellen, adoptierten Kinder, Drogensüchtigen, Opfer von Kindesmißbrauch, wiedergeborenen Christen und Juden – an die Öffentlichkeit gewagt. Ganz sicher hat diese Tendenz, sich nicht mehr verstecken zu wollen, sehr verschiedene ideologische Ursachen und Hintergründe, doch das gegenwärtige Interesse an persönlich Betroffenen und ihren Lebensbeichten hat zu einer Flut von Veröffentlichungen zum Thema Anorexia nervosa geführt – von Ratgebern zur Selbsthilfe bis zu autobiographischen Berichten und Jugendromanen. Diese Aufgeschlossenheit gegenüber den Aussagen Betroffener läßt sich auch daran ablesen, daß die American Anorexia und Bulimia Association (AA/BA), die 1978 gegründet wurde, einen landesweiten Telefonservice ins Leben gerufen hat, der Interessierten telefonischen Kontakt mit einer ehemaligen Anorektikerin vermittelt.

Als im Januar 1983 bekannt wurde, daß die damals 32jährige Schlager-
sängerin Karen Carpenter infolge eines zu niedrigen Kaliumspiegels an
Herzversagen gestorben war – sie hatte jahrelang gehungert –, war die
Krankheit wieder in aller Munde. Der tragische Tod von Carpenter war
Beweis dafür, daß die Anorexia nervosa mehr als nur eine unangenehme
Krankheit war; sie konnte auch tödlich enden. In den Medien hieß es immer wieder, daß auch die beste und kostspieligste Therapie vergebens gewesen sei. Obwohl Carpenters Erkrankung als psychische Störung beschrieben wurde, die wohl persönliche Gründe gehabt habe, bezeichnete
man die Sängerin auch als »Opfer« der Anorexia nervosa, als ob die Krankheit aus heiterem Himmel jeden treffen könne oder sogar ansteckend sei.
Nach Carpenters Tod ruhte das Auge der amerikanischen Öffentlichkeit
auf der Anorexia nervosa, die immer mehr in den Ruf einer dramatischen
Krankheit, bei der es um Leben und Tod ginge, geriet.

Die 80er Jahre brachten eine Fülle von Filmen und Büchern zum Thema
Anorexia nervosa mit sich, die uns alle zum Mit-Leiden anregen sollten.
Zwei Fernsehfilme über diese Krankheit liefen zur besten Sendezeit. Das
Drehbuch des ersten, *The Best Little Girl in the World* (1981), wurde von
dem New Yorker Psychologen Steven Levenkron verfaßt; in der Ankün-
digung hieß es einfach: »Ein Drama um die Anorexia nervosa«. Offenbar
war der Werbetexter davon ausgegangen, daß die Krankheit sowieso allgemein bekannt war und das Publikum fesseln würde. Mindestens eine
Folge von *Fame*, einer Serie, die das Leben an einer Eliteschule für junge
Bühnenkünstler in New York beschreibt, handelte von einer Schülerin, die
an Anorexia nervosa litt, und der Wirkung, die das auf ihre Lehrer und
Mitstudenten hatte. In Marge Piercys 1984 erschienenem Roman *Fly
Away Home* ist die Hauptfigur eine bürgerliche geschiedene Frau mitt-
leren Alters, die in Boston lebt, erfolgreich Kochbücher verfaßt und eine
anorektische Tochter hat.

Es gibt noch zwei weitere wichtige Quellen, die man kennen sollte, um
zu verstehen, woher die Mehrheit der Bevölkerung ihr Wissen über die
Anorexia nervosa bezieht: Jugendromane und autobiographische Berichte
Betroffener. Als Genre zielen die Jugendromane mit dem Thema Anorexie darauf ab, junge Mädchen einerseits zu warnen und sie andererseits
umfassend zu informieren. Bemerkenswert an diesen Büchern ist die drastische Beschreibung der Eßgewohnheiten der Anorektikerin (eine zum
Beispiel ißt nur drei Krümel Hüttenkäse pro Mahlzeit) und auch, daß die
Romane für eine ärztliche Intervention plädieren. Eigentlich ist der gesamte Roman nur ein Vehikel, das Jugendlichen die Botschaft vermitteln
soll, daß man sich mit dieser Krankheit unbedingt an einen Arzt wenden
sollte.[14]

22

In der typischen Anorexiegeschichte werden Psychiater und Psychologen als wohlwollend und mitfühlend geschildert; ihr einziges Vergehen ist, daß sie zu viele Fragen stellen. Allerdings wird nirgends das charakteristische Ringen um Kontrolle beschrieben, das in der psychotherapeutischen Behandlung der Anorexia nervosa soviel Zeit in Anspruch nimmt. Außerdem wird nie erwähnt, welche Wut, Erschöpfung und Hilflosigkeit Anorektikerinnen beim medizinischen Fachpersonal auslösen. Klinikärzte berichten von den unzähligen Täuschungsmanövern, zu denen Anorektikerinnen greifen: Manche trinken vor dem Wiegen große Mengen Wasser, andere benutzen Frotteehandtücher als Servietten, um damit Lebensmittel oder Nährlösungen aufzufangen, einige verstellen die Waage, und wieder andere führen Gewichte in Rektum oder Vagina ein. Aufgrund dessen sind Anorektikerinnen als Patientinnen nicht eben beliebt, eine Tatsache, die ein New Yorker Arzt durch seine Bemerkung bestätigt: »Wer einem Kollegen eine Patientin mit Eßstörungen vermittelt, erweist diesem im allgemeinen keinen Freundschaftsdienst.«[15]

Die Geschichten selbst ähneln sich wie ein Ei dem anderen: Sie sprechen zwar Spannungen in der Familie und die vage Sehnsucht des Mädchens nach Selbständigkeit und Kontrolle an, aber keine von ihnen versucht, die Gründe zu erklären oder die Ätiologie der Erkrankung aufzuzeigen. Die Handlung dreht sich fast immer um ein attraktives (normalerweise 1,60 Meter großes), intelligentes Schulmädchen, dessen Eltern beide erfolgreich einem Beruf nachgehen. Selbstverständlich möchte die Protagonistin gerne abnehmen. Wie nahezu alle Mädchen in den USA will sie schlank sein, denn in der amerikanischen Gesellschaft ist das für eine Frau eindeutig ratsam. Françesca, die Hauptfigur in einem der Romane, schneidet Bilder von Fotomodellen aus Zeitschriften aus und ordnet sie nach Schlankheit. Ihr Ziel ist es, schlanker zu werden als die dünnste Frau auf den Fotos. In allen Anorexie-Geschichten kippt eine ganz gewöhnliche Diät irgendwann aus Gründen, die alle mit den Problemen des Erwachsenwerdens zu tun haben, in ein bizarres Eßverhalten um, das schließlich das Leben der Protagonistin völlig beherrscht. Manche Mädchen ernähren sich ausschließlich von einem ganz bestimmten Lebensmittel, wie beispielsweise Stangensellerie, Joghurt oder Kräckern; andere stehlen nachts heimlich Nahrung aus dem Kühlschrank und weigern sich, sich beim Essen zusehen zu lassen. In allen Romanen vergrault das Mädchen durch sein Eßverhalten seine Freundinnen, setzt seine Eltern unter Druck, macht sie unglücklich und sieht zu, wie sich alle um sie bemühen. Da die Protagonistinnen noch zur Schule gehen und bei den Eltern wohnen, spielen die Mütter in diesen Geschichten eine wichtige Rolle. Die Anorektikerin im Roman verabscheut und liebt ihre Mutter zugleich und fühlt sich ständig schuldig, weil sie sie verletzt und hintergeht. Die Mütter, nicht die Väter sind es, die vorschlagen, fachliche Hilfe in Anspruch zu nehmen. Diese Tatsache spiegelt die Wirklichkeit vieler Selbsthilfegruppen für die Angehörigen von Anorexiepatientinnen wider: Meist sind es die Mütter, die solche Gruppen gründen, um Erfahrungen auszutauschen, und der AA/BA wurde genau aus diesem Grund von einer Mutter ins Leben gerufen.

Obwohl es in allen erwähnten Romanen schließlich zur therapeutischen Intervention kommt, drücken sich die meisten um das körperliche und seelische Leid, das die Patientin nach diesem Schritt noch erwartet. Die meisten Jugendromane beschönigen die schwierige, lange und oft leidvolle Phase der Genesung. Und es kommt – abgesehen von einer Ausnahme – keine der Romanheldinnen ums Leben.

Einen weiteren Eindruck von der Situation anorektischer Frauen vermitteln die Erfahrungsberichte Betroffener. In der ersten Hälfte der achtziger Jahre sind eine ganze Reihe von Autobiographien erschienen, die einen großen Leserkreis fanden. Besonders zu erwähnen sind der detailgetreue Bericht, den die Romanautorin Shelia MacLeod über ihr Leben als anorektisches Mädchen in England verfaßt hat, und Cherry Boone O'Neills Geschichte ihrer Anorexie, Ehe und ihrer Hingabe an den evangelischen christlichen Glauben.[16] Anders als die Romane, die ihre jugendlichen Leserinnen vor der harten Wirklichkeit des Genesungsprozesses schützen wollen, zeugen diese Berichte von unsäglichem und langwierigem persönlichen Leid. Nur wenige Einzelheiten werden der Leserin erspart. Beispielsweise schreibt Boone O'Neill, ihr Eßverhalten habe derart bizarre Formen angenommen, daß sie schleimige Brocken aus einem Hundefreßnapf stahl.

Um das öffentliche Bewußtsein für gewisse Krankheiten zu schärfen und die Bevölkerung darüber zu informieren, haben viele Prominente ihre eigene Krankengeschichte öffentlich gemacht. Ein wichtiges und eindrucksvolles Beispiel dafür ist Rock Hudson, der kurz vor seinem Tod im Jahre 1985 eröffnete, daß er an AIDS litt. Auch Mary Tyler Moore, die schon ihr ganzes Leben lang Diabetikerin ist, steht offen zu ihrer Krankheit. Als Jane Fonda 1983 publik machte, sie habe ebenfalls während ihrer Zeit als Studentin am Vassar College und noch in den Anfängen ihrer Filmkarriere an Bulimie gelitten, horchte die Öffentlichkeit auf.[17] In der Folge sind viele autobiographische Berichte von Bulimikerinnen auf den Markt gekommen – Bücher, die von unsäglichem Unglück zeugen und uns alle aufrütteln sollten. In ihnen wird die zwanghafte Besessenheit von Nahrung und ihrer Beschaffung, der Diebstahl von Lebensmitteln, einsame, rituell verlaufende Heißhungeranfälle und zwanghaftes Erbrechen – oft mit orgiastischen Untertönen – geschildert. Verglichen mit der Anorektikerin, die sich auf 200 bis 400 Kalorien am Tag beschränkt, verschlingt die Bulimikerin bis zu 8000 Kalorien bei einer einzigen Mahlzeit. Mit dem Bekanntwerden der Bulimie Anfang der 80er Jahre wurde klar, daß die Anorexia nervosa nicht die einzige Eßstörung ist, an der Frauen leiden – sie ist nur die sichtbarste Spitze des Eisbergs.

Die Welt der Eßstörungen

AmerikanerInnen neigen zu Konkurrenzverhalten, selbst wenn es um Krankheiten geht. Da die Bürgerinnen und Bürger in den USA nicht über eine staatlich organisierte Gesundheitsversorgung verfügen, muß die medizinische Forschung um Gelder für die Finanzierung ihrer Arbeit wetteifern. Den Zuschlag erhält die Krankheit, in deren Namen am heftigsten die Werbetrommel gerührt wird, und ob öffentliche Gelder oder Spenden fließen, hängt oft von subjektiven gesellschaftlichen Faktoren ab: Welche Personengruppe ist hauptsächlich betroffen, und wieviel Publicity bekommt die Krankheit? Als Folge daraus haben sich in den Vereinigten Staaten viele Betroffene und deren Angehörige zu Gruppen zusammengeschlossen, von denen jede versucht, öffentliches Interesse für »ihre« Krankheit zu wecken und auf diese Weise finanzielle Unterstützung zu bekommen. Da die Anorexia nervosa und die Bulimie bis vor wenigen Jahren nur als Randerscheinungen betrachtet wurden (wenn sie überhaupt bekannt waren), müssen diejenigen, die sich im Kampf gegen Eßstörungen engagieren, scharfe Geschütze auffahren, um die Öffentlichkeit von der Ernsthaftigkeit ihres Anliegens zu überzeugen, besonders wenn die Mitbewerber um finanzielle Mittel AIDS, Krebs und Alzheimersche Krankheit heißen. Erschwerend kommt noch hinzu, daß der Betroffenenkreis sich auf junge Frauen aus der Mittel- und Oberschicht beschränkt.

Am engagiertesten im Kampf gegen Eßstörungen ist die *American Anorexia and Bulimia Association*, die in Teaneck, New Jersey, gegründet wurde. Die AA/BA unterstützt ein immer größer werdendes Netzwerk von Selbsthilfegruppen und andere Aktivitäten für Anorektikerinnen, Bulimikerinnen und deren Familien. Die Organisation gibt einen Rundbrief heraus, in dem Kongreßtermine, Exzerpte aus Vorträgen, Rezensionen, universitäre Forschungsberichte und Listen erfolgreicher Veröffentlichungen mit Namen und Erscheinungsdatum abgedruckt werden. »Die Öffentlichkeit ist immer besser über die Anorexie und die Bulimie informiert«, heißt es in dieser Schrift, und »unsere Organisation arbeitet als Multiplikator«.[18]

In den Publikationen dieser Organisation ist zu lesen, daß jährlich Millionen von Amerikanerinnen an Anorexia nervosa und Bulimie erkranken; 150 000 Frauen im Jahr sterben daran. Der engagierten Arbeit der AA/BA ist es zu verdanken, daß die Anorexia nervosa und die Bulimie nicht in Vergessenheit geraten, und sie sorgt auch dafür, daß man im Dickicht der Fachmeinungen nicht die Orientierung verliert.

Denn eine wahre Armee medizinischer Fachleute befaßt sich mittlerweile mit der Behandlung von Eßstörungen: Internisten, Endokrinologen, Psychiater, Neurobiologen, Psychologen, Sozialpädagogen, Familientherapeuten, Krankenschwestern, Ernährungsspezialisten und Studentenbetreuer. Als Folge daraus sind wir in den letzten beiden Jahrzehnten mit Forschungsergebnissen zu diesem Thema förmlich überschwemmt worden. Bei der Vielzahl der Veröffentlichungen nicht den Überblick zu verlieren, ist keine leichte Aufgabe, obwohl inzwischen versucht wurde, alle Informationen in einer Publikation zusammenzufassen. Im Jahre 1981 wurde das *International Journal of Eating Disorders* mit dem Ziel gegründet, die Forschung zum Thema Anorexia nervosa, Bulimie, Fettleibigkeit und weiteren ungewöhnlichen Formen des Eß- und Diätverhaltens zu fördern und die Resultate zu veröffentlichen. In den ersten vier Jahren ihres Bestehens gingen bei dieser Zeitschrift 270 Beiträge ein, und die Abonnentenzahl erhöhte sich um 50 Prozent.

Allerdings ist es nicht nur dieses Journal oder eine bestimmte Gruppe medizinischer Fachleute, die sich mit der empirischen und klinischen Erforschung von Eßstörungen befassen. Allein im Jahre 1984 erschienen in nahezu 50 Fachzeitschriften Artikel und Forschungsberichte zur Anorexia nervosa. Daß sich so eine große Zahl von Fachleuten für Eßstörungen interessiert, zeigt einerseits, wie aktuell das Problem ist; andererseits belegt dieser Umstand aber auch, daß sich innerhalb des Gesundheitswesens eine immer größere Spezialisierung abzeichnet. Die Fülle von Veröffentlichungen und Kongressen seit den späten 70er Jahren macht deutlich, in welchem Maße verschiedene Einzelpersonen und Fachrichtungen miteinander konkurrieren. Und jeder glaubt, die alleinseligmachende Antwort gefunden zu haben.

Seit Mitte der 80er Jahre bieten verschiedene Fachleute eine Anzahl unterschiedlicher Therapien an. Dabei werden die therapeutischen Ansätze entscheidend davon beeinflußt, worin jeweils die Ursache der Krankheit gesehen wird. Die verschiedenen Ansätze lassen sich grob in drei Kategorien untergliedern: medizinische Therapie, Verhaltenstherapie und medikamentöse Therapie. Die betroffenen Familien können zwischen einer ambulanten oder stationären Behandlung, privaten und staatlichen Einrichtungen wählen. In einer Gesellschaft, in der die Diätindustrie fünf Milliarden Dollar jährlich einnimmt, ist es nicht weiter verwunderlich, daß auch private Unternehmen versuchen, aus Eßstörungen Profit zu schlagen.

Das *Anorexia-Bulimia Center* zum Beispiel geht mit einer Mischung aus Hoffnung und Angst auf Kundenfang. Auf der letzten Seite seiner Broschüre prangt eine Fotografie, die der betroffenen Frau vollständige Gesundung verheißen soll: Ein hübsches, blondes Mädchen – Prototyp der attraktiven Amerikanerin – sitzt draußen im Freien auf einer Decke. Die Sonne scheint, und das Mädchen trägt Freizeithosen und einen lockeren Pullover. Auf dem Bild befinden sich außerdem ein liebevoll lächelnder junger Mann (der ihre Hand hält), eine Flasche Perrier-Mineralwasser und ein Picknickkorb. Jeder Bestandteil des sorgfältig angeordneten Fotos steht für die ideale Gesundung: normales Essen in Gesellschaft (der Picknickkorb), Heterosexualität (der Freund) und Figurbewußtsein im gesellschaftlich akzeptierten Rahmen (das Mineralwasser). Die Absicht dieser Werbebroschüre ist offensichtlich: Eine stationäre Therapie im Anorexia-Bulimia Center kann diesen Traum Wirklichkeit werden lassen – für Eltern, die vernünftig genug sind, genügend Aufmerksamkeit und Geld in die Gesundheit ihrer Tochter zu investieren.

Da es kein Allheilmittel – weder in Form einer Therapie noch eines Medikaments – gibt, das in allen Fällen von Anorexia nervosa und Bulimie anschlägt, steckt die Kundin, die »Patientin«, in der Klemme. Erfolge sind nicht sofort sichtbar, die Kosten sind hoch, und die Vielzahl der Therapien – abhängig vom Arzt, der Therapeutin, der Einrichtung, der Einstellung und finanziellen Situation der Familie und der Schwere der körperlichen Symptome – ist verwirrend. Manche Therapien zielen ausschließlich auf eine rasche Gewichtszunahme ab, andere betrachten diesen Aspekt als zweitrangig und stellen die psychische Entwicklung der Patientin und ihr Problembewußtsein in den Vordergrund. Und die Liste therapeutischer Optionen, unter denen eine Anorektikerin in stationärer Behandlung wählen kann, läßt sich noch weiter fortsetzen: medikamentöse Therapie, dynamische Psychotherapie, Familientherapie, Verhaltensveränderung, Beratung durch andere Betroffene und Selbsthilfegruppen, soziales Verhaltenstraining, Übungen zur Stärkung des Selbstbewußtseins, Kunsttherapie, Psychodrama, Hypnose, Entspannungstechniken, Bewegungstherapie, Ernährungslehre und sogar Sexualerziehung.

Die Zwangsernährung stellt die dramatischste Behandlungsmethode dar, die die Medizin zu bieten hat. In schweren Fällen, in denen das Körpergewicht eine lebensbedrohliche Untergrenze erreicht hat, beschließen

Ärztinnen und Ärzte wie Eltern zuweilen, die Patientin aus ihrem normalen sozialen Umfeld herauszunehmen und in eine Klinik einzuweisen, wo sie dann zwangsernährt wird. Das geschieht entweder durch eine Nasensonde oder durch eine neue Methode namens Total Parenteral Nutrition (bei der TPN wird ein intravenöser Katheter bis in eine große Vene in der Nähe des Herzens eingeführt, wo das Blut relativ schnell fließt. Dann wird gleichmäßig eine konzentrierte Flüssigkeit eingeleitet, die ausgewogene Nährstoffe enthält. Auf diese Weise kann man der Patientin nicht nur Glukose, sondern auch Fett, Vitamine und Mineralien verabreichen. Die Methode ermöglicht es, einen Menschen, der sich weigert, etwas zu sich zu nehmen, für relativ lange Zeit am Leben zu erhalten). Ärzte und Eltern rechtfertigen die Zwangsernährung damit, daß die Patientin vor dem Tod bewahrt werden müsse. Außerdem werde sie auf diese Weise wieder in einen geistigen Zustand versetzt, der eine sinnvolle Therapie ermögliche. In kritischen Fällen empfehlen Ärzte die künstliche Ernährung, weil sie davon ausgehen, daß Hungern biologische Prozesse auslöst, die gleichsam zum Gefängnis der Seele werden können, aus dem es für die Patientin kein Entrinnen mehr gibt. Dieser Vorstellung zufolge muß die Patientin erst ein gewisses Körpergewicht erreicht haben, ehe sie therapeutische Fortschritte machen oder vernünftige Entscheidungen im Rahmen ihrer Behandlung fällen kann.

Die vielfältigen Behandlungsmethoden und Dienstleistungen, die sich an die Anorektikerin richten, lassen darauf schließen, daß im Bereich Eßstörungen eher Verwirrung als Zuversicht herrscht. Nach Ansicht von David B. Herzog und Paul M. Copeland von der Medizinischen Fakultät in Harvard gehören die Therapien der Anorexia nervosa und der Bulimie zu denen, »die in der klinischen Medizin am meisten zu wünschen übriglassen«. Viele Kliniker sind sich hinsichtlich der Effektivität der verschiedenen Therapien unsicher und zweifeln daran, ob eine Anorektikerin überhaupt wieder vollständig gesund werden kann. Obwohl zwei Drittel aller Anorektikerinnen wieder ein normales Körpergewicht erreichen, merken einige Studien an, daß fünfzig Prozent der Patientinnen weiterhin unter Eßstörungen leiden und in gewissem Maße »soziale und psychiatrische Auffälligkeiten« an den Tag legen.[19] Die Zukunftsaussichten der Betroffenen sind also immer noch umstritten, und genauso verhält es sich mit den Ursachen der Anorexia nervosa. Was diese hartnäckige Erkrankung anbelangt, sind zu viele Aspekte bis heute ungeklärt, und es muß noch einmal gesagt werden, daß es den therapeutischen Ansatz entscheidend beeinflußt, wo man diese Ursachen vermutet.

Theoretische Modelle

Über die genauen Ursachen der Anroexia nervosa besteht keineswegs Einigkeit. Statt dessen sind augenblicklich drei Erklärungsmodelle aktuell: Das biomedizinische, das psychologische und das kulturelle. Die jeweiligen Vertreter dieser Richtungen verwenden viel Zeit und Mühe darauf, ein einziges Paradigma für den »wirklichen« Ursprung dieser Krankheit zu finden. Allerdings weiß keines dieser Modelle eine Antwort auf die Frage, warum Eßstörungen zur Zeit so gehäuft auftreten. Auch geht keines auf die Rolle ein, die die Anorexia nervosa in der langen Geschichte weiblicher Nahrungsverweigerung spielt. Offensichtlich ist die Anorexia nervosa eine Störung, die von vielen verschiedenen Faktoren abhängt: der biologischen Anfälligkeit einer Frau, ihrer psychischen Veranlagung, ihrer Familiensituation und dem gesellschaftlichen Klima, in dem sie lebt.

Die Vertreter des biomedizinischen Modells kommen eher aus den Reihen der forschungsorientierten Mediziner als aus denen der therapieorientierten Fachleute (Psychiatriesozialarbeiter, klinische Psychologen, Familientherapeuten). Sie gehen davon aus, daß Auffälligkeiten im menschlichen Verhalten durch gestörte biologische Prozesse erklärt werden können. Also hat auch die Anorexia nervosa in ihren Augen organische Ursachen, eine Somatogenese.

Seit den 70er Jahren hat man eine Reihe endokriner und neurologischer Störungen für die Anorexia nervosa verantwortlich gemacht: hormonelles Ungleichgewicht, Fehlfunktion des Sättigungszentrums im Hypothalamus, Störungen im limbischen System und unregelmäßige Ausschüttung von ADH, folikelstimulierendem und lutheinisierendem Hormon. In der jüngsten Zeit heißt es in Forschungsberichten des *National Institute of Health*, daß depressive und anorektische Patientinnen einen übergroßen Ausstoß von CHR aufweisen, eines ACTH-freisetzenden Hormons, das im Hypothalamus produziert wird und von dort aus erst in die Thymusdrüse und dann in die Nebennieren fließt, wo es für die Herstellung von Cortisol gebraucht wird. Für gewöhnlich kommt es in Folge von Angst oder Streß zu einer stärkeren Ausschüttung von Cortisol.

Obwohl das Rätsel mit dem Namen Anorexia nervosa noch nicht vollständig gelöst ist, weist der Großteil der biomedizinischen Untersuchungen in eine Richtung: Liegt die Ursache der Anorexia nervosa in einer organischen Störung, so ist diese aller Wahrscheinlichkeit nach im Hypothalamus zu suchen. Der Hypothalamus kontrolliert und steuert eine Reihe von homeostatischen Prozessen, beispielsweise die Atmung, den Blutkreislauf, die Aufnahme von Flüssigkeit und Nahrung, die Verdauung, den Stoffwechsel und die Körpertemperatur. Allerdings reagiert er sensibel auf äußere Einflüsse, und selbst die leidenschaftlichsten Anhänger der Biomedizin räumen ein, daß von außen bedingter Streß zu emotionaler Erregung und neuroendokrinen Veränderungen führen kann, die möglicherweise krankhafte Störungen des Organismus bewirken. Trotzdem bleiben Ätiologie und Ursachen der Anorexia nervosa noch unklar. »Es bestehen mindestens drei Möglichkeiten. Entweder schädigt das Hungern den Hypothalamus, oder dessen Funktion wird auf irgendeine Weise durch psychischen Streß beeinflußt. Vielleicht sind die Symptome der Anorexia nervosa aber auch relativ unabhängige Anzeichen eines bereits bestehenden Defekts am Hypothalamus mit unbekannter Ätiologie.«[20]

Wäre die Theorie von der Somatogenese zu einem eindeutigen Urteil gelangt, müßte sich auch unsere Einschätzung der Patientin verändern: Die Anrorexia nervosa wäre dann eine Krankheit, die nicht mit dem Willen zu beeinflussen, vielleicht sogar erblich ist und deswegen am besten medikamentös und nicht psychotherapeutisch zu behandeln wäre.[21] Obwohl noch keine organischen Ursachen eindeutig als Auslöser der Anorexia nervosa ermittelt werden konnten, haben die Vertreter des biomedizinischen Ansatzes eine ganze Reihe von somatisch und medikamentös orientierten Behandlungsmethoden entwickelt. Im Laufe des 20. Jahrhunderts hat man Anorektikerinnen Schilddrüsenextrakte, Vitamine, Insulin, Cortisteroide, Testosteron, Lithium und L-dopa verabreicht und ihnen die Thymusdrüse von Kälbern implantiert. Daneben erwähnt die psychiatrische Fachliteratur Elektroschocktherapie und präfrontale Lobotomie.[22] Heute sehen viele Ärzte die Lösung in einer Kombination aus Antidepressiva und Psychotherapie. Allerdings heißt es in einer Zusammenfassung der einschlägigen Literatur aus dem Jahre 1986, daß »noch keine medikamentöse Therapie der Anorexia nervosa entdeckt wurde, die sich in Doppelblindversuchen mit Kontrollgruppen wirksamer gezeigt hat als Placebos«.[23]

Wenn Medizinerinnen und Mediziner ihr Augenmerk auf den Körper der Anorektikerin legen, so ist das insofern gerechtfertigt, als die Krankheit für gewöhnlich von klassischen physischen Symptomen begleitet wird. Bei Anorektikerinnen werden häufig eine herabgesetzte Körpertemperatur, Ödeme, extrem niedriger Blutdruck, verlangsamter Herzschlag und starke Körperbehaarung beobachtet. Da meist keine Menstruation mehr stattfindet, kann man auch von Unfruchtbarkeit ausgehen. Bei Patientinnen, die unter dem Eß/Brech-Syndrom leiden, kommt es wahrscheinlich zu ernsthafter Dehydrierung und Störungen des Elektrolythaushaltes, wobei letzteres zu Herzrhythmusstörungen und möglicherweise zum Tode führen kann. Weitere mögliche Folgen der Anorexia nervosa in Kombination mit Bulimie sind Leistenbrüche, Schädigungen des Zahnschmelzes, wunde Stellen in der Speiseröhre, geschwollene Speicheldrüsen, Nierenversagen und Osteoporose.[24]

Allerdings sollten sich Biomediziner nicht nur die Frage stellen, ob die Krankheit somatische Komponenten aufweist (was offensichtlich der Fall ist), sondern auch darüber nachdenken, ob diese Symptome in der Ätiologie der Anorexia nervosa primär oder sekundär sind. Der Forschung ist es immer noch nicht gelungen, ein biologisches Charakteristikum ausfindig zu machen, das allen anorektischen Patientinnen gemeinsam ist und eindeutig eine Ursache und nicht ein Ergebnis des extremen Gewichtsverlustes und der Mangelernährung darstellt. Es ist wie bei dem alten Sprichwort von der Henne und dem Ei: Was war zuerst da, die Hormonstörungen oder das Hungern?

Zweitens ist uns das biomedizinische Modell bis jetzt die Antwort schuldig geblieben, warum junge Frauen (und nicht junge Männer) von diesen besonderen biochemischen Störungen betroffen sind, die der Anorexia nervosa angeblich zugrunde liegen. (Im Zusammenhang mit der neuesten NIH-Studie konnten wir uns beispielsweise fragen, warum junge Frauen und nicht junge Männer überschüssiges CRH produzieren). Obwohl die vermutete biologische Anfälligkeit junger Frauen für die Anorexia nervosa immer noch ungeklärt ist, gibt es einige sehr einleuchtende physiologische (im Gegensatz zu biochemischen) Faktoren, die im geschlechtsspezifischen Zusammenhang relevant sind. Bei jungen Frauen besteht der Großteil des in der Pubertät zugenommenen Körpergewichts aus Fett und nicht aus Muskeln. Während Knaben im Laufe ihrer biologischen Entwicklung Muskeln zulegen, kommt es bei jungen Mädchen zu vermehrtem Fettansatz, besonders an Brüsten und Hüften. Dieses zusätzliche Fett ist zur Aufrechterhaltung des Menstruationszyklus' notwendig.[25] Allerdings haben diese biologischen Unterschiede in unserer von der Angst vor Fettleibigkeit besessenen Gesellschaft, die das Selbstwertgefühl von Frauen so eng mit ihrer schlanken Linie verknüpft, schwerwiegende und eindeutige emotionale Konsequenzen.

Wenn ein Knabe in der Pubertät einen kräftigeren Körper bekommt, empfindet er das als positiv, bedeutet es doch einen Machtzuwachs; für ein Mädchen hingegen sind ihre veränderten Körperformen eher Grund zur Verwirrung – sie fühlt sich plump und leidet darunter. In ihrem bahnbrechenden Werk *Das andere Geschlecht* (Original 1949) beschreibt Simone de Beauvoir die Furcht des normalen heranwachsenden Mädchens, Fleisch zu werden … und dieses zu zeigen …«. Diese Abneigung drücken viele junge Mädchen in dem Wunsch, schlank zu sein, aus. »Sie wollen nicht mehr essen, … Dauernd überwachen sie ihr Gewicht. Andere werden krankhaft schüchtern … Hieraus entwickeln sich manchmal Psychosen.«[26] So gesehen bereitet schon das ganz gewöhnliche körperliche Heranwachsen junger Frauen in unserer Gesellschaft den Nährboden für die Anorexia nervosa.

Drittens ist das biomedizinische Modell insofern ungenügend, als es wichtige soziale Besonderheiten des betroffenen Personenkreises außer acht läßt. In diesem Zusammenhang möchte ich noch einmal feststellen, daß die typische Anorektikerin aus der Mittel- und Oberschicht westlicher Industrienationen und Japans stammt. Mit Sicherheit ist die Anorexia nervosa keine weltweit und in allen Schichten verbreitete Krankheit, und eine medizinische Auslegung, die den ätiologischen Faktor ausschließlich im Hypothalamus sucht, drückt sich vor diesen gesellschaftlichen Realitäten. Außerdem ignoriert sie das Zusammenspiel zwischen Hypothalamus und sozialem Umfeld.

Schließlich beantwortet uns das biomedizinische Modell auch nicht die Frage, warum es heute, in dieser Zeit, so viele Anorektikerinnen gibt.

Die psychologischen Erklärungsmodelle fallen in drei grundlegende Kategorien: Psychoanalyse, Theorie des Familiensystems und Sozialpsychologie. Diejenigen, die die ersten beiden Richtungen vertreten, betrachten die Anorexia nervosa als pathologische Reaktion auf die Entwicklungskrise in der Pubertät. Die Nahrungsverweigerung wird als Ausdruck davon gesehen, daß ein junges Mädchen um seine Unabhängigkeit kämpft, seine Identität sucht und sich sexuell entwickelt. Nach den Worten einer zeitgenössischen Ärztin ist »die Anorexia (nervosa) eine pathologische Form der normalen pubertären Entwicklung«.[27] Ein Großteil der aktuellen psychotherapeutischen Ansätze baut auf den Erkenntnissen von Sigmund Freud und in jüngster Zeit auch auf denen von Hilde Bruch auf. In den Augen Freuds war die Anorektikerin ein Mädchen, das sich vor dem Frausein und der Heterosexualität fürchtete. Er schrieb im Jahre 1895: »Die berühmte Anorexia nervosa der jungen Mädchen scheint mir (nach guter Beobachtung) eine Melancholie bei *unentwickelter Sexualität* zu sein.« (Hervorhebung der Autorin). Nach der Freudschen Denkweise stellt das Essen, wie alle anderen Appetitäußerungen, einen Ausdruck der Libido, des Sexualtriebs, dar. Beobachtungen von Ärztinnen und Ärzten bestätigen Freuds Interpretation: Anorektikerinnen sind für gewöhnlich nicht sexuell aktiv.[28]

In Anlehnung an Freud und seine frühen Schüler betrachtete auch Hilde Bruch die Anorektikerin von heute als eine Frau, die nicht in der Lage ist, mit den psychologischen und sozialen Konsequenzen des Erwachsenwerdens und der Sexualität zurechtzukommen. Da sich die Anorektikerin von einem Gefühl der Machtlosigkeit lähmen läßt und Angst hat, eine eigene Identität zu entwickeln, entscheidet sie sich aus Verzweiflung dafür, Kontrolle über ihren Körper auszuüben. Bruch meinte, daß die Anorektikerin ihren Körper zum Ersatzschauplatz für ein Leben macht, das sie nicht beeinflussen kann. Die Patientin entwickelt eine gestörte Wahrnehmung ihres eigenen Körperumfangs und ein merkwürdiges und unregelmäßiges Eßverhalten. Indem sie die Nahrung verweigert, verlangsamt sie ihre sexuelle Entwicklung: Die Menstruation hört auf, ihr Körper bleibt kindlich. Diese besessene Appetitskontrolle führt dazu, daß die Patientin sich immer mehr in sich zurückzieht und sich ihrer Umwelt zunehmend entfremdet. Ihr Alltag nimmt immer bizarrere Formen an, all ihre Gedanken drehen sich um Nahrung, und sie kämpft mit ihren Eltern um das Recht, nichts zu essen.[29]

Wie wir bereits gesehen haben, gab es verschiedene Bemühungen, die Anorexia nervosa in das etablierte System psychischer Erkrankungen wie der Schizophrenie, der Depression oder der Zwangsneurose einzuordnen. In der jüngsten einschlägigen Fachliteratur wird die Anorexia nervosa als weitverbreitete Abart einer klassischen zwanghaften Störung bezeichnet. Anders als in der Depression, bei der es zu tatsächlichem Appetitmangel kommt, spürt die Anorektikerin ihren Hunger Tag und Nacht. Gleichzeitig grübelt sie über Kalorien nach und treibt Sport bis zur Erschöpfung, während sie ständig an die von ihr so gefürchteten Lebensmittel denkt. Diese Besessenheit kann ungeahnte Ausmaße annehmen und sich irgendwann verselbständigen. Für gewöhnlich verhalten sich die Patientinnen starrsinnig und uneinsichtig und verteidigen ihr Verhalten mit Händen und Füßen; sie entwickeln ausgeklügelte und höchst differenzierte Theorien, was Ernährung und Sport anbelangt. Viele von ihnen legen auch weitere Verhaltensmuster an den Tag, die gemeinhin mit Zwangsneurosen einhergehen: Perfektionismus, Ordnungs- und Sauberkeitszwang, Detailbesessenheit und Selbstgerechtigkeit. Also kann man die Anorektikerin als »braves Mädchen« betrachten, das zwischen Gehorsam und Rebellion schwankt. Anfangs zumindest stellt die Nahrungsverweigerung eine Form der übersteigerten Kontrolle dar, die untergründig Feindseligkeit und Auflehnung demonstrieren soll.

In den 80er Jahren legte man großes Augenmerk auf die Wertvorstellungen und Verhaltensmuster, die die Interaktion in den betroffenen Familien prägen. Tatsächlich stellt die Familien-System-Therapie eine der heutzutage wichtigsten Theorien zum Thema Anorexia nervosa dar. Nach Ansicht des Familien-System-Theoretikers Salvador Minuchin gibt es ein ganz bestimmtes familiäres Umfeld, das den passiven Widerstand fördert (wie zum Beispiel Nahrungsverweigerung) und es den Familienmitgliedern erschwert, ihre Individualität zu behaupten. Diese »psychosomatische Familie« beschreibt Minuchin als kontrollierend, perfektionistisch und konfliktscheu – Adjektive, die ebensogut auf die anorektische Tochter zutreffen. Auf der Basis ihrer klinischen Erfahrungen mit den betroffenen Familien beschreiben viele in psychiatrischen Berufen Tätige die Anorektikerin als »verstrickt«. Das bedeutet, daß bei diesen Mädchen der normale Individuationsprozeß von ihren eigenen komplexen psychischen Bedürfnissen, denen der Eltern und selbst denen der Geschwister blockiert wird. Nach der Theorie, daß die Familie ein System ist, hat nicht nur die Patientin Anorexia nervosa – auch ihre Familie leidet an dieser Krankheit.

Wenn man im Zusammenhang mit der Anorexia nervosa von einem Elternteil spricht, ist es meist die Mutter. Die psychoanalytisch orientierte feministische Autorin Kim Chernin vertritt die Ansicht, daß die Ursachen für Eßstörungen in einem problematischen Ablösungs- und Identitätsfindungsprozeß zwischen Mutter und Tochter liegen. Mütter und Töchter, schreibt Chernin, drücken Gefühle eher im Zusammenhang mit Nahrung und Essen aus als im Zusammenhang mit Sexualität. Der »Hunger-Knoten«, den heutzutage so viele Töchter spüren, symbolisiert fehlgeschlagene weibliche Entwicklung, Angst und die Schuldgefühle der Tochter, weil sie ihre Mutter gern überrunden möchte. Chernin meint, daß Frauen, die ein gestörtes Verhältnis zu Nahrung haben, sich unbewußt eines symbolischen Muttermordes schuldig fühlen, und daß ihr Schlankheitswahn Ausdruck ihres Bedürfnisses ist, sich wieder mit der Mutter zu vereinigen.

In anderen psychiatrischen Abhandlungen zum Thema Anorexia nervosa heißt es, daß Mütter von Betroffenen vermutlich alle ähnliche Charakteristika aufweisen. Ihnen werden die folgenden Eigenschaften zugeschrieben: frustriert, depressiv, perfektionistisch, passiv und abhängig, unfähig, das Kind zu »spiegeln«.[30] (Die Unfähigkeit zu spiegeln bedeutet, daß die Mutter nicht in der Lage ist, ihr Kind als unabhängiges Wesen zu sehen und zu reflektieren. Als Folge daraus entsteht im Kind ein Konflikt, da es sich zwischen dem unsichtbaren Selbstgefühl und seinem sichtbaren Körper hin und her gerissen fühlt. Die Nahrungsverweigerung und Gewichtsabnahme sind demnach als verzweifelte Bitte an die Mutter zu werten, in emotionalen Kontakt mit der nicht wahrgenommenen Person zu treten.)

Sozialpsychologie und Persönlichkeitsforschung liefern ebenfalls interessante Ansätze zum Thema Anorexia nervosa. Mindestens zwei Testverfahren sind seit den späten 70er Jahren entwickelt worden, mit denen sich der Ausbruch von Eßstörungen vorhersagen läßt: der »Eating Attitudes Test« (EAT) und der »Eating Disorders Inventory« (EDI). Der EDI beurteilt ein Individuum anhand einer Anzahl verschiedener Merkmale, beispielsweise Schlankheitswunsch, Unzufriedenheit mit dem eigenen Körper, Gefühle von Erfolglosigkeit, Perfektionismus, Mißtrauen gegenüber anderen Menschen, Angst vor dem Erwachsenwerden.[31] In einer Studie aus dem Jahre 1984 verglich der Psychiater David Garner von der Universität Toronto anhand des EDI Eßgewohnheiten, gewichtsabhängige Symptome und psychische Merkmale von Anorektikerinnen mit denen zweier Kontrollgruppen: Frauen, die sich außergewöhnlich stark mit dem eigenen Körpergewicht befaßten, und solchen, die sich nicht darum kümmerten. Während die um ihr Gewicht besorgten Frauen in vielen Punkten kaum von den Anorektikerinnen zu unterscheiden waren, litten letztere aber in weitaus höherem Maß unter Gefühlen von Erfolglosigkeit.[32] Einige Theoretiker vermuten auch ein kognitives Problem im Zusammenhang mit der Wahrnehmung des eigenen Körpers.[33] Andere wiederum folgen der Theorie Carol Gilligans über die Moralentwicklung bei Frauen. In ihren Augen ist die Anorektikerin eine junge Frau, die mit den dominanten männlichen Werten ihrer Gesellschaft in Konflikt steht. Schließlich vertreten manche andererseits die Ansicht, daß Anorektikerinnen sich übertrieben an die gesellschaftlich erwartete Frauenrolle angepaßt haben, was sie auf die Testergebnisse zurückführen, die diese Gruppe beim *Bem Sex Role Inventory* erzielt.[34]

Ein weiterer vielversprechender Ansatz leitet sich aus der Suchtforschung ab. Bei der Anorexia nervosa ist ein gewohnheitsmäßiges Verhalten im Spiel (das Hungern), das wie Alkohol- oder Drogenmißbrauch den psychischen und physischen Zustand eines Menschen verändert. Obwohl oben genannte Verhaltensweisen anfangs vermutlich zu Unbehagen führen, können sie nach einiger Zeit als angenehm empfundene Gefühle hervorrufen. Selbst wenn das Verhalten selbstzerstörerische Züge anzunehmen beginnt, wird die Anorektikerin – ebenso wie eine Alkoholsüchtige – dieses leugnen; darin zeigt sich der Unterschied zwischen Anorektikerin und Neurotikerin, da letztere eher dazu neigt, ihre auffälligen Symptome auch noch zu übertreiben. Nach Ansicht der beiden britischen Psychiater George I. Szmukler und Digby Tantam sollte man die Anorexia nervosa als Suchterkrankung verstehen, als »Hungersucht« also. Demnach wäre es wahrscheinlich, daß Anorektikerinnen vom Hungern physisch und psychisch abhängig werden.[35]

Doch schließlich und endlich gibt es kein psychologisches Modell, das die Ursachen der Anorexia nervosa voll und ganz erklären könnte. Das psychologische Paradigma ist ebenso defizitär wie das biomedizinische, denn keines von beiden weiß eine Antwort darauf, warum sich die Krankheit auf gewisse soziale Schichten und auf Frauen beschränkt und weshalb sie in letzter Zeit gehäuft auftritt. Nach der Lektüre der einschlägigen Literatur stellt man sich immer noch die gleichen Fragen nach Schicht- und Geschlechtsabhängigkeit und nach der Häufigkeit des Auftretens. Und diese Fragen machen es notwendig, das kulturelle Modell genau unter die Lupe zu nehmen.

Die kulturellen Erklärungsmuster für die Anorexia nervosa sind allgemein bekannt. Ihnen zufolge wird die Krankheit durch starke kulturelle Zwänge ausgelöst, die besagen, daß eine Frau nur schön ist, wenn sie auch schlank ist. In jedem auch noch so oberflächlichen Gespräch bekommen wir diese Auffassung immer wieder zu hören: Ursache der Anorexia ist der Schlankheitswahn, der uns täglich in die Köpfe gehämmert wird; ist die Tatsache, daß nur ein graziles Geschöpf wie Twiggy als erotisch und attraktiv gilt; ist der Umstand, daß das Modediktat Jugend und Androgynität von uns fordert, statt uns die natürlichen Körperformen einer erwachsenen Frau zuzugestehen. Aus dem Volksmund spricht die Realität, in der Frauen im 20. Jahrhundert leben. Ausgehend davon lassen sich im kulturellen Ansatz Antworten darauf finden, warum Eßstörungen nahezu ausschließlich ein weibliches Problem sind.

Wichtige psychologische Studien von Susan und Orlando Wooley, Judith Rodin und anderen belegen, daß das Körpergewicht die »normative Besessenheit« des weiblichen Geschlechts ist.[36] An den Antworten auf die Frage: »Wie alt waren Sie, als Sie zum erstenmal mehr wogen, als Ihnen angenehm war?« läßt sich erkennen, daß bei amerikanischen Frauen die Beschäftigung mit ihrem angeblichen Übergewicht bereits vor der Pubertät einsetzt und sich in der Jugend und den frühen Erwachsenenjahren noch verstärkt. Nach einer Untersuchung der University of California machen in San Francisco 80 Prozent aller Schülerinnen der achten Klassenstufe regelmäßig eine Diät. 53 Prozent aller befragten Schülerinnen an drei Washingtoner Privatschulen erklärten, schon im Alter von 13 Jahren mit ihrem Körper unzufrieden gewesen zu sein. Unter den über 18jährigen waren es bereits 78 Prozent. Gleiches belegt auch eine Umfrage unter 33 000 Frauen im Alter zwischen 18 und 35 Jahren, die die Zeitschrift *Glamour* 1984 durchführte: 75 Prozent waren der Ansicht, zu dick zu sein, obwohl nur 25 Prozent tatsächliches Übergewicht hatten. Auch von denen, die nach Gewichtstabellen als untergewichtig einzustufen waren, fanden sich immer noch 45 Prozent zu dick. In der klinischen Praxis bezeichnet man dieses Phänomen als »Fettphobie«.[37]

Die Frauen aus der *Glamour*-Umfrage belegen, daß weibliches Selbstwertgefühl und Glücklichsein untrennbar mit dem Körpergewicht verknüpft sind. Als die Befragten in dieser Untersuchung benennen sollten, was für ihr Lebensglück unbedingt notwendig sei, entschied sich die Mehrheit der Leserinnen für Gewichtsabnahme noch vor beruflichem Erfolg oder zwischenmenschlichen Beziehungen. In welchem Ausmaß das Gefühl, »zu dick« zu sein, die psychische Entwicklung von Frauen und ihr Verhalten negativ beeinflußt, ist erst in den Anfängen erforscht. Beispielsweise belegt eine Studie aus dem Jahre 1984, in welchem Ausmaß viele Frauen im College-Alter ihr Körpergewicht zum Zentrum ihres Denkens gemacht haben. Diese Frauen sind ständig damit beschäftigt, ihre Geschlechtsgenossinnen, sich selbst und ihre eigenen Erfolge im Zusammenhang mit Körpergewicht zu bewerten. Eine Studie aus dem Jahre 1986 weist darauf hin, daß das Gefühl, »zu dick« zu sein, eng mit emotionalem Streß und weiteren außerhalb der Person liegenden Faktoren verbunden ist. Offensichtlich ist schlank zu sein bzw. sich schlank zu fühlen in unserer Kultur ein äußerst erwünschter Zustand, während das Gegenteil unangenehme Empfindungen hervorruft: »Ich bekam Angst, dick zu werden, zuzunehmen. Eine fette Amerikanerin zu sein hatte etwas Beängstigendes an sich.«[38]

Alles weist darauf hin, daß Schlankheit besonders bei Frauen der Oberschicht einen hohen Stellenwert hat. (Dieser gesellschaftliche Umstand drückt sich in einem oft zitierten Ausspruch aus, der der Herzogin von Windsor zugeschrieben wird: »Eine Frau kann niemals schlank genug sein.«) Auch eine Studie von Sanford M. Dornbusch von der Stanford University zeigt einen Zusammenhang zwischen Geschlecht, Schichtzugehörigkeit und dem Wunsch, schlank zu sein. Dornbusch berücksichtigte in seiner Studie das tatsächliche Gewicht der Befragten und kam in einer landesweiten Befragung von mehr als 7500 Schülerinnen und Schülern zu dem Ergebnis, daß junge Mädchen aus der Oberschicht häufiger abnehmen wollten als Angehörige der Unterschicht (es überrascht nicht, daß die meisten übergewichtigen Frauen aus der Arbeiterschicht stammen). Im Gegensatz dazu war bei den männlichen Schülern nahezu kein Zusammenhang zwischen Schichtzugehörigkeit und Schlankheitswunsch zu finden. Da der Wunschkörper eines Mädchens aus der Ober- und Mittelschicht anders aussieht als der eines Mädchens aus der Unterschicht, läuft erstere Gruppe am ehesten Gefahr, auf die normale körperliche Entwicklung in der Pubertät mit Unzufriedenheit und Ängsten zu reagieren.[39]

Dem kulturellen Modell zufolge haben diese schichtspezifischen Vorstellungen vom idealen Körper inzwischen die Gesamtgesellschaft durchdrungen und richten dort enorme Schäden an. Die modernen Medien (Fernsehen, Filme, Video, Zeitschriften und besonders die Werbung) schüren den Schlankheitswahn bei Frauen noch und begünstigen damit die Anorexia nervosa. Die weibliche Sozialisation, wie die Medien sie betreiben, stellt äußerliche Qualitäten (»gutes Aussehen«) vornan. Aus diesem Grunde bekommen wir im Fernsehen und im Kino auch selten Frauen von normalem Taillenumfang zu Gesicht, die gleichzeitig auch über Lebenskraft, Intelligenz und Sex-Appeal verfügen. Junge Mädchen werden von klein auf mit diesem ideologischen Brei gefüttert und lernen so, dekorativ, passiv und machtlos zu sein und keine eindeutige Stellung zu ihrer Weiblichkeit zu beziehen. Darin liegen, nach dem kulturellen Modell, die Ursachen der Anorexia nervosa.

Am vehementesten wird dieses Modell der Ätiologie der Anorexia nervosa von Feministinnen vertreten, die sich oft auch als Therapeutinnen mit dem ganzen Spektrum der Eßstörungen von Überessen bis Nahrungsverweigerung befassen. In den Arbeiten von Kim Chernin, Marcia Millman, Susie Orbach und Marlene Boskin-White erfahren die Übergewichtige, die Anorektikerin und die Bulimikerin verständnisvolle Behandlung.[40] Diesen Autorinnen ist gemeinsam, daß sie Eßstörungen nicht als pathologisch sehen wollen. Statt dessen versuchen sie zu belegen, daß diese Verhaltensweisen die unvermeidliche Konsequenz einer frauenfeindlichen Gesellschaft darstellen, die Frauen herabwürdigt, indem sie ihre Erfahrungen und Wertvorstellungen nicht gelten läßt, ihre Körper zu Objekten degradiert und ihre Erfolge in Vergangenheit und Gegenwart ignoriert. Sowohl übermäßiges Essen als auch Nahrungsverweigerung sind in diesem Sinne »Protest gegen die Art und Weise, in der Frauen in unserer Gesellschaft angesehen werden, als Dekorationsobjekte mit Unterhaltungswert.«[41] Ein Anflug von sozialistischem Feminismus, der in der feministischen Wissenschaft populär ist, schwingt in diesen Analysen mit: Die Erhebung von schlanken, schwachen Frauen zum gesellschaftlichen Idealbild ist Ausdruck der inneren Logik des Kapitalismus und des Patriarchats, die sich beide durch geschlechterbestimmte Arbeitsteilung und die Unterdrückung von Frauen auszeichnen. Als Antwort auf diese grausamen wirtschaftlichen und kulturellen Zwänge greifen Frauen zu einer zwanghaften Beschäftigung mit Nahrung, um die Leere in sich zu füllen und mit ihrer Angst und ihrem Selbsthaß fertig zu werden.

In Anlehnung an das Organisationsmodell der zeitgenössischen feministischen Bewegung (kollektive Bewußtseinserweiterung und Aufbau von Netzwerken) schlagen die Vertreterinnen des kulturellen Modells vor, andere Wege als die der Psychotherapie zu beschreiten. Die betroffenen Frauen sollten erstens mit Leidensgenossinnen sprechen und sich zweitens organisieren, um ihr Problem öffentlich zu machen. Viele frühere Anorektikerinnen und Bulimikerinnen führen ihre Heilung darauf zurück, daß sie ihre Schwierigkeiten mit anderen geteilt haben. Oft wird zu Gruppentherapie oder zur Selbsthilfegruppe geraten. In einer sehr vereinfachten Form geht das kulturelle Modell davon aus, daß Frauen mit Eßstörungen sich selbst und die Gesellschaft heilen können, wenn sie einfach über Sexismus und Unterdrückung sprechen.

Die feministische Literatur über die Anorexia nervosa hat viel für sich. Zuallererst unterstreicht sie die Tatsache, daß es nicht ausreicht, sich einzig und allein auf das medizinische Modell zu beziehen. Seit der feministische Ansatz den Zusammenhang zwischen Kultur, Geschlecht und Nahrung aufgedeckt hat, werden die Auswirkungen und die Bedeutung des Schlankheitswahns auf und für das Leben von Frauen in Theorie und Forschung an den Universitäten und in Fachkreisen ernst genommen. Von Chernin, Orbach und Millman wurden diäthaltende Frauen belächelt und ihre Ängste wegen ihres Körpergewichts trivialisiert oder als Symptom einer individuellen psychischen Störung betrachtet. Inwieweit die Gesellschaft dieses problematische Verhalten fördert, verschärft und formt, wurde außer acht gelassen.[42]

Eine literarische Parallele zu dieser zeitgenössischen feministischen Analyse findet sich in den Arbeiten feministischer Literaturwissenschaftlerinnen, die sich mit dem Thema Frauen, Medizin und Wahnsinn im 19. Jahrhundert befassen. Sie untersuchen medizinische Abhandlungen aus der viktorianischen Zeit und analysieren die Aussagen männlicher Ärzte dieser Epoche über den weiblichen Körper. Allerdings beschränken sich diese Analysen auf Frauen und ihre Krankheiten in Großbritannien und den Vereinigten Staaten im 19. Jahrhundert.[43] Die Herangehensweise ist vor allem epistemologisch und befaßt sich mit der Konzeptualisierung geistiger Störungen. In Anlehnung an Michel Foucault sagen diese Wissenschaftlerinnen, daß der weibliche Körper Ort sozialer Kontrolle sei; die männlich dominierte Medizin im 19. Jahrhundert habe Kategorien geschaffen, denen zufolge Frauen als abnormal galten. Sogenannte »Frauenkrankheiten« seien gesellschaftliche Konstrukte, die sowohl die Hegemonie der Schulmedizin als auch die gesellschaftlichen Einschränkungen verdeutlichten, denen Frauen im 19. Jahrhundert unterworfen waren.[44] Im Fall der Anorexia nervosa, bei der es weder zu Knötchenbildung noch zu Schwellungen kommt und an der keine Bakterien beteiligt sind, fragen sich manche sogar, ob es sich überhaupt um eine Krankheit handelt. Das Problemverhalten – in diesem Falle die Nahrungsverweigerung – wird streng als Form der symbolischen Interaktion interpretiert. Als Folge daraus wird die Anorexia nervosa als Protest junger Frauen gegen das Patriarchat gesehen – das heißt als ein Weg feministischer Politik.

Die Stärke dieses Ansatzes ist, daß er die angsteinflößenden, frauenfeindlichen Ansichten über den weiblichen Körper und die weibliche Denkfähigkeit beim Namen nennt, die die Vorstellungswelt männlicher Ärzte im viktorianischen Zeitalter prägten und ihre klinische Praxis beeinflußten. Obwohl ich dem Beitrag der feministischen Literaturkritik zugute halte, daß er uns hilft, den Diskurs, der damals in Fachkreisen herrschte, zu verstehen, beunruhigt mich die Tendenz, jegliche geistige Störung bei Frauen mit politischem Protest synonym zu setzen. Sicherlich kommen wir nicht umhin, den Zusammenhang zwischen geschlechtsabhängigen Einschränkungen und problematischem Verhalten bei Frauen zu sehen, doch trotz alledem sollten wir die Nervenheilanstalt nicht zur Ruhmeshalle für Frauen hochstilisieren. Um es anders auszudrücken: Als Feministin bin ich der Ansicht, daß eine Anorektikerin unser Verständnis verdient, aber nicht unbedingt unsere Bewunderung.

Wenn die feministische Theorie darauf beharrt, die Anorexia nervosa als kulturellen Protest zu sehen, führt das dazu, daß der bewußte Einfluß der betroffenen Frau auf ihren Zustand überbewertet wird. Gleichzeitig stellt dieser Ansatz Frauen und Mädchen als hilflose Opfer einer allmächtigen Medizin dar. Jede Person, die mit Anorektikerinnen gearbeitet oder die einschlägige Literatur gelesen hat, weiß, daß die Nahrungsverweigerung sich mit der Zeit verselbständigt, während der körperliche Auszehrungsprozeß voranschreitet. Ist die Krankheit erst einmal voll ausgebrochen, kann die Anorektikerin gar nicht mehr essen, selbst wenn sie es will. Das kulturelle Modell leugnet die biomedizinische Komponente dieser zerstörerischen Krankheit, indem es die Hilflosigkeit und die Verzweiflung der Betroffenen verschweigt. Eine entmutigte anorektische Studentin schrieb mir nach jahrelanger Behandlung: »Auch ich hoffe stärker, als ich es in Worte fassen kann, daß ich eines Tages wieder gesund sein werde und daß mein zukünftiges Leben dann freundlich und erfüllt aussieht. Im Moment spüre ich nur entsetzliche Frustration und Angst, weil jeder Tag ein Kampf ums Überleben ist.« Diese Worte klingen kaum nach gesellschaftlichem Protest.[45]

Die Romantisierung der Anorexia nervosa (und geistiger Störungen bei Frauen im allgemeinen) kann zu unklugen und kontraproduktiven therapeutischen Strategien führen. Als Susie Orbach 1978 das Fett zu einem »feministischen Thema« erklärte, glaubten manche, Feministinnen sollten zunehmen, um sich gegen kapitalistische und patriarchale Zwänge zu wehren. Nachdem in letzter Zeit die Zahl der Anorektikerinnen und Bulimikerinnen immer größer wurde, haben einige Autorinnen die Krankheit in einem gut gemeinten, aber verzweifelten Versuch, sie zu rechtfertigen, zum politischen Hungerstreik erklärt. Als Vorläuferinnen der Anorektikerin galten die Suffragetten Emmeline und Sylvia Pankhurst, die das Hungern zu Anfang dieses Jahrhunderts in England als politisches Druckmittel einsetzten.[46]

Die Rechtsprofessorin und Anwältin Roberta Dresser schrieb 1984 in der *Wisconsin Law Review*, daß die Anordnung von Zwangsernährung für Anorektikerinnen durch Eltern und Ärzte verboten werden sollte, da sie gegen die Menschenrechte verstoße. Für ihre Absicht, die Einmischung des Staates in persönliche medizinische Entscheidungen auf ein Minimum zu reduzieren, gebührt Dresser unser Beifall. Allerdings ist ihr Verständnis der Anorexia nervosa als naiv (sowohl im psychologischen als auch im physiologischen Sinne) und (im Hinblick auf historische Faktoren) als unsensibel zu betrachten. Dressers Argumentation basiert auf der aus der Literaturanalyse übernommenen Vorstellung, daß »sozio-kulturelle Interpretationen der Anorexia nervosa die Auffassung in Frage stellen, es handle sich um eine geistige Störung, deren Ursachen im Individuum zu suchen sind.«[47] Ihrer Ansicht nach waren die Anorexia nervosa und die Hungerstreiks zu Anfang dieses Jahrhunderts grundsätzlich gleichzusetzen. Die Anorexia nervosa sei eine selbstgewählte Form der Kommunikation und Machtgewinnung – kurz gesagt, ein Ausdruck des freien Willens. (Dresser zog dabei nicht in Betracht, daß es einer Anorektikerin aus körperlichen Gründen unmöglich werden kann zu essen und daß das Verhalten sich an einem gewissen Punkt verselbständigt.)

Obwohl einige Leute allen Ernstes davon ausgehen, daß die Anorexia nervosa einen bewußten und/oder symbolischen Akt gegen den Sexismus darstellt, der sich direkt aus dem Feminismus des frühen 20. Jahrhunderts ableitet, ist es aus historischer Perspektive schwierig, eine Parallele zwischen den deutlich formulierten, lebensbejahenden politischen Strategien der Pankhursts und dem stillen Zwangsverhalten einer Karen Carpenter unserer Tage zu erkennen.[48] Die Suffragetten wollten ein ganz bestimmtes politisches Ziel erreichen, und ihre Nahrungsverweigerung war zeitlich begrenzt. Im Gegensatz dazu strebt die Anorektikerin nur ohne Rücksicht auf Verluste nach einer schlanken Figur (auf die gleiche Weise wie ein Paranoiker eingebildeten Feinden zu entrinnen versucht). Eine Wiederaufnahme der Mahlzeiten kommt in ihrem Plan nicht vor. Falls die Nahrungsverweigerung der Anorektikerin wirklich einen politischen Widerstand darstellt, ist dieser sehr begrenzt. Er ist eine infantile Strategie, die sich vornehmlich gegen die Eltern und die eigene Person richtet und sich nicht auf gesellschaftliche Zusammenhänge bezieht. Anorektikerinnen sind nicht eben für ihre Schwesterlichkeit berühmt und kreisen ständig nur um sich selbst. Sie in heldenhafte Freiheitskämpferinnen verwandeln zu wollen, ist ein trauriges Beispiel dafür, wie verzweifelt Menschen versuchen, aus dem kulturellen Modell irgendeine Art von Erklärung abzuleiten oder Trost und Rechtfertigung für diese verwirrende und komplexe Krankheit zu finden.

Schließlich gibt es noch eine Strömung in der kulturellen Analyse, die vermuten läßt, daß in der Ätiologie der Anorexia nervosa gesellschaftliche Veränderungen stattgefunden haben, namentlich größere Entfaltungsmöglichkeiten für Frauen auf dem Gebiet der Bildung, des Berufslebens und der Sexualität. In ihrem Buch *Der goldene Käfig* wies auch Hilde Bruch auf einen solchen Zusammenhang hin. 1978 schrieb sie: »Heranwachsende Mädchen können ... die Befreiung als Forderung erfahren und das Gefühl bekommen, daß sie etwas ganz Besonderes tun müssen. Viele meiner Patientinnen haben dem Gefühl Ausdruck gegeben, daß sie sich von der riesigen Zahl der Möglichkeiten, die ihnen offen stehen, erdrückt fühlen ... und daß sie jetzt befürchten, eine falsche Wahl zu treffen.«[49] Allerdings gab Bruch als erfahrene Klinikerin nicht der gesellschaftlichen Veränderung oder dem Feminismus die Schuld an der Anorexia nervosa. Sie verstand, daß die Verwirrung angesichts der vielen Wahlmöglichkeiten nur ein Teil der Erklärung war, denn die meisten jungen Frauen stürzten sich begeistert und optimistisch auf eben diese Möglichkeiten und wurden nicht krank dabei. Trotzdem behaupten einige Antifeministen immer noch, daß der Feminismus das zunehmende Auftreten von Eßstörungen verschuldet hat. Dieser Ansatz geht fälschlicherweise davon aus, daß die Anorexia nervosa erstmals in den späten 60er und frühen 70er Jahren aufgetreten sei, also zeitgleich mit der Frauenbewegung. Nach Ansicht dieser Konservativen würde sich die Anorexia nervosa in Luft auflösen, wenn nur der Feminismus vom Erdboden verschwände und den traditionellen Geschlechterrollen Platz machte. Allerdings basiert diese Vermutung auf dem Fehlschluß, daß es die Anorexia nervosa in der Vergangenheit, als Frauen noch weniger Optionen im Leben offenstanden, nicht gab.

Zusammengefaßt hat auch das existierende kulturelle Modell seine Grenzen, wenn es darum geht, die Ursachen der Anorexia nervosa zu erklären. Das liegt an zwei naiven Annahmen: Erstens, daß die Anorexia nervosa ein neues Phänomen sei, das durch die Anforderungen und Verhältnisse unserer Zeit ausgelöst wurde, und zweitens, daß die Krankheit jungen Frauen entweder aufgezwungen (Opfer) oder von ihnen freiwillig gewählt (sozialer Protest) werde, ohne daß psychische oder biologische Faktoren dazu beitrügen. Was uns das kulturelle Modell letztlich nicht beantwortet, ist die Frage, warum so viele Menschen nicht an Eßstörungen erkranken, obwohl sie den gleichen kulturellen Einflüssen ausgesetzt sind. An diesem Punkt müssen individualpsychologische und familiäre Faktoren ins Spiel gebracht werden, denn ganz sicherlich ist die Anorexia nervosa nicht allein kulturell bedingt.

Um die Anorexia nervosa zu verstehen, müssen wir Krankheit an sich als interaktiven Entwicklungsprozeß begreifen. Mir sagt die Vorstellung von der »Hungersucht« besonders zu, denn wenn wir die Anorexia nervosa so auffassen, läßt das genügend Raum, um biologische, psychologische und kulturelle Aspekte miteinzubeziehen. Dazu ein Beispiel: Eine Frau fängt wahrscheinlich aus ästhetischen und gesellschaftlichen Gründen, die mit ihrem Geschlecht und ihrer Schichtzugehörigkeit zusammenhängen, an, ihre Nahrungsaufnahme einzuschränken. Das ist die erste Phase der »Rekrutierung«. Vielleicht tun viele ihrer Freundinnen das gleiche, weil ihre Umwelt eine dicke Frau als gesellschaftliche und emotionale Versagerin brandmarkt. Schlank zu sein ist von äußerster Wichtigkeit für das Selbstgefühl einer jungen Frau, und in diesem Sinne trägt die Kultur eindeutig zur Entstehung der Anorexia nervosa bei.

Den Übergang von einer normalen Diät zum zwanghaften Hungern begünstigen wiederum andere Faktoren. Zu nennen sind in diesem Zusammenhang emotionale und persönliche Probleme, körperliche Veranlagung und die chemischen Prozesse im Organismus. Falls die Nahrungsverweigerung die emotionalen Bedürfnisse der jungen Frau erfüllt (beispielsweise als symbolische Aussage zur eigenen Person, als Bitte um Aufmerksamkeit, als Methode, die sexuelle Entwicklung zu verzögern, als Weg, die Eltern zu verletzen oder sich von ihnen zu distanzieren, oder als Form des Widerstandes), fährt sie vermutlich damit fort, da sie ihr als wirksame Strategie erscheint. Mit der Zeit wird es für sie dann immer schwieriger, umzuschwenken und einen anderen Weg einzuschlagen, da ihr die Selbstverleugnung und Kontrolle emotionale Befriedigung verschaffen. In einigen Familien werden das Symptom (Nahrungsverweigerung) und die abgemagerte Erscheinung des Mädchens länger ignoriert oder geleugnet als in anderen. Auch diese Situation trägt möglicherweise zum Entstehen der Krankheit bei.

Nach wochenlangem oder monatelangem Fasten gewöhnen sich Geist und Körper des Mädchens allmählich an das Hungergefühl und an die Mangelernährung. Es gibt Belege dafür, daß der nagende Hunger mit der Zeit tatsächlich nachläßt statt stärker zu werden. Der Körper paßt sich an den Zustand des Ausgehungert-Seins an, also an eine negative Energiebilanz. Schließlich kommt es bei manchen Mädchen dazu, daß sie das Hungern als befriedigend und entspannend empfinden – ein Gefühl, das sich vielleicht mit dem »High-Sein« eines Langstreckenläufers vergleichen läßt.[50] Manche vollziehen in dieser Phase den Schritt vom ständigen Diäthalten zur Sucht nach dem Hunger, vielleicht aus physiologischer Veranlagung und aufgrund von emotionalem und familiärem Streß. In diesem Zusammenhang werden biochemische Erklärungen wichtig (beispielsweise der erhöhte Cortisolspiegel im Blut oder eine andere neuroendokrine Störung). Daß manche Anorektikerinnen offenbar nicht in der Lage sind zu essen (oder Entzugserscheinungen zeigen, wenn sie regelmäßige Mahlzeiten zu sich nehmen müssen), läßt vermuten, daß sich abgesehen von einem psychischen Prozeß auch ein biologischer vollzieht.

Offensichtlich wird nur ein kleiner Teil derer, die sich strengen Diäten unterwerfen, süchtig danach. Vermutlich liegt das daran, daß die Mehrheit aller jungen Frauen weder das psychische noch das physische Bedürfnis hat, zu hungern. Für die meisten ist eine Diät, selbst wenn sie nicht lange dauert, ein notwendiges Übel, das eher belastet als befriedigt. (Daher auch die momentane Flut von populären Frauencartoons, die sich um das Thema Essen als verbotenes Vergnügen und Ausdruck der eigenen Persönlichkeit und um die Sinnlosigkeit von Diäten drehen).[51] Trotzdem besteht bei der Anorexia nervosa wie auch beim Alkohol- und Drogenmißbrauch ein Zusammenhang zwischen dem Kontakt mit dem süchtig machenden Verhalten und dem Zustandekommen einer Abhängigkeit. Kurz gesagt können wir davon ausgehen, daß in einer Gesellschaft, in der der Schlankheitswahn herrscht, die Zahl der Menschen, die ein gestörtes Eßverhalten an den Tag legen, zunimmt. Auf diese Weise sind wir wieder beim kulturellen Kontext und seinem Einfluß auf das menschliche Verhalten angelangt; der Kreis ist geschlossen.

In meinen Augen weist der Aspekt, daß man die Anorexia nervosa konzeptionell in zwei Stadien untergliedern kann, eindeutig darauf hin, daß hier das Suchtmodell greift. Im ersten Stadium geht es um den kulturellen Kontext, also darum, wie ein Individuum zum Fasten »rekrutiert« wird. Das zweite beschreibt die darauf folgende »Karriere« der Anorektikerin, die physischen und psychischen Veränderungen, die eine Frau dazu bringen, zu hungern. Medizinische Fachleute interessieren sich aus offensichtlichen Gründen eher für das zweite Stadium, da es relativ vorhersehbar verläuft und sich im Laufe der Geschichte kaum verändert hat. Die Auseinandersetzung mit der ersten Phase ist Aufgabe der Historikerin, an der es liegt, den Kräften und Ereignissen nachzuspüren, die junge Frauen in dieses stereotype Verhaltensmuster getrieben haben.

Der Blick auf die Geschichte ist wichtig, damit wir verstehen, wie und warum wir in unsere heutige Lage geraten sind; eine Situation, in der die Anorexia nervosa immer mehr zunimmt. Außerdem trägt eine historische Perspektive auch zur Debatte über die Ätiologie der Anorexia nervosa bei, indem sie eine Interpretation liefert, die eigentlich verschiedene Theoriemodelle miteinander verbindet. Obwohl ich mein hauptsächliches Augenmerk auf die Kultur lege, schließe ich die Möglichkeit biomedizinischer Ursachen nicht aus. Wenn wir die lange Geschichte fastender Frauen betrachten, wird klar, daß es bestimmte historische Momente und kulturelle Bedingungen gibt, in denen biologische Prozesse von starken gesellschaftlichen und kulturellen Einflüssen aktiviert werden können. In anderen Worten üben kulturelle Muster einen Außendruck aus, der dann mit physischen und psychischen Variablen zusammenspielt. Die historische Betrachtung wirft ein neues Licht auf die kritischen Fragen nach dem vermehrten Auftreten der Anorexia nervosa, nach der Schichtzugehörigkeit der Betroffenen und nach den kulturellen Ursprüngen der Krankheit. Deswegen wendet sich das zweite Kapitel einer anderen Epoche zu, in der die Nahrungsverweigerung ebenso einen wichtigen Aspekt weiblicher Existenz darstellte.

2.

Von der Heiligen zur Patientin

Im Europa des Mittelalters – insbesondere zwischen dem 13. und dem 16. Jahrhundert – war Nahrungsverzicht bei Frauen ein weitverbreitetes Phänomen. Eine Frau, die über lange Zeiträume hinweg fastete, wurde als Wundererscheinung betrachtet. In den Chroniken und Heiligengeschichten dieser Zeit finden sich zahlreiche Berichte über weibliche Heilige, die nahezu nichts aßen oder behaupteten, sie könnten keine normale irdische Nahrung zu sich nehmen. Die bekannteste dieser Heiligen war Katharina von Siena (1347-1380). Sie ernährte sich von einer Handvoll Kräuter am Tag und steckte sich von Zeit zu Zeit einen Zweig in den Hals, um Lebensmittel, die sie gezwungenermaßen verzehrt hatte, wieder herauszuwürgen. Andere Frauen im 13. Jahrhundert wie Marie von Dignes und Beatrice von Nazareth mußten sich bereits erbrechen, wenn sie Fleisch nur rochen, und beim Anblick von Nahrung schwoll ihnen die Kehle zu. Manche weibliche Heilige verhüllten beim Anblick von Nahrung ihr Gesicht und weigerten sich, an den Mahlzeiten der Familie teilzunehmen. Manche – wie Columba von Rieti im 15. Jahrhundert – verhungerten sogar aus freien Stücken. Einige hundert Jahre später, im 17. Jahrhundert, lebte die heilige Veronika, die stets drei Tage am Stück fastete; nur freitags kaute sie in Erinnerung an die fünf Wundmale Jesu fünf Orangenkerne. Obwohl das Fasten und die Einschränkung der Nahrungsaufnahme, wie allgemein bekannt ist, zur mittelalterlichen Religiosität gehörten, beschränkte sich diese Praxis offenbar auf das weibliche Geschlecht. Es gibt nur wenige Beispiele männlicher Heiliger, die behaupteten oder von denen es hieß, daß sie keine Nahrung zu sich nehmen könnten.[1]

Im Mittelalter stellte das Fasten einen der wichtigsten Aspekte weiblicher Heiligkeit dar. Wenn eine Frau im Mittelalter überleben konnte, ohne zu essen, bedeutete das für sie und ihre Umgebung, daß sie offenbar eine andere Form der Nahrung gefunden hatte: Gebete und die Eucharistie, bei

46

der Hostie und Wein in Vertretung von Leib und Blut Christi verzehrt werden. Frauen, die angeblich ohne Nahrungsaufnahme überlebten – das heißt, mit Ausnahme der heiligen Kommunion – traten im 13. bis 15. Jahrhundert besonders häufig auf; in einer Zeit also, in der sich die christliche Identität wesentlich über Ernährungspraktiken definierte.[2] Im 17. und 18. Jahrhundert allerdings begann die Wissenschaft, sich mit der Nahrungsabstinenz zu befassen, die bei Frauen im Hochmittelalter so verbreitet gewesen war. Für dieses Phänomen fand man die Bezeichnungen »Inedia prodigiosa« (großartiges Hungern) und »Anorexia mirabilis« (wundersame Appetitlosigkeit).

Heute behaupten einige MedizinerInnen und HistorikerInnen, daß die Anorexia mirabilis und die Anorexia nervosa im großen und ganzen identisch seien. Sie gehen tatsächlich davon aus, daß Karen Carpenter und Katharina von Siena an der gleichen Krankheit gelitten haben. Die Vertreter dieser Auffassung wenden das biomedizinische und das psychologische Erklärungsmodell naiverweise auf historische Fälle an, als ob die Ätiologie der Erkrankung eindeutig bekannt wäre. Sie argumentieren so, als stünden uns nachprüfbare Fallgeschichten historischer Persönlichkeiten zur Verfügung. Tatsache ist aber, daß es nur wenige Quellen gibt, die auf eine Übereinstimmung zwischen Anorexia mirabilis und Anorexia nervosa hinweisen und die zudem meist auf unbewiesenen Interpretationen oder nicht eindeutigen medizinischen »Belegen« beruhen – wie beispielsweise, daß die betroffene Frau nicht aß oder keine Menstruation mehr hatte. (Diese Folgeerscheinungen sind nicht unbedingt identisch mit der Anorexia nervosa.) Festzustellen ist, daß diejenigen, die mittelalterliche Frauen zu Anorektikerinnen erklären wollen, die beiden im ersten Kapitel erläuterten Stadien der Krankheit außer acht lassen: Rekrutierung und Karriere. Allerdings kann es durchaus sein, daß die moderne Anorektikerin und die Asketin des Mittelalters im zweiten Stadium die gleichen biomedizinischen Prozesse durchmachen; das heißt, daß beide tatsächlich nicht mehr in der Lage sind – bzw. waren –, zu essen. Trotzdem ist offensichtlich, daß sich die Anorexia mirabilis und die Anorexia nervosa, was die Phase der Rekrutierung anbelangt, grundlegend voneinander unterscheiden.

Doch es gibt einige, die diese Ansicht nicht teilen. In seinem Buch *Holy Anorexia* wendet der Mediävistiker Rudolph Bell moderne psychologische Theorien auf das Fasten im Mittelalter an. Wie er dabei vorgeht, ist nicht überraschend: Bell zufolge legten Katharina von Siena, Margarete von Cortuna und andere heilige Frauen »anorektische Verhaltensmuster« an den Tag, die viele Gemeinsamkeiten mit dem heutigen Erscheinungsbild der Anorexia nervosa aufweisen. Bell geht von einer psychologischen (nicht einer biomedizinischen) Kontinuität aus. Die Anorexia mirabilis und die Anorexia nervosa, schreibt er, seien »psychologisch analoge« Zustände, die bei Frauen des Mittelalters und der Neuzeit auftreten.[3] (Zugrunde liegt dieser Aussage die Auffassung, daß die weibliche Psyche zu allen Zeiten unverändert geblieben ist und daß Vergangenheit und Gegenwart sich nicht voneinander unterscheiden.) Trotz des wichtigen Umstandes, daß sich die Anorexia mirabilis nicht auf weibliche Jugendliche und junge Frauen beschränkte, geht Bell unbeirrt von einem unveränderten Grundmuster aus. Seiner Ansicht nach stellen beide Phänomene, sowohl die Anorexia mirabilis als auch die Anorexia nervosa, weibliche Strategien gegen eine patriarchale Ordnung dar.

Andere, die noch weniger differenziert argumentieren als Bell, behaupten auf der Basis biomedizinischer Erkenntnisse, sie hätten Fälle von Anorexia nervosa an Orten angetroffen, wo man sie nie vermutet hätte. Weiterhin sind sie der Meinung, daß uns diese Krankheit etwas über historische Persönlichkeiten und Ereignisse verrate. Beispielsweise vertritt ein britischer Psychiater die Ansicht, Wilgefortis, die bärtige Heilige aus dem Mittelalter, habe an Anorexia nervosa gelitten. Ihre übermäßige Körperbehaarung sei in Wirklichkeit das Lanugohaar gewesen, das bei chronischen Fällen dieser Krankheit auftritt. Ein Artikel in *World Medicine* stellte allen Ernstes die Frage: »War Byron Anorektiker?« Die Autorin schreibt, daß der Dichter, der im neunzehnten Jahrhundert lebte, an Anorexia nervosa gelitten habe und daß die Krankheit durch seinen romantischen Geist hervorgerufen worden sei. Byron habe nicht nur gefastet und an Heißhungerattacken mit nachfolgendem Erbrechen gelitten, sondern auch eine bemerkenswerte Hyperaktivität an den Tag gelegt. Als Beispiel dafür führt die Autorin sein berühmtes Durchschwimmen des Hellespont an.[4]

Um die lange Tradition weiblicher Nahrungsverweigerung zu verstehen, genügt es nicht, einem Fall unbesehen ein aus unserer heutigen Zeit abgeleitetes psychologisches Konstrukt überzustülpen oder nach Symptomen zu suchen, die auf den ersten Blick übereinstimmen. Zuallererst einmal ist Appetitmangel bekanntermaßen ein sekundäres Symptom vieler seelischer und körperlicher Erkrankungen; nicht bei jedem Fall von Appetitmangel und Nahrungsverweigerung handelt es sich um Anorexia nervosa.

Viele der Berichte, die heute als die wahre oder verborgene Geschichte der Anorexia nervosa gelten, machen keinen Unterschied zwischen primärer und sekundärer Appetitlosigkeit. Außerdem übersehen die Autoren dieser Schriften schlichtweg, daß es bei der Anorexia nervosa überhaupt nicht zu Appetitlosigkeit kommt; vielmehr verhält es sich so, daß die betroffene Frau ihren Appetit im Anfangsstadium der Krankheit mit allen Mitteln unterdrückt. Heutzutage aber schließen wir automatisch auf Anorexia nervosa, wenn eine junge Frau nicht essen will, und diese Tendenz hat zu einigen nicht besonders zufriedenstellenden und zweifelhaften Ergebnissen der medizinischen Geschichtsschreibung geführt. Beispielsweise datieren Hilde Bruch, Eugene Bliss, C. H. Hardin Branch, Joseph Silverman und andere Mediziner die Entdeckung der Anorexia nervosa auf das Jahr 1694 und schreiben sie Richard Morton zu. Morton, Leibarzt von König James II, schilderte in seinem Werk *Phthisiologia or, a Treatise on Consumptions*, tatsächlich eine Art nervöser Schwindsucht (Phthisis nervosa), die durch »Trauer und Sorge« hervorgerufen werde. Er beschreibt zwei Fallgeschichten Jugendlicher: Eines achtzehnjährigen Mädchens, »Mr. Dukes Tochter aus St. Mary Axem«, und eines 16jährigen Knaben, Sohn eines presbyterianischen Geistlichen.

In seiner Bemühung, Mortons »Entdeckung« das Wort zu reden, greift Silverman den Fall des jungen Mädchens auf.[5] Mr. Dukes Tochter war so abgemagert, daß sie aussah »wie ein Skelett, nur mit Haut überzogen«. Trotzdem hatte sie offensichtlich weder Fieber noch Husten oder die Atembeschwerden, die sonst für gewöhnlich mit der Schwindsucht einhergehen. Außerdem kam es bei ihr zu einem »völligen Versiegen der monatlichen Regel«, und sie klagte über ein »Kältegefühl am ganzen Körper« – beides Symptome chronischer Unterernährung und somit auch der Anorexia nervosa. Auf der Basis dieses Berichts kommt Silverman zu der Schlußfolgerung, daß Richard Morton als der wahre Entdecker der Anorexia nervosa betrachtet werden muß. Allerdings läßt er dabei diejenigen Informationen außer acht, die dieser Einschätzung widersprechen: Erstens litt Mr. Dukes Tochter auch an gelegentlich auftretenden »Ohnmachtsanfällen« und starb offensichtlich daran. Zweitens schrieb Morton selbst, er habe diesen Zustand oft bei Menschen gesehen, »die in Virginia gelebt« hätten. Diese eigenartige Beobachtung weist darauf hin, daß Morton die phthisis nervosa nicht als typische Erkrankung weiblicher Jugendlicher und auch nicht als seltene Störung betrachtete. Zwar beschrieb er einige Symptome der Anorexia nervosa, aber er beobachtete auch eine Reihe weiterer Anzeichen, die nicht Teil der modernen Diagnose sind. Vielmehr verhält es sich so, daß wir – sensibilisiert für die Anorexia nervosa – allzu schnell dazu neigen, historische Fakten in diesem Sinne umzuinterpretieren.

Genau dieser Fehler ist offenbar auch Rudolph Bell bei seiner Reinterpretation der Anorexia mirablilis unterlaufen. Betrachtet man die Arbeiten der Mediävistikerin Caroline Walker Bynum über Frauen im Mittelalter, erkennt man, daß sich Bells Ansatz nur auf einen einzelnen Aspekt weiblichen Verhaltens in dieser Epoche bezieht. Auf diese Weise verschleiert er den allumfassenden Charakter der Erfahrungswelt dieser Frauen. Beispielsweise beschränkte sich Katharina von Siena nicht nur aufs Fasten: Sie praktizierte außerdem noch weitere Formen der Selbstkasteiung wie Peitschen, Verbrühen und Schlafen auf einem Bett aus Dornen. »Erst die modernen Historiker«, schreibt Bynum, »haben der Nahrungsverweigerung einen so exponierten Platz unter den Frömmigkeitspraktiken von Frauen im Mittelalter eingeräumt.«[6]

Wie Bynum in ihrem Buch *Holy Feast and Holy Fast: Food Motifs in the Piety of Medieval Women* darstellt, waren Fasten und der Eucharistiekult nur Teil einer Reihe der Ernährungspraktiken, die alle für die weibliche Frömmigkeit und die christliche Identität im Mittelalter von Bedeutung waren. Da Frauen und der weibliche Körper im Mittelalter mit Nahrung assoziiert wurden, drückten Frauen ihre Spiritualität durch Nahrungsmetaphern, Ernährungspraktiken oder eben auch durch Fasten aus. Manche fromme Frauen verzichteten auf gewöhnliche Lebensmittel, um für die Nahrung Gott empfänglich zu werden, doch das letztendliche Ziel hieß, durch »heiliges Essen« Kraft zu gewinnen und den Mitmenschen zu dienen.

Viele Frauen im Mittelalter sprachen von ihrem »Hunger« nach Gott und ihrer »Berauschtheit« vom heiligen Wein und fasteten, um sich dann an der »köstlichen Tafel des Herrn« zu laben. Nicht wenige der Frauen dieser Zeit schienen sich des Zusammenhangs zwischen Ernährungspraktiken und religiöser Symbolik bewußt gewesen zu sein. Durch ihre ungewöhnliche Art der Nahrungsaufnahme und der Ernährung anderer verfolgten sie das Ziel, ihren Mitmenschen zu helfen. Beispielsweise wurde von Angela von Foglio berichtet, daß sie Eiter aus Wunden trank, und Grind und Läuse von den Körpern Kranker verzehrte; den Eiter bezeichnete sie als »süß wie die Eucharistie«. Von anderen heiligen Frauen hieß es, sie hätten auf wundersame Weise Lebensmittel für die fromme Gemeinde vermehrt, leere Gefäße mit Getränken gefüllt und einige Krumen in genug Nahrung verwandelt, um viele Menschen zu sättigen. Und auch die Körper dieser Frauen waren Nahrungsquellen: Aus ihren Fingerspitzen sprudelte Öl, aus ihren Brüsten floß Milch, obwohl sie Jungfrauen waren, und ihr Speichel heilte Krankheiten.

Zusammenfassend läßt sich sagen, daß die legendäre Askese der Frauen im Mittelalter – der Verzicht und die Selbstkasteiung – nur eine Seite der Medaille waren. Wie Bynum eindringlich dargestellt hat, spielten Essen und Nicht-Essen für Frauen im Mittelalter auch deshalb eine so zentrale Rolle, weil sie auf diese Weise die Möglichkeit hatten, ein religiöses Ideal zu verkörpern – nämlich zu leiden und den Mitmenschen zu dienen. Also förderte die mittelalterliche Kultur eine ganz besondere Form der Appetitkontrolle bei Frauen – die Anorexia mirabilis –, die die kollektiven Wertvorstellungen dieser Epoche symbolisierte. Hingegen ist die Anorexia nervosa Ausdruck des Individualismus unserer Tage, ein Aspekt, auf den ich an späterer Stelle noch einmal zu sprechen kommen werde.

Trotzdem beeinflußt die Tatsache, daß es eine weibliche Tradition der Anorexia mirabilis gibt, auch unser heutiges Verständnis der Anorexia nervosa. Aus historischer Sicht ist es evident, daß bestimmte soziale und kulturelle Systeme zu verschiedenen Zeiten Frauen dazu motivieren, ihren Appetit zu kontrollieren – allerdings aus verschiedenen Gründen und mit unterschiedlichen Zielsetzungen (das spricht die Frage der Rekrutierung an, wie ich vorhin bereits angedeutet habe). In der Geschichte der abendländischen Kultur gab es mindestens zwei Zeitabschnitte, in denen Nahrungsverweigerung und Appetitkontrolle einen wichtigen Aspekt weiblichen Daseins bedeuteten. Im ersten – dem Mittelalter – war die Appetitkontrolle religiös motiviert; die mittelalterliche Asketin strebte durch Fasten nach Vollkommenheit vor dem Angesicht Gottes. Hingegen bemüht sich die Anorektikerin unserer Tage um Vollkommenheit im Sinne des gesellschaftlichen Schönheitsideals, nicht um Schönheit der Seele.

Obwohl Katharina von Siena und Karen Carpenter auch etwas gemeinsam haben – nämlich den Einsatz von Nahrung als Symbolsprache –, wäre es verfehlt, die erste als Anorektikerin oder die zweite als Heilige zu bezeichnen. Nennt man Frauen, die vor der Neuzeit lebten, anorektisch, übersieht man dabei den Umstand, daß sich das Leben von Frauen im Laufe der Jahrhunderte verändert hat, und vernachlässigt die besondere Bedeutung des Eucharistiekults und der Askese als eine Form der Buße, wie sie damals gelebt und wahrgenommen wurde. Wenn man darauf besteht, daß die heiligen Frauen im Mittelalter an Anorexia nervosa litten, reduziert man ein komplexes menschliches Verhalten auf einen schlichten biomedizinischen Prozeß (und ganz sicherlich werden dabei wichtige Unterschiede in der Entstehungsgeschichte der Anorexie außer acht gelassen). Diese beiden Phänomene miteinander zu vermischen, hieße den kulturellen Kontext ignorieren und eine Heilige mit einer Patientin gleichsetzen.

Haben wir erst einmal die besondere Bedeutung der Anorexia mirabilis verstanden, können wir folgendes feststellen: Die moderne Anorektikerin gehört zu einer langen Reihe von Frauen, die ihre Symbolsprache auf Nahrung und ihren Körper aufbauten. Obwohl sich im weiblichen Fasten einige wichtige biomedizinische Kontinuitäten ausmachen lassen, sind die Anorexia mirabilis und die Anorexia nervosa keineswegs miteinander identisch.

Wundermädchen

Infolge des Niedergangs der mittelalterlichen Kultur, der Reformation und der Bemühungen der Reformatoren, traditionelle Praktiken wie die Heiligenverehrung abzuschaffen, wurden fastende Frauen im 17. und 18. Jahrhundert immer seltener. Zur Zeit der Reformation galt lange Nahrungsabstinenz sogar eher als Werk des Teufels (nicht als das Gottes), und die Fastenden wurden als Opfer satanischer Täuschung oder sogar als Besessene gesehen. In der Zeit nach dem Mittelalter waren strenge asketische Praktiken und Akte autonomer weiblicher Frömmigkeit unerwünscht – zum Beispiel langes Fasten oder die wunderbare Vermehrung von Lebensmitteln – und wurden von männlichen Klerikern mit Argwohn beobachtet.[7] Der Verzicht auf Nahrung, einst als Form einer weiblichen Heiligkeit betrachtet, geriet nun zunehmend in den Ruf der Ketzerei oder galt sogar als Zeichen von Wahnsinn.

Allerdings verschwanden der mittelalterliche Glaube und Aberglaube nicht über Nacht von der Bildfläche. Vielmehr gingen Wunderfasten und protestantische Bilderstürmerei eine Koexistenz ein, die bis in die Moderne hinein fortdauerte. Historischen Quellen läßt sich entnehmen, daß es auch zwischen dem 16. und dem 19. Jahrhundert noch Frauen gab, die ihrer Umwelt vermittelten, daß sie nicht zu essen brauchten. Diese kulturelle Fiktion verlieh einigen Frauen sehr viel Macht, rückte sie ins Licht der Öffentlichkeit, und in manchen Fällen schlugen die Betreffenden sogar Profit daraus.[8]

Am Anfang der Moderne kamen die Berichte über fastende Wundermädchen – die sich meist ähnelten wie ein Ei dem anderen – zum Großteil aus Kontinental-Europa, wo der Katholizismus seine traditionelle Vorherrschaft behalten hatte. Die meisten dieser Frauen waren jung und stammten aus bescheidenen Verhältnissen, Eigenschaften also, die ihre Nahrungsverweigerung noch eigenartiger erscheinen ließen.[9] Alle behaupteten sie, keine normale irdische Nahrung zu sich zu nehmen. Falls sie doch etwas aßen, dann nur leichte Kleinigkeiten. Eines dieser fastenden Mädchen »aß mittags eine Rose und abends eine Tulpe«; eine andere spülte sich nur den Mund mit Schnaps, und von einer dritten hieß es, sie ernähre sich nur über ihren Geruchssinn, indem sie »den Duft einer Rose« einatmete. Durch diese symbolische Diät unterstrichen die Mädchen ihre Reinheit.[10]

Allerdings warf die Behauptung einer Frau, daß sie für lange Zeitspannen oder gar ständig auf Nahrung verzichtete, damals bereits Fragen auf. Wenn ein Mädchen beteuerte, sie brauche nicht zu essen, mußte diese Aussage auf ihren Wahrheitsgehalt hin überprüft werden. Zuerst einmal deswegen, weil die Möglichkeit eines Wunders bestand (oder gar der Teufel seine Hand im Spiel haben konnte), und zweitens, da die Fasterin autonomes Verhalten oder »radikale Heiligkeit« an den Tag legte – in der streng hierarchisch gegliederten Gesellschaft der frühen Moderne eine gefährliche Vorstellung. Deswegen wurden die Wundermädchen Tag und Nacht überwacht, und das nicht nur von Geistlichen, sondern auch von Staatsbeamten, Ärzten, Herzögen, Bischöfen und sogar Königen.

Während dieser Überwachungen wurden sowohl der Charakter als auch der Körper des Mädchens einer strengen Prüfung unterzogen. Meist setzte man dem »Wundermädchen« verführerische Speisen vor. Im Jahre 1599 zum Beispiel brachte man Eva Fleigen, »die Fastende von Meurs«, in den prächtigen Garten eines ortsansässigen Adeligen, wo man sie verleitete, köstliches Obst von einem Baum zu kosten. Doch sobald Fleigen eine Kirsche gepflückt, diese in den Mund gesteckt und heruntergeschluckt hatte, wurde sie schwer krank und entrann nur knapp dem Tode. In den Berichten aus dem 17. Jahrhundert geht es zunehmend um Authentizität, was offenbar die damalige Realität wiederspiegelte. Im Deutschland des 16. Jahrhunderts drohte einem fastenden Mädchen, das beim Essen ertappt wurde, sogar die Todesstrafe.[12]

Als sich die Buchdruckkunst im Europa des 16. und 17. Jahrhunderts zunehmend durchsetzte, wurden in England Berichte über Fälle von inedia prodigiosa und Anorexia mirabilis in Kontinental-Europa veröffentlicht, die Klerikern, Medizinern und Beamten Stoff für heftige Diskussionen lieferten. Sie entfachten selbst bei bilderstürmerischen Protestanten ein Interesse an der Nahrungsabstinenz und ihrer Bedeutung.

Auch im Volk gingen bis in das 18. Jahrhundert viele Geschichten von wundersamen fastenden Frauen um – sowohl in katholischen als auch in protestantischen Ländern. Diese Geschichten waren eher religiös als theologisch motiviert, da sie sich zwar stets auf die göttliche Gnade beriefen, aber wenig Unterschied zwischen katholischer und protestantischer Doktrin machten. Alle diese Geschichten basierten auf dem gleichen narrativen Grundmuster: Obwohl die Fastende über lange Zeiträume hinweg – manchmal Wochen, manchmal Jahre – keine Nahrung zu sich nahm, blieb sie am Leben. Ein Dasein ohne Nahrungszufuhr war das Wunder, um das sich diese Geschichten drehten. Protestantische und katholische Chronisten schlossen ihre Erzählung mit Sätzen wie: Das Mädchen »lebt durch die einzigartige, reine und unbegreifliche Gnade des allmächtigen Gottes« oder »auch wenn es den menschlichen Verstand übersteigt, ernährt uns Gottes Gnade von innen«.[13]

Allerdings riefen im 17. Jahrhundert Fälle von langandauernder Nahrungsverweigerung allmählich eher Skepsis als Bewunderung hervor. Im

Jahre 1600 beobachtete der französische Arzt Jacob Viverius den Fall der Jane Balan, der vierzehnjährigen Tochter eines Schlossers, die behauptete, seit fast drei Jahren »weder Speis noch Trank« zu sich genommen zu haben. Der Fall muß sehr bekannt gewesen sein, denn der König (wahrscheinlich Heinrich IV.) schickte sogar seinen »besten und obersten« Arzt, um das Mädchen zu untersuchen und um festzustellen, ob die Abstinenz »auf Betrug oder Wahrheit« beruhe. Zu dieser Zeit wurden außer den Klerikern auch Ärzte als die geeigneten Personen betrachtet, einschlägige Fälle zu beurteilen. Diese neue Tendenz in der Frage, wer nun der Fachmann für fastende Frauen war, markiert den Anfang eines langen historischen Prozesses der Medikalisierung menschlichen Verhaltens.

Der Arzt Viverius interessierte sich zwar auch für die Anatomie des Mädchens; allerdings war es besonders sein Bestreben, die Ausscheidung von Kot oder Urin nachzuweisen – den Beweis dafür, daß Balan gegessen oder getrunken haben mußte. Als Viverius nicht fündig wurde (»Ihre Scham wurde gesäubert, doch nichts fiel heraus.«), schloß er daraus, daß Balan ein »Wundermädchen« sein mußte, das nur durch die Allmacht Gottes am Leben blieb.[14]

Auch wenn Viverius davon ausging, daß die Anorexia mirabilis übernatürliche Gründe hatte, gab es im 17. Jahrhundert doch viele, die diese Ansicht nicht teilten. 1668 berichtete Thomas Hobbes – bekannt als Autor des *Leviathan* –, er sei in Over Haddon einer jungen Frau begegnet, die so mager gewesen sei, daß ihr »Bauch die Wirbelsäule berührt«. Grund dafür sei, daß sie vor sechs Monaten den Appetit verloren habe. Da sie sich weigerte, etwas anderes als Wasser zu sich zu nehmen und nur hin und wieder ihre Lippen mit einer Feder berührte, fragte Hobbes sich selbstverständlich, wie sie dabei am Leben blieb. Im Bemühen, sich ein Urteil über ihre Behauptung zu bilden, suchte er wie viele andere frühe Rationalisten seiner Zeit nach einem sichtbaren Phänomen – der Ausscheidung nicht-verdaulicher Stoffe. Allerdings blieben viele Einzelheiten des Falls aufgrund der gesellschaftlichen Konvention von Sitte und Anstand im Verborgenen. Hobbes schrieb: »Um wirklich sicherzugehen, wären noch viele Untersuchungen vonnöten, die beim besten Willen nicht von einem Mann vorgenommen werden können – nämlich, ob es zu einer Ausscheidung von Exkrementen kommt oder nicht.«[15] Anders als Viverius bezeichnete Hobbes das Mädchen als »offensichtlich krank«, obwohl das, was sie sagte, »in höchstem Maße verklärt« war und viele Menschen am Ort sie als eine Art Heilige betrachteten.

Im Laufe des 17. Jahrhunderts wurde die Lebensmittelabstinenz zunehmend auf organische Ursachen zurückgeführt und als Krankheit angesehen. So begriff man Appetitlosigkeit als allgemeines Krankheitssymptom, nicht mehr als Zeichen übernatürlicher Einflüsse. Allerdings lag die Beweislast bei den Skeptikern, die eines von beidem zu belegen hatten: Entweder gab es eine medizinische Erklärung dafür, warum es die Fastenden so lange ohne Nahrung aushielten, oder ihre Abstinenz war nichts weiter als Betrug.

Eine Betrachtung der Debatte um den Fall der Martha Taylor, die als »Fräulein aus Derbyshire« in die Geschichte einging, zeigt, daß man damals bereits skeptischer an Nahrungsmittelabstinenz heranging und sie eingehender untersuchte. In den Jahren 1668 und 1669 wurden Geistliche und Ärzte auf Martha, eine junge Frau aus »ärmlichen« Verhältnissen, aufmerksam, weil sie angeblich keine Nahrung zu sich nahm, »abgesehen von einigen Tropfen des Sirups gekochter Trockenpflaumen, Zuckerwasser und dem Saft einer gerösteten Rosine«. Obwohl sie nur wenig schlief, hieß es, sie sei von »frischer lebhafter Art gewesen«. Allerdings befand sich ihr Körper in einem beklagenswerten Zustand: Sie war abgemagert bis »zum grausigen Aussehen eines Skeletts«; ihr Unterleib war gelähmt (»schlaff und bewegungsunfähig«), und ihre Haut war ausgetrocknet und mit einem »entzündlichen, schuppigen Schorf« bedeckt. Da Martha Taylor ans Bett gefesselt war, wurde sie von ihrer Mutter mit Milch gewaschen.

Viele Menschen kamen, um Martha Taylors armseliges Zuhause in dem Dorf Bakewell zu besuchen und um die junge Frau zu sehen, die angeblich lebte, ohne zu essen. In den Jahren 1668 und 1669 wurden zwei Pamphlete veröffentlicht, die Marthas Geschichte erzählten und sie als »Weltwunder« bezeichneten, ein Wunder, das Gott getan habe, um die Sünder zu ermahnen.[16] Da diese Ansicht so populär war, verfaßte John Reynolds, ein Protestant, der auch Verbindungen zur Londoner *Royal Society of Physicians* unterhielt, eine Widerlegung, die heute als gutes Beispiel für den Stil und die Argumentationsweise des medizinischen Rationalismus im 17. Jahrhundert gelten kann. Reynolds *Discourse on Prodigious Abstinence* belegt, welche Spannungen zwischen den verschiedenen Vertretern einer magischen, religiösen oder wissenschaftlichen Auslegung des Fastens herrschten.[17]

John Reynold benutzte Martha Taylors eigene Sichtweise – das, was er mit »sie gibt nicht vor, erleuchtet zu sein« beschrieb – als Ausgangsbasis seiner Argumentation. Zuerst stellte er fest, daß Taylor erst vor kurzem gelernt habe, die Bibel zu lesen. Außerdem habe sie sich nicht ausdrücklich auf übernatürliche Kräfte berufen, obwohl viele Geistliche, die sie an ihrem Krankenbett besuchten, versucht hatten, sie mit Geschichten von »heiligen Mysterien« zu beeinflussen. Reynold lobte das Mädchen, da es diesen Besuchern nicht auf den Leim ging: Sie heuchelte »keine Verzückung« und betrachtete sich selbst nicht als »Wundermädchen« oder

Heilige. Da er überzeugt war, daß es mit der Appetitlosigkeit des Mädchens eine organische Bewandtnis hatte, plädierte er vehement dafür, die Hungerkünstler für immer aus ihrem »übernatürlichen Asyl« zu vertreiben.

Zuerst griff Reynolds die »Wunderhändler« an, diejenigen, die glaubten, Martha Taylor werde von Engeln, Feen oder guten Geistern ernährt.[18] Er stellte unmißverständlich fest, daß »solch eine Wohltat noch keinem bekannten Heiligen zuteil worden sei«. Tatsächlich war es die Anonymität der Wundermädchen und ihr Mangel an Vergeistigung, die Reynolds zu der Feststellung veranlaßten, diese jungen Frauen seien wohl kaum die geeigneten Empfängerinnen der übernatürlichen Gaben Gottes. Außerdem stellte sich noch die Frage, ob Feennahrung sichtbar oder unsichtbar war. War die Nahrung sichtbar, hätte man sie entweder »zur Vordertür eintreten« oder als »Exkrement zur Hintertür austreten« sehen müssen. War sie aber unsichtbar, »eignet sie sich nicht für unseren Körper« und hätte keinen Nährwert, weswegen man es als Wunder betrachten müsse, wenn jemand davon lebte. So schloß Reynolds den argumentativen Kreis und kehrte zu seiner Kernfrage zurück: Warum sollten gerade junge Frauen aus bescheidenen Verhältnissen und mit geringen Fähigkeiten zum Objekt göttlicher Wunder werden?

Reynolds zweiter Angriff richtete sich gegen diejenigen, die böse Geister statt Feen für die Ernährung der Fastenden verantwortlich machten. Diese Ansicht wurde unter anderem von dem amerikanischen puritanischen Geistlichen und Wissenschaftler Cotton Mather (1663-1728) vertreten. In Reynolds Augen unterstellte man Martha Taylor, daß sie ein schlechter Mensch sei, wenn man sie mit teuflischen Mächten in Verbindung brachte, und das entspräche nicht der Wahrheit. Es gebe keine »Spur einer solchen Besessenheit« in der Geschichte der Martha Taylor, schrieb Reynolds. Dann argumentierte er, der Satan jage »in größeren Gefilden« und würde sich wohl kaum mit einem einfachen Mädchen vom Lande begnügen. »Es wäre seltsam«, meinte er, »wenn der Teufel so bescheiden geworden wäre, sich mit einer so geringen Beute zufrieden zu geben.«

Reynolds erteilte sowohl der Dämonologie als auch dem christlichen Wunder als Erklärungsansätzen im Fall Taylor eine Abfuhr. Allerdings verurteilte er die biblischen Zeugnisse über das Fasten nicht in Bausch und Bogen. Statt dessen betonte er, daß man Unterscheidungen treffen müsse: »Es ist wahr, daß das Fasten von Moses, Elias und des fleischgewordenen Wortes Wunder waren. Möglicherweise gibt es noch andere; trotzdem verstehe ich nicht, warum wir jeden solchen Fall als Wunder betrachten sollen.« Zwischen den Fällen in der Bibel und dem Taylor-Fall gebe es zwei wichtige Unterschiede. Zuerst verfolge das Fasten in der Bibel einen Sinn, während Martha Taylors Verhalten vollkommen ziellos zu sein schien. »Sicherlich wird der unendlich weise Schöpfer nicht vergebens tätig«, schrieb Reynolds. »Also würden Abstinente (wie Taylor), wenn sie denn Wunder sind, eine zurückgewiesene Doktrin bestätigen oder einen Fehler richtigstellen.« »Zweitens«, so argumentierte Reynolds, »fügten unser gesegneter Messias und seine prodromi (Jünger) ihrer Gesundheit nicht den geringsten Schaden zu«, während Martha Taylor abmagerte und krank wurde.

Die wissenschaftliche Erklärung von Taylors langer Nahrungsverweigerung, die Reynolds am meisten zusagte, war die Fermentationstheorie. Diese relativ neue Theorie über das Zustandekommen von Gesundheit und Krankheit war erst zehn Jahre zuvor von Thomas Willis (1621-1675), einem Schüler von Sir William Harvey (1578-1675), veröffentlicht worden.[19] Reynold stützte seine Argumentation auf physiologische Veränderungen, die durch »Gärung in den Samenleitern« verursacht werde; eine Anerkennung der Tatsache also, daß in den Eierstöcken einer jungen Frau im Laufe der Entwicklung zur Geschlechtsreife Veränderungen stattfinden. In *Of Fermentation of the Inorganical Motion* (1659) schreibt Willis, die Samengefäße und die Fortpflanzungsorgane seien – wie auch andere wichtige Organe – mit gärenden Teilchen gefüllt, die sich aus Salz, Spiritus, Schwefel, Erde und Wasser zusammensetzten. Diese Elemente gärten in den Organen wie Malz bei der Bierherstellung. So beginne das Blut zu schäumen und sich zu erhitzen. Fände bei einer Frau die Gärung der Säfte ordnungsgemäß statt, habe sie einen rosigen Teint; fehle es am Ferment oder bestehe ein Ungleichgewicht, sei die Betroffene bleich, kurzatmig und lethargisch. Blut, das zu stark vergoren sei, wie verdorbenes Bier, werde jeden Monat mit der Menstruation ausgeschieden. Beim Mann führe das Ferment in den Samenleitern zu Hitze, Körperkraft, Stimmwechsel und Bartwuchs – alles Merkmale der Geschlechtsreife.

Auf der Basis der Fermentationstheorie, in Verbindung mit der Harveyschen Vorstellung vom Blut als einer wiederverwendbaren Flüssigkeit, schloß Reynolds, daß Martha Taylor vermutlich überleben konnte, ohne zu essen. Die Fermente in ihrem Blut hätten den Vorrat an rezirkulierendem Blut angereichert, ohne daß neue Darmlymphe durch Essen und Verdauen hinzugefügt werden müsse. Außerdem nahm er an, daß ihr Körper bei einer reduzierten Ausscheidung von Exkrementen wie bei einem Hungerkünstler bereits im Blut befindliche Elemente speichere. Deswegen könne Martha ohne Nahrungszufuhr überleben, ohne dabei ein Wundermädchen sein zu müssen.

Interessanterweise sah Reynolds einen Zusammenhang zwischen der Fähigkeit, ohne Nahrungszufuhr zu leben, und der körperlichen Entwicklung weiblicher Jugendlicher. »Unsere Hypothese wird durch die Beobachtung untermauert«, schrieb er, »daß die meisten dieser Fräulein im Alter zwischen 14 und 20 Jahren abstinent werden, wenn der Same so das Blut fermentiert hat, daß es ohne die notwendige Ausscheidung vermutlich zu verschiedenen Beschwerden kommen würde.« Im 18. Jahrhundert war die weibliche Neigung zu fasten bereits in den etablierten medizinischen Kanon aufgenommen worden. Erasmus Darwin (1731-1802) stellte fest, daß Nahrungsabstinenz meist bei »jungen Damen« anzutreffen sei. In einem einflußreichen Text von Albrecht von Haller (1708-1777) heißt es: »Von den Anfängen der Medizingeschichte an kennen wir Männer, aber vor allem Frauen, die monate-, manchmal sogar jahrelang ohne Nahrung lebten.«[20] Ohne sich Reynolds Fermentationstheorie anzuschließen, waren sich viele wissenschaftliche Rationalisten dennoch darüber einig, daß hauptsächlich Frauen von der Inedia prodigiosa und der Anorexia mirabilis betroffen seien.

Ann Moores Anorexie

Um herauszufinden, ob eine Frau, die behauptete, lange Zeit ohne Nahrung ausgekommen zu sein, auch die Wahrheit sprach, mußten die Ärzte erst einmal feststellen, wie lange ein Mensch überhaupt überleben konnte, ohne zu essen. Dementsprechend widmete die wissenschaftliche Literatur im 17., 18. und 19. Jahrhundert der Nahrungsabstinenz große Aufmerksamkeit. Außerdem galt die Abstinenz auch als wichtige klinische Frage: Wie lange ein Mensch in einem Zustand extremer Unterernährung überleben konnte, hatte Auswirkungen auf die ärztliche Praxis. Zudem erforderte es der wissenschaftliche Rationalismus, daß ein Arzt medizinische Fälle aller Art sammelte und beschrieb, auf deren Grundlage besonders im 19. Jahrhundert detaillierte Nosiologien und Klassifikationen von Krankheiten erstellt wurden.

Ärzte und Wissenschaftler durchforsteten unzählige Aufzeichnungen nach Fällen langer Abstinenz und nach medizinischen Einschätzungen darüber, wie lange ein Mensch ohne Nahrung überleben konnte. Schon bei Hippokrates hieß es, ein Mensch könne bis zu sechs Tagen ohne Nahrung auskommen, und Plinius ging sogar von einer etwas längeren Zeitspanne aus. Von Demokrit dagegen sagte man, er habe vierzig Tage überlebt und in dieser Zeit nur an Honig und warmem Brot geschnuppert.[21] Da sich anhand der historischen Quellen so wenig Eindeutiges ermitteln ließ, trugen die Ärzte dieser Zeit Stück für Stück Anekdotisches zu einer Chronik menschlicher Nahrungsmittelabstinenz zusammen, die auf vielen verschiedenen Quellen basierte.

Unter anderem waren es Fälle von Schiffbrüchigen, die viele Tage lang ohne Essen und Trinken überlebt, oder von Menschen, die ohne Lebensmittelvorräte Naturkatastrophen überstanden hatten; dazu grobe ethnologische Schilderungen indischer Fakire, die sich in Trance versetzten und sich lebendig begraben ließen, und Berichte über Frauen und Mädchen aus dem Mittelalter und den Anfängen der Neuzeit – sie alle wurden in die medizinische und wissenschaftliche Literatur über Nahrungsmittelabstinenz aufgenommen.[22] Auf die Frage, wo die tatsächliche Grenze menschlicher Nahrungsmittelabstinenz lag, gab es so viele verschiedene und zum Teil unglaubliche Antworten, daß es schwierig war, die Befunde auszuwerten. Manche veranschlagten 72 Stunden als das absolute Maximum; andere gingen von einem Monat aus, solange der Betreffende Wasser zu sich nahm; und einige wenige hielten an den Geschichten von Fastenden fest, die jahrelang überlebt hätten, ohne zu essen. Zu Anfang des 17. Jahrhunderts schrieb Licetus von Padua eine Abhandlung mit dem Titel »On Those Who Can Live a Long Time Without Food«. Die verschiedenen Kapitel dieser Arbeit beschäftigen sich mit »denen, die acht Tage lang überlebten«, »denen, die einen Monat überlebten«, »denen, die von einem Jahr bis zu acht Jahren überlebten«, und »denen, die mehr als zwölf Jahre überlebten«.[23]

Die Vorsichtigsten unter den Medizinern vertraten die Ansicht, die Fähigkeit, ohne Nahrung am Leben zu bleiben, sei individuell verschieden; sie hinge von der Konstitution der betroffenen Person und auch von den Umweltbedingungen ab. Trotzdem verbrachten viele ihre Zeit damit, zu berechnen, wie viele Gramm Nahrung ein Mensch in verschiedenen Situationen nötig habe, um zu überleben. So wurde die mathematische Berechnung der Nahrungsaufnahme zum grundlegenden Bestandteil der einschlägigen Literatur.

Im 18. Jahrhundert war die Nahrungsmittelabstinenz zu einem medizinischen Problem geworden, an das man am besten mit berechenbaren empirischen Auswertungskategorien heranging: Beobachtungen rund um die Uhr, Berechnung der Nahrungsmittelzufuhr, Messen der Exkremente und Wiegen der Betroffenen. Am Fall der Ann Moore, der »Fastenden von Tutbury«, zeigt sich, wie sich das Wesen der Nahrungsmittelabstinenz im Zeichen des wissenschaftlichen und medizinischen Rationalismus veränderte. Ann wurde auch auf der anderen Seite des Atlantiks zu einer Berühmtheit; nach 1813 wurde ihre Geschichte sowohl in England als auch in den Vereinigten Staaten veröffentlicht, und ihr »Ebenbild in Wachs« stand im Columbian Museum in Boston.[24]

Die Öffentlichkeit wurde erstmals im Winter 1807 auf Ann Moores »Appetitlosigkeit« aufmerksam. Ann, Tochter eines Tagelöhners, heiratete im Alter von 27 Jahren einen gewissen James Taylor, trennte sich aber bald wieder von ihm. Innerhalb weniger Jahre bekam sie zwei nichteheliche Kinder von ihrem Arbeitgeber, in dessen Haus sie als Dienstmädchen lebte. Wenn sie gerade einmal nicht als Dienstmädchen arbeitete, ernährte sie sich und ihre Tochter Mary mit dem »Schlagen von Baumwolle« – wahrscheinlich in einem kleinen Betrieb oder in einer der großen Textilfabriken, die inzwischen bereits in ihrer Heimat, den englischen Midlands, aus dem Boden geschossen waren. Im Jahre 1807 war sie völlig verarmt und erhielt von der Gemeinde eine kleine Unterstützung.

Viele Menschen im Dörfchen Tutbury waren davon überzeugt, daß Moore trotz ihres lockeren Lebenswandels eine gute Frau war. Mitfühlenden Berichten zufolge rührte ihre Abneigung gegen Lebensmittel von ihrer Arbeit als Hausmädchen her. Ihre Aufgabe war es unter anderem gewesen, die Bettwäsche von Samuel Orange zu waschen, einem jungen Mann, der unter »skrofulösen Beschwerden« litt (wahrscheinlich waren es offene Geschwüre). »Der abscheuliche Gestank war so stark«, schrieb einer von Moores Unterstützern, »daß niemand außer Ann diese Arbeit tun wollte«. Fast ein Jahr blieb sie bei Orange und verrichtete ihre unangenehmen Pflichten. Ihr »Ekel« führte dazu, daß sie »eine Art schleimigen Auswurf erbrach, der den Absonderungen aus (Oranges) Wunden ähnelte«.[25] In einem Bericht von Benjamin Granger aus dem Jahre 1809 hieß es, Moores Nahrungsverweigerung sei auf Schluckbeschwerden und außerdem darauf zurückzuführen, daß sie nach dem Essen jedesmal unter entsetzlichen Magenschmerzen litt; manchmal sogar so heftig, daß sie sich in Krämpfen wand. Nach Dr. Granger ernährte sich Moore vor ihrer völligen Nahrungsverweigerung nur noch von Grütze oder grobem Brot; allerdings behauptete Moore selbst, die sich in die Tradition der Wundermädchen stellte, sie habe zuletzt nur noch ein paar schwarze Johannisbeeren gegessen.[26]

Die anderen Dorfbewohner waren Moore gegenüber freundlich gesinnt, weil diese ihr Fasten als Zeichen ihrer Bußfertigkeit darstellte. Sie legte ein »religiöses Gelübde« ab, beichtete, sie habe in der Vergangenheit in Sünde gelebt, bekannte sich wortreich zum Christentum und flehte Gott und den Pfarrer um Vergebung an. Während Geistliche und Ärzte Ann Moore beobachteten, unterlief dieser niemals ein Fehler – sie zeigte »kluge Frömmigkeit ... und ein außergewöhnlich großes religiöses Wissen«. Obwohl sie nicht lesen konnte, war Ann als Autodidaktin offenbar in der Lage, sich stets im richtigen Moment der Informationen zu bedienen, die sie von anderen aufgeschnappt hatte. Ihre Fähigkeit, das Richtige zu sagen oder wenigstens die richtige Antwort zu geben, »führte viele angesehene und liebenswerte Menschen zu dem Schluß, daß ihre Aussagen zu ihrem geistigen und körperlichen Zustand aufrichtig waren. Eines schien das andere zu beweisen.«[27] Moores Anhänger werteten ihr Verhalten als bescheiden und fromm und gingen davon aus, sie sei zu einem neuen Menschen geworden – eine Heilige, und nicht mehr eine Außenseiterin.

Die erste Untersuchung des Falls unter der Leitung des Arztes Robert Taylor, Mitglied des Royal College of Physicians, verlief wie ein Volksfest. Umgeben von ihren »Feinden«, wurde Ann Moore Tag und Nacht buchstäblich von allen Seiten von 117 Menschen beobachtet, die alle ihre Behauptung unterstützten. Nach den ersten achtundvierzig Stunden tauchten überall im Dorf Plakate auf, die verkündeten, daß sie bis jetzt noch keine Nahrung zu sich genommen habe. Skeptiker wurden eingeladen, »das Gegenteil zu beweisen« und »sich selbst zu überzeugen«.[28] »Ungeheure Menschenmassen« folgten der Einladung, nach Tutbury zu kommen und Ann Moore selbst zu sehen, und trugen damit auch zu ihrer finanziellen Unterstützung bei. Zunächst störte sich niemand an ihrem neugewonnenen Wohlstand, denn nun mußte die Gemeinde sie wenigstens nicht mehr finanzieren.

Moores Verhalten wurde in mindestens vier verschiedene Richtungen gedeutet: Ihr Zustand sei die Manifestation göttlicher Macht, sie habe »von Luft gelebt«, sie habe an einer Speiseröhrenerkrankung gelitten, so daß sie nicht essen konnte, und ihr Fasten sei Betrug. Allerdings bewiesen ihre Berühmtheit und die Tatsache, daß ihr Reichtum stetig wuchs, daß viele Menschen Anhänger der ersten Interpretation waren.

Erklärung Nummer zwei und drei verdienen Beachtung, weil sie den Stand der damaligen Medizin und Wissenschaft wiederspiegeln. In einem Fallbericht von 1811 hieß es, Moore habe sich von Elementen aus der Atmosphäre ernährt – besonders von Wasserstoff, den sie aus Luft und Wasser gewonnen habe. »Die Atmosphäre ist kein einfacher Stoff«, erklärte der unbekannte Autor. »Chemiker haben festgestellt, daß der Wasserstoff (in der Luft) die Grundlage tierischer Fette ist.«

Vor diesem gedanklichen Hintergrund hielt der Autor die Fermentationstheorie, wie sie von John Reynolds im Fall Taylor vertreten worden war, für keine plausible Erklärung:

Aufgrund des extrem ausgezehrten Zustands von (Ann Moores) Körper und der langen Zeit, während der sie ohne jede Nahrung war, ist es unmöglich, daß sie eine Versorgung mit lebensnotwendigen Säften aus irgendeiner inneren Quelle gewinnt. Vielmehr scheint Luft das Mittel zu sein, das sie am Leben erhält: Sie kann nicht durchhalten, ohne daß ständig ein frischer Luftstrom in ihr Zimmer gelangt, weswegen ihr Fenster immer, selbst bei kältestem Wetter, offensteht.

Also wurde Moore nach Ansicht dieses namenlosen Verfassers von etwas außerhalb ihres Körpers am Leben erhalten: »Sie gewinnt aus dem Zerfall beider Stoffe (Luft und Wasser) eine ausreichende Menge tierischer Fette, um den Körper am Leben zu erhalten.«[29]

Nach Ansicht anderer Mediziner war eine körperliche Erkrankung Ursache für Ann Moores Appetitlosigkeit. In einer bekannten, doch nicht sehr detaillierten Erörterung dieser Auffassung heißt es schlicht, es müsse etwas mit ihrer Kehle oder ihrem Magen nicht in Ordnung gewesen sein. Allerdings gingen einige Ärzte, was den Zusammenhang zwischen Appetitlosigkeit und Krankheit anbelangt, etwas genauer vor. An dieser Stelle soll noch einmal daran erinnert werden, daß Richard Morton Appetitlosigkeit schon im 17. Jahrhundert als Symptom der Schwindsucht beschrieben hatte. Nun entwickelte Erasmus Darwin eine detailliertere Typologie. Er unterteilte Frauen, die an Appetitlosigkeit litten, in drei Kategorien: Anorexia epileptica (Appetitlosigkeit, die von Krampfanfällen begleitet wird), Anorexia manicalis (Appetitlosigkeit in Zusammenhang mit Irrsinn) und Cacotosis (eine allgemeine Abneigung gegen Lebensmittel). Benjamin Granger betrachtete Ann Moore als Fall von Inedia prodigiosa, doch über die somatischen Ursachen ihres Hungerns war er sich nicht im klaren, obwohl er ähnliches schon oft gesehen hatte.

1813 – nachdem der Besucherstrom fünf Jahre lang nicht abgerissen war – forderten Beamte und Geistliche am Ort, den Fall einer »strengeren Prüfung« zu unterziehen. Trotz ihrer religiösen Beteuerungen empfand die örtliche Kirche Ann Moore nicht unbedingt als positives Phänomen, denn aus der Sicht ihrer Kritiker hielt sie einen populären (aber auf Unwissen basierenden) Wunderglauben am Leben und verspottete Wissenschaft und Behörden. Zwar war Tutbury nun auf allen Landkarten zu finden, jedoch aus den falschen Gründen. Die zweite Untersuchung des Falls wurde von Legh Richmond (1772-1827), dem bekannten Rektor von Turvey, Oxford-Absolventen und Schüler von William Wilberforce, geleitet. Begleitet vom Vikar von Ashbourne und einem Londoner Freund trat Richmond an Ann Moore heran und schlug ihr eine erneute Überwachung vor.

Nach einigen Verhandlungen über die Bedingungen stimmte Moore zu, sich einen Monat lang überwachen zu lassen. Damit hatte sie ihr eigenes Urteil gesprochen: Nach einer Woche schon war sie schwer krank, und es sah aus, als würde sie in wenigen Stunden sterben. Ihre Tochter verlangte, die Überwachung einzustellen, doch die starrsinnige Mutter bestand darauf, eine Stellungnahme zu veröffentlichen, in der sie ihre Aufrichtigkeit beteuerte: »Ich erkläre, daß ich nicht zu betrügerischen Mitteln gegriffen und daß ich in sechs Jahren, abgesehen von einmal dem Inneren einiger schwarzer Johannisbeeren, nichts zu mir genommen habe; überhaupt nichts in den letzten viereinhalb Jahren.«

Obwohl ihr Leben auf des Messers Schneide stand, wurde die Überwachung fortgesetzt; nach zehn Tagen dann erhielten die drei Männer den ersten Beweis für Moores Betrug. Einer der Beobachter entdeckte, daß Moore auf einem Laken saß, das »bis hinunter auf die Matratze« von Urin durchweicht war. Schließlich ertappte man sie, wie sie sich an einem mit Essigwasser getränkten Taschentuch labte. (Mary Moore hatte ihre Mutter am Leben erhalten, indem sie ihr besagte Taschentücher reichte und ihr durch Küsse kleine Bissen in den Mund schob.) Dann sahen die Beobachter rote Flecken auf ihrem Mieder, woran sie erkannten, daß Ann Moore eine Medizin gegen Halsschmerzen getrunken hatte. Als sie versuchte, das Kleidungsstück gegen ein anderes zu tauschen, wurde sie entdeckt.[30]

Danach wurde Moore von den Behörden gezwungen, ihren Betrug einzugestehen. Am 4. Mai 1814 unterzeichnete sie die folgende Aussage mit ihrem Daumenabdruck: »Ich, Ann Moore aus Tutbury, bitte demütig all diejenigen um Verzeihung, die ich betrogen und getäuscht habe. Zudem flehe ich auch mit ehrlichem Bedauern und voller Reue Gott um seine göttliche Gnade und Vergebung an, da ich ihn so sehr beleidigt habe. Ich erkläre in aller Aufrichtigkeit, daß ich in den vergangenen sechs Jahren gelegentlich Nahrung zu mir genommen habe.« Nachdem die Lüge von der völligen Abstinenz erst einmal aufgedeckt war, interessierte es niemanden mehr, wie Ann Moore so lange Zeit mit so wenig Nahrung hatte auskommen können. Nach dem Geständnis und dem Ende der Beobachtung ist nicht mehr viel über Moores späteres Leben bekannt; man weiß nur, daß sie irgendwann einmal im »Gefängnis« gewesen war, weil sie »in einer Herberge etwas gestohlen hatte.«[31]

Das ganze 19. Jahrhundert hindurch galt Ann Moore als Beispiel weiblicher List und Betrügerei. Jeder beschimpfte sie als Lügnerin, und in medizinischen Fachbüchern wurde sie als Beweis für die abwegige Natur angeblich religiösen Fastens aufgeführt. Sie wurde als Frau betrachtet, die das Christentum und die Wissenschaft verspottet und sich an den Geschenken frommer Menschen bereichert hatte. Diese verabscheuungswürdigen und verachtenswerten Untaten vergaß man ihr nicht so schnell.

Für den Rektor Legh Richmond hatte der Sieg über Ann Moore noch eine größere Bedeutung. Seiner Ansicht nach hatten diese wichtige Untersuchung und ihr Ergebnis der »Wissenschaft und Moral« einen großen Dienst erwiesen.[32] Hätte man Richmond weiter befragt, wäre seine Antwort sicherlich gewesen, daß Ann Moores Betrug das Ende der Anorexia mirabilis bedeutete. Was er allerdings nicht voraussehen konnte, war, wie sich eine Reihe von Abstinenzfällen zum zentralen Streitpunkt im intellektuellen und professionellen »Grenzkrieg« entwickeln würden, der in der zweiten Hälfte des 19. Jahrhunderts zwischen Klerikern und Medizinern tobte. Auf dem Weg von der Heiligen zur Patientin waren gerade die ersten Schritte getan – ihn zu vollenden, würde noch viele Kämpfe erfordern.

3.

Fastende Mädchen im Zentrum der Debatte

In den letzten drei Jahrzehnten des 19. Jahrhunderts wurde die Anorexia mirabilis wieder zum Thema der öffentlichen Diskussion. Auslöser dafür war eine Reihe von Zeitungsberichten über Frauen, die keine Nahrung zu sich nahmen. Vor allem in England und den Vereinigten Staaten wurden »fastende Mädchen« in Medizinerkreisen und auch in den Zeitungen ausführlich diskutiert, und schon 1869 merkte Charles Dickens in der Zeitschrift *All the Year Round* an, daß »man offenbar nur wenig darüber weiß, wie häufig dieses Phänomen ... in den letzten Jahren aufgetreten ist«. Weiterhin stellte Dickens fest, »fastende Frauen und Mädchen hätten weltweit für mehr Aufsehen gesorgt als fastende Männer«[1]. So verfolgte ganz New York in den 80er Jahren des letzten Jahrhunderts gespannt die Berichte über ein fastendes Mädchen, und in der *Times* hieß es: »Es ist bemerkenswert, daß es in allen Epochen nicht starke, gesunde Männer waren, die über lange Zeiträume hinweg fasteten. In den meisten Fällen handelt es sich (bei den Fastenden) um schwächliche, ausgemergelte Mädchen ... In unserer heutigen Zeit steht fast immer eines oder mehrere (der fastenden Mädchen) im Licht der Öffentlichkeit.«[2]

Der Begriff »fastendes Mädchen« wurde im Viktorianischen Zeitalter auf beiden Seiten des Atlantiks benutzt, um Fälle lang andauernder Nahrungsmittelabstinenz mit ungeklärter Ätiologie und unklaren Motiven der Betroffenen zu bezeichnen. Ganz gleich, ob es sich bei der Fastenden um eine Erwachsene oder eine Jugendliche handelte, in Medizinerkreisen nannte man sie ein fastendes Mädchen, falls sie oder ihre Familie sich an die Öffentlichkeit wandten, oder wenn sie behauptete, eine außergewöhnlich lange Zeit gefastet zu haben. Dieser Begriff wurde von manchen scherzhaft, von anderen als feste Bezeichnung verwendet. Außerdem weist der Umstand, daß diese Frauen allgemein »Mädchen« genannt wurden, darauf hin, daß man von einer hysterischen Störung ausging, denn bei Ärzten jener Zeit galten junge Mädchen als besonders anfällig für nervöse Beschwerden.

Selbstverständlich rief diese Bezeichnung auch Erinnerungen an die weibliche Askese und die Anorexia mirabilis wach, allerdings ohne diese Phänomene wirklich ernst zu nehmen. Schlug man in einem medizinischen Fachlexikon des 19. Jahrhunderts den Begriff »Anorexia mirabilis« nach, konnte man noch eine Eintragung finden, doch bereits um 1870 galt die dahinterliegende Vorstellung in Medizinerkreisen als obsolet und wurde weder in der klinischen Praxis noch im öffentlichen Fachdiskurs berücksichtigt. Trotz alledem war man sich aber noch nicht sicher, wie man zwischen den anderen möglichen Ursachen der Appetitlosigkeit differenzieren sollte. Das hatte zur Folge, daß die letzten 30 Jahre des 19. Jahrhunderts zu einer Phase des Übergangs wurden. Im Volk war der Glaube an die Existenz der Anorexia mirabilis präsent, während gleichzeitig die Erforschung der Anorexia nervosa noch in den Kinderschuhen steckte. Darin ist auch der Grund zu sehen, warum man zu dieser Zeit – zumindest in öffentlichen Diskussionen – auf den Terminus »fastendes Mädchen« zurückgriff.

Obwohl Ärzte diesem Phänomen skeptisch gegenüberstanden, nahmen viele medizinische Laien die Behauptungen der Betroffenen ernst (obwohl es doch als übertrieben betrachtet wurde, wenn jemand beteuerte, überhaupt nichts zu essen).[3] Hieß es, daß eine junge Frau nicht aß, konnte das damals ebensogut bedeuten, daß sie nur unregelmäßig Nahrung zu sich nahm, daß sie nur kleine Mengen verzehrte oder daß sie merkwürdige Eßgewohnheiten an den Tag legte. In vielen Fällen wurde der Verzehr von Obst interessanterweise ausgenommen. So behauptete eine Mutter, daß ihre Tochter seit sechs Monaten nichts gegessen habe, räumte aber ein, daß sie Stücke von Wassermelonen, Pfirsiche und Erdbeeren zu sich nahm. Das war selbstverständlich Wasser auf die Mühlen der Skeptiker, die sich daraufhin eingehend mit der Frage nach der Authentizität befaßten: »Oft wird man von den Freunden der Patientin getäuscht, die manchmal behaupten, daß diese tagelang keine Nahrung zu sich genommen habe. Allerdings lassen diese Personen außer acht, daß auch Fleischbrühe, Milch oder andere Flüssigkeiten als Nahrung bezeichnet werden müssen.«[4]

Andere, die an die Aufrichtigkeit der fastenden Mädchen glaubten, hielten »all diese Berichte für wahr wie das Evangelium und loben (diese Frauen) in den Himmel, da sie meinen, die Zeit der Wunder sei zurückgekehrt«[5]. Manchmal ermutigten die Mädchen selbst das Aufheben, das um ihre besonderen Fähigkeiten gemacht wurde, und genossen Status und Wohlstand, die ihre Berühmtheit mit sich brachte. Zudem stellte die Fiktion der vollkommenen Nahrungsmittelabstinenz für viele fromme Menschen im 19. Jahrhundert einen Weg dar, den Glauben selbst am Leben zu erhalten. Oft nahmen sich Pietisten und gläubige Katholiken der Sache eines fastenden Mädchens an; weil ihre Geschichte entweder die Tradition der Anorexia mirabilis und der christlichen Wunder wiederbelebte oder weil das Mädchen in ihren Augen den lebenden Beweis für die Unabhängigkeit der Seele vom Fleisch darstellte – im viktorianischen Zeitalter eine zentrale religiöse Frage.

In den Vereinigten Staaten des ausgehenden 19. Jahrhunderts entwickelte sich der Spiritismus zu einer bedeutsamen und einflußreichen religiösen Strömung, die letztendliche moralische Vollkommenheit durch die Heilkräfte der Geisterwelt verhieß. Die Spiritisten, die an die Möglichkeit einer direkten Kommunikation mit Verstorbenen oder körperlosen Geistern glaubten, waren oft wissenschaftsfreundlich und progressiv eingestellt. Interessanterweise waren die Anwesenden bei spiritistischen Sitzungen und auch die Medien überwiegend weiblich.[6] Für die Spiritisten in den 80er und 90er Jahren des letzten Jahrhunderts waren fastende Mädchen exemplarisch für das Bestreben, den Geist über den materiellen Körper zu erheben. Wenn man lebte, ohne zu essen, sagte man sich damit unmißverständlich von jeglicher Abhängigkeit von der materiellen Welt los. Es ist sowohl dem intellektuellen Spiritismus in den Städten als auch dem frommen Wunderglauben auf dem Land zu verdanken, daß sich fastende Mädchen im Amerika des späten 19. Jahrhunderts noch immer so großer Beliebtheit erfreuten.

Die meisten Menschen – ganz gleich, ob sie dem Phänomen der Nahrungsmittelabstinenz skeptisch oder wohlwollend gegenüberstanden – wurden neugierig, wenn sie von einem Fall langandauernder Nahrungsmittelabstinenz hörten. Immerhin rüttelten die Behauptungen der betroffenen Frauen an den Grundfesten menschlicher Existenz – nämlich, daß es ohne Nahrung kein Leben gab. In Folge daraus vertiefte die Kontroverse über die fastenden Mädchen den ideologischen Graben, der im viktorianischen Zeitalter Religion und Wissenschaft in der Frage nach dem Verhältnis zwischen Körper und Geist trennte.[7] Indem die damalige Öffentlichkeit ernsthaft erörterte, ob ein Mensch monate- oder gar jahrelang leben konnte, ohne zu essen, stellte sie die Erkenntnisse der Wissenschaft radikal in Frage. Auf einmal stand den Menschen ein Weg offen, die Naturgesetze zu leugnen und wieder eine Verbindung zur Vergangenheit zu knüpfen – die Vorstellung von Religion als wundertätiger Instanz wurde wieder lebendig. Aus diesen Gründen beteiligten sich angesehene Mediziner auf beiden Seiten des Atlantiks an der aufgeregten öffentlichen Debatte über fastende Mädchen.

Das fastende Mädchen aus Wales

Sarah Jacob, das »fastende Mädchen aus Wales«, war in den 70er Jahren des 19. Jahrhunderts jedem in England ein Begriff. Auf den Fall Jacob stützte sich die Argumentation auch hinsichtlich anderer Fälle dieser Zeit in zahlreichen öffentlichen Diskussionen. Allerdings schwang in all diesen Debatten das Andenken an Ann Moore mit, weswegen Betrug und unlautere Machenschaften zum zentralen Thema in der Bewertung von Frauen wurden, die aufgrund ihrer Nahrungsmittelabstinenz ins Licht der Öffentlichkeit gerieten.

Sarah Jacob war eines von sieben Kindern des Ehepaares Evan und Hannah Jacob, das eine Farm nahe bei Pencander in Wales betrieb.[8] Schon vor dem Einsetzen der ersten Menstruation begann Sarah im Alter von zwölf Jahren im Oktober 1867 zu fasten. Sie reduzierte ihre Nahrungsaufnahme auf »ein wenig Apfel, ungefähr so groß wie eine Tablette auf einem Teelöffel«. Nach Berichten ihrer Eltern nahm sie bald überhaupt nichts mehr zu sich. Schon bei der bloßen Erwähnung von Lebensmitteln »erregte sie sich«, und oft, »wenn man ihr etwas anbot ..., bekam sie einen Anfall«. Sarahs Vater behauptete, daß seine Tochter nach dem Dezember 1867 weder Stuhl noch Urin ausgeschieden habe. Daraufhin wurde das Mädchen vom örtlichen anglikanischen Vikar, Reverend Jones, und von Medizinern Tag und Nacht beobachtet; auch ihre Bettwäsche untersuchte man nach Spuren von Exkrementen. Doch Reverend Jones bürgte für den guten Charakter des Mädchens; sie habe die Sonntagsschule besucht, »sich nie um die Gesellschaft des anderen Geschlechts bemüht oder kokettiert«.

Obwohl Jacob in Wales auf dem Land lebte, wurde ihr Fall in Großbritannien und den Vereinigten Staaten bekannt. Im Jahre 1869 richtete Reverend Jones einen Leserbrief an den *Welshman*, der eine breite Öffentlichkeit auf das »wunderbare kleine Mädchen« aufmerksam machte, das lebte, ohne zu essen. Im Brief des Vikars hieß es, sie habe »mehr als sechs Monate lang keinen einzigen Bissen irgendeines Lebensmittels zu sich genommen«. Nachdem der Vikar angemerkt hatte, »die Mediziner bestehen immer noch darauf, daß so etwas unmöglich ist«, betonte er weiterhin, daß er fest an die Aufrichtigkeit von Sarah Jacobs Behauptung glaubte. In seinem in euphorischen Tönen gehaltenen Brief erklärte der Vikar, er für seinen Teil vertraue Sarahs Behauptungen. Den Medizinern warf er den Fehdehandschuh hin, indem er andeutete, er habe Zweifel an ihrer Auslegung von Sarahs Verhalten. Zwischen dem 22. März und dem 5. April 1869 wurde das Mädchen von zwei ortsansässigen Männern beobachtet, die sich in zwölf-Stunden-Schichten abwechselten. Von beiden

Männern hieß es, sie seien anfangs skeptisch gewesen. Doch als sie das Zuhause des Mädchens – ein strohgedecktes Bauernhaus in Carmarthenshire – verließen, erklärten sie beide, daß sie das fastende Mädchen aus Wales für echt hielten: Sarah Jacob esse in der Tat nicht.

In den Jahren 1869 und 1870 suchten Scharen von Fremden die ausgemergelte junge Frau an ihrem Krankenlager auf und brachten ihr Geschenke und Geld. Einigen Berichten zufolge führte dieser ständige Besucherstrom zu einem Aufschwung bei der örtlichen Eisenbahn. Ein Besucher beschrieb, daß die Männer und Knaben des Dorfes die Ankömmlinge am Bahnsteig begrüßt hätten; sie hätten große Mützen getragen, auf denen Papierstreifen »Hier geht's zum fastenden Mädchen« verkündeten. Das Bett der Fastenden war mit Bändern, Blumen und religiösen Büchern bedeckt und auch mit einem kleinen Kruzifix geschmückt – und das, obwohl die Familie protestantischen Glaubens war und die nahegelegene Congregational Chapel besuchte. Offenbar wurde hier ein katholisch gefärbter Ritualismus mit Geschäftstüchtigkeit verquickt: Hannah Jacob fing an, ihre Tochter in Phantasiegewänder zu hüllen und mit bunten Bändern zu schmücken. Manche Besucher kamen nur, um das Mädchen zu berühren, ihre Hände und ihr Gesicht anzufassen oder ihr die Handflächen mit Palmöl einzureiben.

Die Anwesenheit der Besucher auf der Farm verwandelte den Fall von einer Familientragödie in ein öffentliches Ereignis; eine Unmenge von intimen und drastischen Berichten entstanden, in denen Sarahs Hungern, ihre Ausscheidungen und ihre Kleidung geschildert wurden. Der Familie wurde nur insofern Aufmerksamkeit gewidmet, als es galt, ihren Ruf als ehrliche Leute zu festigen. Die Mutter war von allen Familienmitgliedern am meisten mit der täglichen Versorgung ihrer Tochter befaßt. Sie erzählte dem Reverend Jones, daß die Mediziner wahrscheinlich vom körperlichen Verfall eines so jungen Menschen beeindruckt seien, und deutete an, das Verhalten ihrer Tochter habe religiöse Gründe. Zu der weitverbreiteten Auffassung, daß Sarah an Anorexia mirabilis litt, trug schon allein die Tatsache bei, daß so viele Menschen an ihr Krankenbett pilgerten.

Trotz der volksfestartigen Ausmaße, die Sarahs Fasten angenommen hatte – oder vielleicht gerade deswegen –, wurde der Fall von angesehenen Ärzten ernsthaft diskutiert. Die meisten Mediziner erkannten, daß es sich nicht um ein neues Phänomen handelte. So teilte der Autor eines Buches über das fastende Mädchen aus Wales seinen Lesern mit: »In der Geschichte mangelt es beileibe nicht an bewiesenen Beispielen für das Fasten.« Tatsächlich beriefen sich die Ärzte ständig auf die lange Tradition religiöser Selbstkasteiung und auf diejenigen Frauen, die sich diesen Praktiken verschrieben hatten. Aber trotz dieser Tradition blieben die Mediziner skeptisch. »Vielen der Beispiele für das angebliche Wunderfasten haftet ein derartiger Beigeschmack von Aberglauben und Betrug an, daß man sich auf die einschlägigen Behauptungen nicht verlassen kann.«[9]

Allerdings war der Widerwille gegen das Aufheben, das um Jacob gemacht wurde, nur einer der Gründe, die zur professionellen Skepsis der Mediziner beitrugen. Viel schwerer als Geschäftstüchtigkeit oder katholische Untertöne wog der Argwohn gegenüber der Behauptung, daß ein Mensch ohne Nahrung auskommen konnte. Bei den meisten Ärzten im 19. Jahrhundert rief dieses Phänomen lediglich Erinnerungen an den primitiven Aberglauben längst vergangener Tage wach. Was diese Ärzte allerdings nicht bedachten, war, daß es sich bei der Behauptung totaler Nahrungsabstinenz sicherlich oft um eine hyperbolische Darstellung handelte: In ihren Augen war eine solche schlichtweg gleichbedeutend mit Betrug. Also beriefen sie sich auf Studien über den menschlichen Stoffwechsel und sträubten sich gegen die Vorstellung, daß ein Mensch mehr als einige Wochen ohne Nahrung und Wasser überstehen könne. Die Existenz des Hungerkünstlertums wurde schlechterdings abgestritten, da man weder »die Körpertemperatur (noch) die Entwicklung des Gewebes ohne Ausscheidung und Veränderung von Stoffen aufrecht erhalten kann«[10]. Aufgrund ihrer Auffassung von Ernährung und Stoffwechselprozessen hielten die Ärzte die Anorexia mirabilis für blanken Unsinn und diffamierten Sarah Jacob als Betrügerin, wobei sie sich so oft wie möglich auf Ann Moore beriefen. »Vor etwa fünfzig Jahren hat das fastende Mädchen aus Tutbury ähnliche Aufregung hervorgerufen«, erinnerte der *Lancet* seine Leser. Und in einem Leserbrief hieß es, Ann Moores Fall sei »eine vollkommene Parallele«, zu dem in Carmarthenshire.[11]

Nachdem im Sommer 1869 ein Wunderheiler versucht hatte, Sarah Jacob durch Handauflegen zu heilen, reiste Robert Fowler, Absolvent der medizinischen Fakultät in Edinburgh und Mitglied des Royal College of Surgeons, von London nach Wales, um Ferien zu machen. Eine Etappe seiner Reise war ein Besuch bei Sarah Jacob. (Fowlers Erlebnisse bildeten die Grundlage seines 1871 verfaßten Berichtes über diesen Fall.) In Gegenwart der Familie des Mädchens versuchte Fowler, Sarah Jacob zu untersuchen. Er fand sie »hübsch«, allerdings wiesen ihre unruhigen Augenbewegungen seiner Ansicht nach auf Hysterie hin. Offenbar mischte sich die Mutter mehrere Male ein und hinderte Fowler daran, mit Sarahs Untersuchung fortzufahren. Da sie noch nie Zeugin einer Untersuchung auf dem neuesten Stand der Wissenschaft gewesen war, stieß sie sich daran, daß Fowler den Körper ihrer Tochter mit Instrumenten abklopfte und ihr ein Stethoskop auf die Brust setzte. Der Arzt hingegen fühlte sich beruflich dazu verpflichtet, den Körper der Patientin so gründlich wie möglich in

Augenschein zu nehmen. Er stellte fest, daß Sarah Jacob gesund war, bemerkte zudem ein wenig subkutanes Fett und hörte ein Gurgeln im Magen, das eindeutig eine Verdauungstätigkeit anzeigte. Daraus schloß er, daß Sarah Jacob eine Hysterikerin sei, und befand, daß »kein vernünftiger Arzt versuchen würde, einen solchen Fall in der Hütte zu behandeln, in der das Mädchen wohnt.«[12] Nach Fowlers Ansicht waren die Erwachsenen, die Sarahs Behauptungen Glauben geschenkt hatten, entweder abergläubisch oder Lügner. »Es steht der Genesung des Mädchens nicht nur diametral entgegen, wenn man sie zum Gegenstand der Neugier, des Mitleids und des Profits macht«, schrieb Fowler, »sondern erschwert es dem Arzt noch zusätzlich, festzustellen, welche der Symptome auf krankhafte Verzerrung des Willens und welche auf absichtliche Täuschung zurückzuführen sind.«[13] Um die Patientin zu heilen, müsse man sie in eine dem wissenschaftlichen Arbeiten zuträglichere Umgebung verpflanzen, zum Beispiel in eine Klinik oder ein Kreiskrankenhaus, wo diejenigen, die sie in ihrem Aberglauben unterstützten, keinen Einfluß mehr auf sie ausüben könnten.

Das Tauziehen zwischen der Medizin und dem hartnäckigen Volksglauben an Wunder hatte im Fall Jacob schwerwiegende Folgen, denn die Patientin verlor durch die Notwendigkeit, einen empirischen Beweis zu erbringen, ihr Leben. Im November 1869 schickten Londoner Mediziner auf die Bitte eines Gremiums besorgter Dorfbewohner hin vier zuverlässige Krankenschwestern vom Guy's Hospital nach Wales. Sie sollten feststellen, ob Sarah Jacobs die Wahrheit sprach. Die Bedingungen der medizinischen Beobachtung wurden zwischen dem Gremium und der kooperationsbereiten Familie ausgehandelt. Dann durchsuchte man Fußboden, Zimmerdecken und Fensterbretter des Bauernhauses nach verborgenen Lebensmitteln. Außerdem wurde dafür gesorgt, daß Sarah alleine schlief, um den Zugang zu ihr zu kontrollieren.

Als die Krankenschwestern Anfang Dezember eintrafen, fanden sie ihre Patientin fröhlich und redselig vor. Sie nannte die Schwestern »nette Damen«. Eine der Krankenschwestern, Anne Jones, sprach walisisch. Auf dem Kopf des Mädchens saß ein Blumenkranz mit einem gelben Band, das ihr ins Gesicht flatterte. Über einem bestickten Nachthemd mit einer schwarzen Wolljacke trug Sarah einen weißen Wollschal, der am Hals mit einer Brosche zusammengehalten wurde. Ihr Zimmer war sorgfältig vorbereitet worden; man hatte keine Lebensmittel gefunden, abgesehen von einer alten Rübe unter dem Bett ihrer Eltern. Auf Wunsch der Eltern, die behaupteten, Sarah würde es noch schlechter gehen, wenn man sie drängte zu essen, hatte man die Schwestern angewiesen, der Patientin nichts zu geben – ganz gleich, wie sich die Situation entwickeln sollte.

Wegen der kalten und feuchten Jahreszeit saßen die Krankenschwestern an einem kleinen Feuer, in Flanellhosen und mit heißen Backsteinen an ihren Füßen, und beobachteten das Mädchen Tag und Nacht, während am Kopfende seines Bettes Kerzen flackerten. Nach 36 Stunden berichteten die Schwestern, das Nachthemd der Patientin sei mit Stuhl und Urin beschmutzt gewesen. Doch jedesmal, wenn ein Arzt kam, um nach dem Mädchen zu sehen, verweigerte ihm der Vater die Erlaubnis; der Arzt durfte weder die Zunge des Mädchens noch die unter der Bettdecke verborgenen Körperteile untersuchen. Als die Patientin nach sechs Tagen zusehends schwächer wurde, flehten die Krankenschwestern Ärzte und Familie an, das Unternehmen abzubrechen, damit Sarah wieder etwas zu sich nehmen könnte, wie sie es auch zuvor getan haben mußte. Die Mediziner stimmten zu, daß das Mädchen dringend Stärkung nötig hätte, und empfahlen eine Mischung aus Brandy und Wasser. Aber niemand konnte die Eltern dazu überreden, das Mädchen entweder zwangszuernähren oder die Beobachtung einzustellen. Als Antwort auf Dr. Fowlers Rat fragte der Vater: »Wie könnt ihr Londoner Doktoren meine Tochter wieder zum Essen bringen, ohne ein Loch in sie hineinzubohren?«[14]

Bis zum bitteren Ende klammerten sich die Eltern starrsinnig an das Versprechen, das sie Sarah gegeben hatten: Da sie von unerwünschter Nahrung »Anfälle« bekam, würden sie ihr nichts geben, solange sie nicht darum bat. Als der Hausarzt der Familie, Henry Harries Davies, ein Chirurg, dem Vater riet, die Beobachtung abzubrechen, damit lebensrettende Maßnahmen ergriffen werden könnten, wurde Evan Jacob nur wütend, da er sich zu Unrecht der Unehrlichkeit verdächtigt sah. Als Sarahs Körper am neunten Tag deutliche Symptome des nahenden Hungertodes zeigte und sie vor Kälte zitterte, steckte man ihre sechsjährige Schwester Margaret nackt zu ihr ins Bett, um sie zu wärmen. Etwa zehn Tage nach Beginn der Beobachtung, am 17. Dezember 1869, starb Sarah Jacob an Unterernährung.

In einem Leitartikel wurde dieses einer zivilisierten Gesellschaft unwürdige Ereignis scharf verurteilt: »Uns erscheint es ungeheuerlich, daß ein derartiger Vorfall im 19. Jahrhundert überhaupt möglich war.«[15] Die Mediziner hatten die ganze Zeit versucht, die Eltern davon zu überzeugen, daß sie Sarah ins Krankenhaus bringen sollten. Doch diese hatten nur beharrlich wiederholt, daß Gott sich um ihre Tochter kümmern werde. Später wurde Evan Jacob wegen unterlassener Hilfeleistung verurteilt, weil er seine Tochter nicht zum Essen gezwungen hatte. »Hätte das Mädchen im Guy's Hospital gelegen«, schrieb ein leitender Arzt in der *London Times*, »hätte man sie gefüttert, ob sie nun einverstanden gewesen wäre oder nicht; und kein Einspruch von Seiten der Eltern hätte uns davon abhalten können, lebensrettende Maßnahmen zu ergreifen.«[16] Die Herausgeber des *Lancet*, die die Ansicht vertraten, eine Heilung hätte »auf moralischem Wege erzwungen, leicht in einem Krankenhaus bewirkt« werden können, erinnerten ihre Leser aber auch daran, daß die Eltern medizinisches Fachwissen abgelehnt hätten, da sie es als »arrogantes, professionelles Vorurteil«[17] betrachteten.

Die Meinung der Mediziner

In Fachkreisen stimmte man überein, daß Sarah Jacob an durch jugendliche Hysterie verursachter Unterernährung gestorben sei. Die Gründe dafür seien in der unangemessenen öffentlichen Aufmerksamkeit und in einer religiösen Begeisterung zu suchen, wobei letztere wohl von einer »Sucht« nach religiöser Lektüre herrühre.[18] Die Erklärung, die der *Lancet* für ihren Tod fand, ist wohl typisch für die Auffassung, welche aufgeklärte Zeitgenossen zu diesem Fall vertraten:

Wenn ein kränkliches, leicht zu beeinflussendes, emotional veranlagtes und nervöses Mädchen durch religiöse Lektüre stimuliert und verwirrt wird, kommt es wahrscheinlich bald dazu, daß sie Symptome vortäuscht, bis sie selbst fast daran glaubt. Vor allem dann, wenn sie dafür noch mit einem Strom von mitleidigen Besuchern belohnt wird, und man ihrer Eitelkeit mit Aufmerksamkeiten, Blumen und bunten Bändern schmeichelt. Wir schließen aus diesem Fall, daß pervertierte Willensäußerungen, die hysterische Züge tragen, bei Kindern keineweg selten auftreten.[19]

Andere sahen noch deutlichere Zusammenhänge zwischen der Hysterie und der Entwicklung weiblicher Jugendlicher. Bei der gerichtlichen Untersuchung des Todesfalles sagte der Anwalt aus, daß Sarah Jacob im Jahre 1867 »an hysterischen Anfällen gelitten habe, wie sie bei jungen Mädchen ihres Alters nicht selten vorkommen.«[20]

Einstimmig vertraten Mediziner die Ansicht, daß junge Mädchen besonders anfällig für geistige und körperliche Krankheiten seien. Die weibliche Pubertät und das Einsetzen der Menstruation galten als Beginn einer Phase, in der schwere psychische und physische Krisen drohten; dieses Entwicklungsstadium sei erst dann als abgeschlossen zu betrachten, wenn sich der monatliche Zyklus »fest eingependelt« habe.[21]

Fowler erklärte, daß sich die Hysterie bei weiblichen Jugendlichen oft als lokale nervöse Störung manifestiere, und zwar als körperliche Beschwerden entweder im Magen oder in der Kehle. Erst ein Jahr zuvor hatte der bekannte Londoner Arzt Sir William Withey Gull (der noch im vierten Kapitel dieses Buches eine wichtige Rolle spielen wird) auf der Jahreshauptversammlung der *British Medical Association* von nervösen Magenbeschwerden bei jungen Frauen gesprochen, die sich in Appetitlosigkeit und Auszehrung »bis ins letzte Stadium« äußerten. 1868 hatte Gull diesem Zustand den Namen »hysterische Apepsie« gegeben.[22] Fowler berichtete in diesem Rahmen von seinen klinischen Erfahrungen mit einer anderen Form der lokalen nervösen Störung. Er nannte sie »Globus hystericus« – Kloß im Hals –, der auf »spastische Verkrampfungen der Speiseröhre« zurückzuführen sei. Nervösen Mädchen wie Jacob, die über Schluckbeschwerden klagten, empfahl Fowler, sich an einen Hals-Nasen-Ohren-Spezialisten zu wenden.

Die Unfähigkeit zu schlucken habe mit Sicherheit keine organischen Ursachen – die Gründe lägen vielmehr im Geisteszustand des Mädchens. »Ich gehe davon aus, daß bei einem hysterischen Mädchen, das gewohnheitsmäßig fastet und simuliert, der Versuch, etwas Eßbares zu schlucken, dieses Gefühl (den Kloß im Hals) hervorruft. Vermutlich wird die Betroffene sich daraufhin weigern zu essen; unter Umständen wird es ihr Unbehagen bereiten, in Gegenwart anderer etwas zu sich zu nehmen, und sie wird sich dagegen sträuben.« Fowler, der diesem Phänomen schon oft begegnet war, hatte seine eigene Erklärung dafür. Gegenüber der *London Times* sagte er: »Die Gerissenheit und die Täuschungsmanöver, die man bei manchen dieser jungen Mädchen antrifft, sind Medizinern wohl bekannt.« Und als ihn das Gericht fragte: »Haben Sie im Laufe Ihrer beruflichen Erfahrung festgestellt, daß diese Personen (Hysterikerinnen), besonders die Mädchen, zur Geheimnistuerei neigen?«, antwortete Dr. Fowler: »Ja, das habe ich.«[23]

Bei der Autopsie von Sarah Jacob entdeckte Fowler weitere Hinweise, die für ihn die betrügerische Natur des hysterischen Fastens belegten. In der Leiche fand sich Stuhl, der noch auf die Zeit vor der medizinischen Überwachung zurückdatierte. Außerdem bemerkte man einen eigenartigen Abdruck unter dem rechten Arm des Mädchens, etwa in der Form und Größe einer Viertelliterflasche, was vermuten ließ, daß Sarah einen – wenn auch noch so kleinen – Nahrungsmittelvorrat am Körper aufbewahrt hatte. Während ihre erschütterten Eltern immer noch beteuerten, sie habe mehr als sechsundzwanzig Monate lang weder gegessen noch getrunken, konnten die Ärzte nun das Gegenteil beweisen: Sarah Jacob überlebte nicht, ohne zu essen, denn als man ihr weniger als zwei Wochen lang die Nahrung entzogen hatte, war sie gestorben. Offensichtlich war es dem medizinischen Materialismus gelungen, die Behauptung absoluter Nahrungsmittelabstinenz zu widerlegen – aber hatten die Ärzte auch eine Erklärung für Sarahs Motive?

In Robert Fowlers Augen waren die Täuschungsmanöver eines hysterischen Mädchens Mittel, um in der Familie besondere Aufmerksamkeit zu erregen. Zusätzlich zur »krankhaften Pervertierung des Willens«, die mit der Hysterie einhergehe, fand Fowler auch noch heraus, daß die meisten jugendlichen Fastenden »nachts aßen«. Fowlers Ansicht nach war Sarah Jacob gezwungen, heimlich zu essen, um die Fiktion aufrecht zu erhalten, daß sie überhaupt nichts aß.

Allerdings unternahm Fowler nie den Versuch zu erklären, warum die Nahrungsverweigerung in der Familie Jacob so eine zentrale Bedeutung gewonnen hatte. Er nahm einfach an, ihr Verhalten habe dazu geführt, daß die Eltern ihr einerseits gut zuredeten, andererseits auf ihre Wünsche eingegangen waren. Auf diese Weise hätten Mutter und Vater die Tochter nur zur Nahrungsverweigerung ermuntert. In bestimmten Familien und in einem gewissen Umfeld – besonders unter ungebildeten Menschen – werde auf die Fähigkeit der Hysterikerin, mit kleinen Nahrungsmengen auszukommen, übertrieben reagiert, und die Betroffene werde zum Wunderkind erklärt. Die Aufmerksamkeit und das Mitleid, schrieb Fowler,

riefen in Sarah Jacobs verwirrtem Hirn bald völlig phantastische Vorstellungen hervor. Da ihre ungebildete Familie oft Erstaunen darüber äußerte, wie wenig sie in der letzten Zeit gegessen habe, wurden diese Visionen in eine morbide Richtung gelenkt und nahmen drastische Formen an. Auf ihre gelegentliche Verweigerung einer verlockend angebotenen Krankenkost folgten weitere Überredungsversuche der Eltern, Zärtlichkeiten, Nachgiebigkeit und Verwöhnen. Die daraus resultierende Befriedigung, der kindliche Stolz, weil sie den anderen Kindern gegenüber bevorzugt wurde, führte aus den gleichen Gründen zu noch häufigerer Nahrungsverweigerung. Nach und nach entwickelte sich die Fähigkeit, ohne Unwohlsein über ungewöhnlich lange Zeitspannen hinweg zu fasten.[24]

Abschließend stellte der Arzt fest, daß die »Kultivierung dieser Gewohnheit« belohnt worden sei, was zu »Simulation und Täuschung« geführt habe. Zur Zeit der zweiten Beobachtung habe sich Sarah Jacob an »der Grenze zum Wahnsinn« befunden. »Sie hatte sich in einen Geisteszustand hineingesteigert, in dem sie wirklich annahm, sie könne die vierzehn Tage ohne Nahrung überstehen ... aber sie war zu weit gegangen, so daß es kein Zurück mehr gab.«[25]

Allerdings betrachteten renommierte britische Ärzte Sarah Jacob keineswegs als spektakulären Ausnahmefall. Ein Jahrzehnt nach ihrem Tod schrieb Samuel Fenwick: »Derartige Fälle wurden bereits seit Jahrhunderten beobachtet und haben viel Stoff für Verwunderung und Aberglauben geliefert. Die Betroffenen wurden oft als »fastende Mädchen« bezeichnet. Manchmal betrachtete man sie als Menschen mit besonderen Gaben, die die Macht hatten, sich über die Notwendigkeit der Ernährung hinwegzusetzen. In anderen Fällen wiederum sah man sie als Betrügerinnen, die aus der Leichtgläubigkeit des Volkes Profit schlugen.« Als Vertreter einer wissenschaftlichen Sichtweise bemerkte Fenwick abschließend: »Eine sorgfältige Prüfung vieler dieser Fallgeschichten wird, so glaube ich, jeden unvoreingenommenen Menschen davon überzeugen, daß diese Mädchen zumindest in erster Linie Opfer einer Krankheit waren; erst wenn das Erstaunen, das ihre Abstinenz auslöste, ihre Besitzgier weckte oder ihrer Eitelkeit schmeichelte, begannen sie zu lügen, um auch weiterhin im Mittelpunkt zu stehen.«[26]

Trotz der Skepsis der Mediziner erregten in den letzten Jahrzehnten des 19. Jahrhunderts noch weitere Fälle fastender Mädchen das Interesse der britischen Öffentlichkeit. Im Jahre 1871, etwa ein Jahr nach dem Fall Jacob, bat der Bürgermeister von Preston, einer Industriestadt im Norden des Landes, den Innenminister um Erlaubnis, ein fastendes Mädchen namens Ann Riding in »eine öffentliche Anstalt einweisen zu lassen, wo sie alle Aufmerksamkeit und Hilfe bekommen (würde), die ihr besonderer Fall erfordert.«[27] Da das öffentliche Interesse an derartigen Fällen nicht nachließ, fuhren die britischen Mediziner scharfe Geschütze auf, um der Bevölkerung die richtige medizinische Deutung dieses Verhaltensmusters beizubringen: »Niemand kann für geistig gesund erklärt werden, der ohne Grund hungert und dabei sein Leben und seine Gesundheit in Gefahr bringt. Falls noch mehr Fälle ›fastender Mädchen‹ auftauchen sollten, wäre es meiner Ansicht nach am besten, wenn das Thema dem Ausschuß für Geisteskrankheiten vorgetragen würde.«[28]

Somatische Neurologie und fromme Frauen

Die wortreichsten Kritiker der fastenden Mädchen in den Vereinigten Staaten rechneten sich dem gerade erst entstehenden Zweig der Neurologie zu. Die somatischen Neurologen, deren Name von ihrer Überzeugung herrührt, daß das Rückenmark und das Nervensystem eine zentrale Rolle bei allen körperlichen Aktivitäten spielen, ebneten den Weg zur modernen Psychiatrie.[29]

In den Augen englischer und amerikanischer Neurologen stellten Appetitlosigkeit und Nahrungsverweigerung ein typisches Symptom funktionaler Nervenstörungen wie beispielsweise der Hysterie dar. Was Augenzeugen und die Betroffenen selbst, die das Fasten auf Frömmigkeit, außergewöhnliche Fähigkeiten oder Geltungsdrang zurückführten, dazu zu sagen hatten, war in den Augen der Neurologen nicht von Belang. Nach neurologischer Auffassung waren fastende Mädchen ohne jeden Zweifel Hysterikerinnen, Symbole volkstümlichen Aberglaubens und Betrügerinnen. Während der gesamten lebhaften Kontroverse über die fastenden Mädchen war den Neurologen besonders daran gelegen, der Öffentlichkeit ihre Sichtweise zu vermitteln: Auf der Grundlage der nun einmal wissenschaftlich erwiesenen Stoffwechselgesetze sei langandauernde Nahrungsabstinenz schlimmstenfalls Betrug, bestenfalls eine Krankheit.

Die Neurologen bestanden auf einer klinischen und vergleichenden Herangehensweise. Ihrer Meinung nach funktionierte der Körper des Mannes rationell auf der Basis der wissenschaftlich erwiesenen Stoffwechselgesetze.[30] Wer nicht aß, mußte sterben. Bei Frauen hingegen sei das Ergebnis nicht so leicht vorherzusehen. Ein New Yorker Neurologe schrieb:

Ich habe noch nicht festgestellt, daß diese Fähigkeit in ihrer vollen Erscheinungsform beim männlichen Menschen beobachtet worden ist. Wenn man ihm die Nahrung entzieht, stirbt er nach einigen Tagen; der genaue Zeitpunkt hängt von seiner körperlichen Verfassung ab, zum Beispiel von der Menge des Fettgewebes und seiner Kondition. Behauptet aber ein schwächliches, abgemagertes Mädchen, nichts zu essen, tauchen sofort Gutachten und Briefe von Geistlichen, Professoren und selbst Ärzten auf, die die Geschichte bestätigen. Das Element der Unmöglichkeit zählt nichts(!) gegen das bloße Wort einer solchen Frau.[31]

Demzufolge klang es in den Ohren der meisten männlichen Ärzte wie ein Ruf nach Irrationalität und nach einer eigenartigen archaischen Form weiblicher Macht, wenn eine Frau behauptete, »zu leben, ohne zu essen«. Fastende Mädchen bedrohten durch ihre bloße Existenz die Grundlagen der ideologischen und professionellen Struktur moderner Wissenschaft.

Als Konsequenz des wachsenden Interesses an fastenden Mädchen vertraten die Neurologen die Ansicht, nur die Medizin sei dazu in der Lage, menschliches Verhalten zu interpretieren. Um ihren Standpunkt darzulegen, bedienten sich die Vertreter dieses Standpunkts der New Yorker Tageszeitungen und veröffentlichten ihre Auffassung auch in Buchform. Dabei kamen sie zwar immer wieder auf die Geschichte des weiblichen Asketismus und das Phänomen Anorexia mirabilis zu sprechen, doch diese historischen Aspekte wurden stets unter der Prämisse des Aberglaubens, des Betrugs und der Geisteskrankheit abgehandelt.

Für den Arzt im viktorianischen Zeitalter stellte die Anorexia mirabilis eine Methode weiblicher religiöser Machtgewinnung dar, die mit den bestehenden Verhältnissen dieser Epoche nicht in Einklang zu bringen war. Religiöses Verhalten, besonders Akte starker persönlicher Frömmigkeit, waren suspekt. »Die Offenbarung des Geistes Gottes«, schrieb ein Arzt, sei allzu oft, »nur eine andere Bezeichnung für Epilepsie, Veitstanz, Starrkrampf, fanatische Verzückung, Hysterie oder eine andere Geisteskrankheit.«[32] Weltgewandte Neurologen legten gegenüber christlichen Wundern, intensiver religiöser Erfahrung und jedweder Irrationalität eine stark ablehnende Haltung an den Tag. Bemerkenswert erschien ihnen auch, daß es stets Frauen waren, die in diesen Bereichen starken Einfluß ausübten; ein Umstand, den die Neurologen nie zu betonen vergaßen; er floß in ihre biomedizinische Einschätzung des weiblichen Geschlechts ein. Man kann sagen, daß die religiösen Frauen des Mittelalters in den Anfangstagen der Psychiatrie dazu benutzt wurden zu beweisen, daß Frauen in stärkerem Maße anfällig für Geisteskrankheiten waren. Damit diente die Religionsgeschichte den Medizinern zur Zeit des ausgehenden 19. Jahrhunderts als Beleg für die Krankhaftigkeit weiblicher Frömmigkeit.

Als fastende Mädchen in den 70er Jahren des letzten Jahrhunderts zum öffentlichen Thema wurden, waren sowohl die alten als auch die neuen Formen weiblicher Religiosität den Medizinern ein Dorn im Auge, da ihnen daran lag, eine wissenschaftliche Deutung menschlichen Verhaltens durchzusetzen. Die Ausbreitung, die der Protestantismus nach dem Bürgerkrieg in den Vereinigten Staaten erfahren hatte, war eher den Frauen als den Männern zu verdanken. In den Jahrzehnten nach dem Krieg hatten die drei wichtigsten religiösen Strömungen – Spiritisten, Adventisten des siebten Tages und Bibelforscher – viele weibliche Mitglieder, da sie in diesen Religionsgemeinschaften auf regionaler wie auch auf landesweiter Ebene Führungspositionen einnehmen konnten. In jeder dieser Traditionen, ebenso wie bei den Methodisten, waren Frauen wichtige Vermittlerinnen von religiöser Lehre und Erfahrung.

Bezeichnenderweise stellten alle diese religiösen Strömungen die Autorität der Medizin in Frage. Der Spiritismus zweifelte an der medizinischen Definition des Todes und vertrat die Vorstellung einer separaten Existenz von Seele und Körper. Die Adventisten des siebten Tages, die sich der medizinischen Wissenschaft gegenüber offen feindselig verhielten, predigten Vollkornnahrung, Gymnastik, frische Luft und sauberes Wasser – alles Dinge, die leicht zugänglich waren und zu deren Nutzung man keiner besonderen Fachkenntnisse bedurfte. Die Bibelforscher hingegen befaßten sich eher mit den geistigen als mit den körperlichen Aspekten des Heilens und hielten Ärzte sowieso für überflüssig. Aufgrund der führenden Stellung, die Frauen in den religiösen Vereinigungen der damaligen Zeit innehatten, und auch deswegen, weil sich diese Konfessionen mit Gesundheit und Krankheit auseinandersetzten, muß man die Aussagen der Neurologen über fastende Mädchen als politische betrachten; es ging um Macht im Hinblick auf Wissenschaft, Professionalisierung und Geschlecht.

Über dieses Thema hat im 19. Jahrhundert besonders ein Mann extensiv publiziert: William Hammond (1828-1900), der ehemalige Gesundheitsminister der Vereinigten Staaten und Gründer der *New York Neurological Society*. Da Hammond mit der vagen Begrifflichkeit des Glaubens, des Aberglaubens und der spirituellen Transzendenz nicht viel anfangen konnte, benutzte er die öffentliche Diskussion über fastende Mädchen, um einen neuen medizinischen Diskurs zu entfachen. In seinem Werk *Fasting Girls: Their Physiology and Their Pathology* schrieb er: »Seltsamerweise ist die Fähigkeit, sich von der Eucharistie zu ernähren und durch teuflische Mächte dem Hungertod zu entrinnen, im Mittelalter ausgestorben; danach kamen die ›fastenden Mädchen‹, die uns immer noch mit ihren Kapriolen amüsieren.«[33] Seiner Ansicht nach handelte es sich weder bei den Heiligen noch bei den fastenden Mädchen um Wundererscheinungen. Die betroffenen Frauen seien lediglich hysterisch und benötigten ärztliche Behandlung.

Das bedeutet nicht, daß Hammond nicht religiös oder gar überzeugter Atheist gewesen wäre. Wie die meisten Ärzte seiner Schicht betrachtete er sich als liberalen Protestanten, der sich in gemäßigter Form zum Christentum bekannte; jegliche Form von Übertreibung war ihm zuwider. Er bemühte sich stets zu betonen, wie sehr er die grundlegende moralische Einstellung des Christentums respektierte, und stritt jede Religionsfeindlichkeit ab. Unmißverständlich stellte er fest: »Zwischen der reinen Wissenschaft und der reinen Religion kann es keinen Konflikt geben, denn das eine ist die Wahrheit und das andere der Glaube an die Wahrheit.« Eine falsche Religiosität, sagte er, »verzerrt die Fakten und mißdeutet Phänomene«, und habe damit »schreckliche und sinnlose Verwirrung« bei Frauen und labilen Männern angerichtet.[34]

Religiöse Verzückung sei deswegen gefährlich, weil sie die Macht besäße, emotionale und physische Veränderungen von außergewöhnlicher Tragweite zu verursachen. Hammonds Ansicht nach trug »intensive geistige Beschäftigung mit einem bestimmten Thema – meist einem, das etwas mit Religion zu tun hat« – zur Entwicklung der Hysterie bei. Er beschrieb die Hysterie als einen Zustand, in dem das Gefühlshafte als eigentlich »untergeordnete Kraft« über Verstand und Willen dominiert. Weiterhin könne – nach den Erkenntnissen der somatischen Neurologie – die religiöse Verzückung »so stark werden, daß sie in die Reaktionsfähigkeit verschiedener Körperteile eingreift oder die Elastizität der Muskeln beeinflußt.« Eine Religion, die die Emotionalität auf Kosten anderer Kräfte im Menschen betone, könne verschiedene hysterische Störungen hervorrufen; beispielsweise Starrkrampf, Hysteroepilepsie und übersteigerte Verzückung. Die Verzückung, die nach Hammonds Ansicht häufiger bei Frauen als bei Männern auftrat, sei eine »zerebrale und spinale Störung – eine Lenkung aller Ströme in eine Richtung, was alle anderen Prozesse in diesem Augenblick verhindert«[35]. Hammonds Morphologie zufolge waren fastende Mädchen als verzückt zu betrachten.

Statt die Geschichte weiblicher Spiritualität zu verschweigen oder zu ignorieren, brachte Hammond sie ans Tageslicht. Dann allerdings verwendete er sie, um eine seiner Meinung nach empirische Kritik christlicher Wunder zu erstellen und auch um geschlechtsbedingte Unterschiede zu erklären. Indem Hammond Frauen als Protagonistinnen im Reich der Wundertaten darstellte, verwies er sie in den Bereich einer obsolet gewordenen Religiosität und unterstellte ihnen eine Form der geistigen Verwirrung, die nicht mehr ins moderne 19. Jahrhundert paßte.

Die in den Zeitungen veröffentlichten Fälle fastender Mädchen boten Ärzten die Gelegenheit, sich als virtuose Diagnostiker zu beweisen, ihre Wortgewandtheit zu demonstrieren und sich als Sprecher der Wissenschaft darzustellen. In seiner medizinischen Diagnose des spirituellen Zustands religiöser Frauen äußerte Hammond, die Religion selbst sei in diesen Fällen nur sekundär. Kurz gesagt ging die somatische Neurologie davon aus, daß Frömmigkeit eigentlich gar keine Frömmigkeit war. Statt dessen betrachtete man im Zeichen der Moderne weibliche Spiritualität als eine Form der Irrationalität, die in den merkwürdigen Verknüpfungen der weiblichen Synapsen ihre Ursache habe. Aus diesem Grunde bereiteten die Behauptungen von Mollie Fancher aus Brooklyn Dr. Hammond auch besonderes Kopfzerbrechen.

Das Rätsel von Brooklyn

Der Fall Mollie Fancher bildete einen neuen Höhepunkt in der öffentlichen Debatte über fastende Mädchen; Mollie wurde in ihrer Jugend als das »Rätsel von Brooklyn« und später als erwachsene Frau als »Amerikas berühmteste Bettlägrige« bezeichnet. Obwohl der Fall Fancher viel mit dem von Sarah Jacob gemeinsam hatte, bestanden doch einige Unterschiede, was die beteiligten Personen und das intellektuelle und professionelle Klima in den Vereinigten Staaten anbelangte. Hauptperson des Dramas war ein Schulmädchen aus der Brooklyner Mittelschicht (Mollie), deren angebliche Nahrungsabstinenz mit der Zeit Teil einer beeindruckenden Palette übernatürlicher Fähigkeiten wurde; um sie scharte sich eine Gruppe betriebsamer New Yorker Neurologen (Männer wie William Hammond und George Beard), die sich öffentlich in Interviews, die in viel gelesenen Tageszeitungen veröffentlicht wurden, über Fancher und andere fastende Mädchen äußerten; weiterhin beteiligten sich religiöse Exzentriker (zum Beispiel die Spiritisten), Geistliche und weniger bekannte Ärzte an der Debatte, wobei letztere Gruppen die neurologische Interpretation des Fastens für blanken Unsinn hielten. Hinzu kam noch eine interessierte Leserschaft, die sich von der rätselhaften Beziehung zwischen Körper und Geist, wie sie im Fall Fancher zutage trat, faszinieren ließ.[36]

Mary Fancher (genannt Mollie) wurde 1848 als ältestes von fünf Kindern des Ehepaars James und Elizabeth (Crosby) Fancher in Massachusetts geboren. Noch in ihrer Kindheit zog die Familie nach Brooklyn, New York, wo ihr Vater ein bekannter Kaufmann wurde. Nachdem Mollies Mutter jung gestorben war, wurde das Mädchen von einer unverheirateten Tante, Susan Crosby, aufgezogen und besuchte das angesehene Brooklyn Heights Seminary. Den Berichten nach zu urteilen, war sie eine begabte Schülerin, dazu gutaussehend, von tadellosem Betragen und anständig gekleidet, wie es der Tochter einer ordentlichen Bürgerfamilie anstand. Nach ihrem 16. Geburtstag jedoch fing sie – wie viele junge Mädchen ihrer Zeit – an zu kränkeln. »Ihre Beschwerden nannte man nervöse Verdauungsstörungen; ihr Magen wollte die meisten Speisen nicht mehr bei sich behalten: Sie magerte ab, wurde schwächer und litt unter häufigen Ohnmachtsanfällen.«[37] Ihre Verdauungsbeschwerden nahmen offenbar solche Ausmaße an, daß sie die Schule verlassen mußte und von da an fast ständig bettlägrig war. Allerdings blieben ihre gesundheitlichen Probleme bis zu ihrem 19. Lebensjahr eine private Familienangelegenheit.

Fanchers Geschichte wurde erstmals am 7. Juni 1866 öffentlich gemacht. In einem langen Artikel mit dem Titel »Ein bemerkenswerter Fall« berichtete der *Brooklyn Eagle* von einer jungen Frau in dieser Stadt, die »vor nervöser Entkräftung« »seit sieben Wochen nichts zu sich genommen hat«.

Und was waren die Ursachen dieser nervösen Entkräftung und der Nahrungsverweigerung der noch unbekannten Kranken? Für den *Eagle* war dieser Fall nur ein weiterer Beweis für einen neuen Trend in den Vereinigten Staaten: Die meisten Amerikaner »treiben von der Wiege bis zur Bahre« durch Überarbeitung und Überreizung »Raubbau an ihren Nerven.«[38] Besonders groß sei die Gefahr der nervösen Erschöpfung für junge Menschen in der Pubertät.

Bei dem jungen Mädchen aus Brooklyn handelte es sich nach Auffassung des *Eagle* sicherlich um einen solchen Fall. Weiterhin hieß es in diesem Artikel: »Die Bücher waren ihre ganze Freude … sie vernachlässigte alles für sie, stand wegen ihrer Schwäche morgens spät auf, eilte ohne Frühstück zur Schule, weil sie befürchtete, sich zu verspäten, und dann abends, weil es sie an ihre Schularbeiten trieb, ließ sie wieder eine Mahlzeit ausfallen, auf die sie keinen Appetit verspürte.« So habe Fanchers »Lebenskraft allmählich nachgelassen«.

Da Fancher angeblich alle ihre fünf Sinne verloren hatte – Sehfähigkeit, Gehör, Tast-, Geruchs- und Geschmackssinn – brachten Vater und Tante sie zu den verschiedenen Spezialisten, die im 19. Jahrhundert verfügbar waren: angefangen bei Homöopathen (die versuchten, ihr Pillen und Tränke durch die »fast völlig verschlossene Kehle« zu verabreichen) bis hin zu Hydropathen (die das Mädchen mit kaltem Wasser übergossen und ihr die Wirbelsäule vereisten) und einem Allopathen (der ihr Nahrung und Nährlösungen unter die Nagelhäute schob).[39]

Fancher überließ sich allmählich der Rolle der bettlägrigen Kranken und fing an zu behaupten, sie verfüge über besondere »Kräfte«. Tatsächlich entwickelte sie sich mit Anfang 20 von einem nervösen, von Verdauungsstörungen gepeinigten Schulmädchen zu einer mit allen Fähigkeiten ausgestatteten Mystikerin und Hellseherin. Ihre Krankengeschichte besteht aus einem Sammelsurium von kuriosen körperlichen Symptomen und beeindruckenden übernatürlichen Begabungen. Beispielsweise behaupteten Fanchers Anhänger, daß das Mädchen, obwohl sie zeitweise blind gewesen sei, »ohne Einsatz der Augen« habe sehen und trotz Taubheit habe hören können; Erzählungen zufolge litt sie auch an phasenweiser Verkrümmung der Gliedmaßen. Außerdem hieß es, sie habe die genaue Uhrzeit herausfinden können, indem sie einfach mit der Hand über das Glas einer Taschenuhr fuhr; zum Lesen habe sie nur den Einband eines Buches reiben müssen. Zudem sagte Mollie, sie könne Ereignisse wie das Läuten der Feuerglocke oder ihrer Türklingel vorhersagen. Versiegelte Briefe, die man unter das Kopfkissen der Kranken legte, wurden angeblich von dieser Wort für Wort vorgelesen, und es wird berichtet, daß sie Begebenheiten und Gespräche, die sich meilenweit entfernt abspielten, mit erstaunlicher Genauigkeit wiedererzählen konnte. Zusätzlich zu ihrer Fähigkeit, Gedanken zu lesen, verfiel Fancher oft in Trance und sprach dann mit ihrer Mutter und anderen Geistern Verstorbener, die jetzt im Himmel weilten. In dem Artikel im *Eagle* stand weiter, daß Mollie Fancher ein Mensch sei, »den man wohl spirituell nennen würde«.

Obwohl Fanchers Verhalten der großen Zahl von Spiritisten, die daran glaubten, man könne durch menschliche Medien Verbindung zu den Geistern Verstorbener halten, zupaß kam, distanzierte sich die Betroffene selbst von dieser Strömung. Sie fühlte sich bei den evangelikalen Presbyterianern und Methodisten zu Hause. Im Jahre 1878 hieß es, Mollie Fancher befürchte, »auf irgendeine Weise mit Hellsehern, Wahrsagern und Spiritisten in einen Topf geworfen zu werden«. Sie nannte sich eine »ernsthafte Christin«.[40] Doch trotz ihrer Bemühungen, sich von anderen weiblichen Medien zu unterscheiden, die für ihre Dienste bezahlt wurden, versuchten ihre Kritiker ständig, sie als Mitläuferin des viktorianischen Spiritismus zu diskreditieren.

Da der Spiritismus im 19. Jahrhundert versuchte, »sich durch Wort und Tat als wissenschaftliche Unternehmung zu verkaufen«, betrachteten viele seiner Anhänger Fancher als den empirischen Beweis dafür, daß die »wissenschaftlichen Gesetze« überhaupt keine Gesetze waren. Selbstverständlich verärgerte diese Auslegung die somatischen Neurologen, die eine völlig andere Auffassung von spiritistischen Praktiken wie Somnambulismus und Trance hatten.[41] In den Augen der somatischen Neurologie handelte es sich bei diesen Phänomenen um nervöse Störungen, die auf Fehlfunktionen des Rückenmarkes beruhten. Konsequenterweise hielt auch William Hammond den Spiritismus, die Geisterbeschwörung und die Tatsache, daß Frauen aufgrund ihrer angeblichen »größeren Sensibilität« als Medium fungierten, für Unsinn. Daß Tausende den Spiritismus dennoch als legitime Form wissenschaftlicher Religionsausübung betrachteten, lag ihm jahrzehntelang im Magen. Im Jahre 1876 schrieb er ein Buch über den Zusammenhang zwischen Spiritismus und nervös bedingten Geisteskrankheiten. Aus Hammonds Sicht handelte es sich beim Spiritismus um den übelsten religiösen Humbug in der Zeit nach dem amerikanischen Bürgerkrieg.

Gegen Ende der 70er Jahre des letzten Jahrhunderts beeindruckte Fancher mit ihrer Nahrungsabstinenz die Öffentlichkeit anscheinend ebenso wie mit ihren hellseherischen Fähigkeiten. Offenbar aß sie nur sehr wenig oder überhaupt nichts. In einem Zeitraum von sechs Monaten bestand ihre größte Mahlzeit aus vier Teelöffeln Milchpunsch, zwei Teelöffeln Wein, einer kleinen Banane und einem Stück Kräcker. Obwohl zwei Brooklyner Ärzte Mollie behandelten, als sei sie ein klassischer Fall weiblicher Hysterie, und sie sogar mittels einer Magensonde zwangsernährten, weigerte sich die Patientin, normal zu essen.

Rasch wurde Fancher zu einer bekannten Persönlichkeit ihrer Zeit. Alles sprach über sie, und 14 Jahre lang behauptete sie, keine Nahrung zu sich zu nehmen. Alle wichtigen New Yorker Zeitungen widmeten ihrer angeblichen Fähigkeit zu leben, ohne zu essen, einige Aufmerksamkeit. Denn Fanchers Behauptung, sie brauche keine Nahrung, um am Leben zu bleiben, stellte im viktorianischen Weltverständnis eine Herausforderung dar, da sie die Frage nach der Beziehung zwischen Körper und Geist aufwarf, die das intellektuelle Klima im 19. Jahrhundert prägte. Fancher provozierte, weil sie – wie viele fastende Frauen vor ihr – glaubte, das Fleisch transzendieren zu können.

Besonders den somatischen Neurologen in New York City waren die Behauptungen des fastenden Mädchens aus Brooklyn ein Dorn im Auge; ihrer Ansicht nach schrie ein derart theatralisches Gehabe regelrecht nach einer angemessenen Reaktion. Also machte Hammond in der *New York Sun* einen Vorschlag: Er werde einen gedeckten Scheck über mehr als tausend Dollar in einem Umschlag auf einen Tisch in Fanchers Schlafzimmer legen. Hammond würde Fancher den Umschlag in die Hand nehmen oder ihn auf andere Weise mit ihrem Körper in Kontakt kommen lassen. Innerhalb einer halben Stunde sollte Fancher eine genaue Beschreibung des Schecks abgeben – die Nummer, das Datum, die Bank, auf die er ausgestellt war, den exakten Betrag und die Unterschrift. Fiele die Beschreibung vollständig aus, sei Hammond bereit, besagte Summe an eine wohltätige Organisation nach Fanchers Wahl zu spenden oder mit dem Geld »anderweitig nach ihren Wünschen zu verfahren«. Die Spielregeln waren verhältnismäßig einfach: Selbstverständlich dürfe der Umschlag nicht geöffnet oder aus dem Blickfeld von drei Zeugen – Hammond und zwei weiteren Mitgliedern der *New York Neurological Society* – entfernt werden.[42]

Weiterhin sagte Hammond, er werde das Wesen der modernen Wissenschaft neu überdenken, wenn sich seine Annahme als falsch herausstellen sollte. Falls Mollie Fancher »diesen Test besteht«, schrieb er, »werde ich zugeben, daß ich in meiner kritischen Haltung gegenüber Vorstellungen wie der ihren geirrt habe und daß es in der Natur eine Kraft gibt, die unserer Prüfung bedarf«. Getreu seiner empiristischen Einstellung erklärte Hammond, er werde die Summe ohne Bedauern und völlig zufriedengestellt bezahlen. Allerdings ging Fancher nicht auf Hammonds Herausforderung ein. Nach Interviews mit ihren Freunden schrieb die *Times*, daß Mollie nicht glaube, ihre Kräfte würden in der Gegenwart eines »so groben und materialistischen« Menschen wie Dr. Hammond wirksam sein.[43]

Angesichts des tragischen Endes, das der Fall Jacob genommen hatte, warf die Frage, wie man Mollie Fanchers Nahrungsmittelabstinenz überprüfen sollte, ein besonderes Problem auf. Zwei Jahre zuvor, 1876, hatte Hammond vorhergesagt, daß »es durchaus möglich wäre, die Tragödie der Sarah Jacob in New York noch einmal zu inszenieren, wenn ein hysterisches Mädchen es sich in den Kopf setzen würde«.[44] Allerdings schreckte das Hammond nicht von der Testmethode ab, die sich in Wales als tödlich erwiesen hatte. Er machte einen weiteren Vorschlag: Mitglieder der *New York Neurological Society* sollten Fancher dreißig Tage lang Tag und Nacht überwachen. Hammond versprach Fancher, ihr am Ende des Monats tausend Dollar zu geben, wenn sie keine Nahrung »aus freien Stücken« oder

»zwangsweise, um sie vor dem Hungertod zu retten«, zu sich genommen habe.

Da Hammond in der zeitgenössischen einschlägigen Literatur belesen war, war er überzeugt davon, daß er nicht verlieren konnte. Während der gesamten hitzigen öffentlichen Debatte über den Fall Fancher blieb er eingefleischter Materialist und äußerte wiederholt, daß Mollie Fancher irgend etwas zu sich nehmen mußte. Vierzehn Jahre Nahrungsmittelabstinenz seien absurd, und Fancher sei weder ein Wunder, noch verfüge sie über übernatürliche Kräfte – sie sei schlicht und einfach hysterisch.[45]

Als somatischer Neurologe interessierte sich Hammond mehr für die medizinische als für die psychologische Seite des Falls. Da er Fancher weder kennengelernt noch untersucht hatte, schloß er, daß ihr Geisteszustand durch eine Rückenmarksverletzung verursacht worden sei, die zu einer Lähmung der unteren Extremitäten geführt habe. Weitere Gründe seien eine Schädigung des Nervus sympathicus und des Gehirns. Daß Mollie sich weigerte, abgesehen von etwas Milchpunsch, Kräckern und Obst Nahrung zu sich zu nehmen, bestätigte nur Hammonds Ansicht, daß »Hysterikerinnen für relativ lange Zeitspannen ohne Nahrung auskommen«.[46] Da Fancher ans Bett gefesselt und oft ohne Bewußtsein sei, brauche sie auch weniger Nahrung, obwohl sie nicht völlig ohne überleben könne. Ausgehend von seiner Lektüre über Inanition und Stoffwechsel nahm Hammond an, ein gesunder Erwachsener könne absoluten Nahrungs- und Flüssigkeitsentzug höchstenfalls zehn Tage lang überstehen. Selbst ein bewegungslos daliegender Mensch wie Fancher brauche Nahrung, um die vitalen Funktionen aufrecht zu erhalten. In Hammonds Augen war die Vorstellung, man könne Leben und Nahrung voneinander trennen, unsinnig, und er erklärte, daß »alle Lehren der Wissenschaft und Erfahrung gegen ihre Behauptung sprechen«.[47]

Die Aussagen von medizinischen Laien

Die neurologische Erklärung zum Phänomen der fastenden Mädchen wurde nicht ohne weiteres akzeptiert. Sie rief sogar starken Widerstand und feindselige Reaktionen aus den Reihen derer hervor, die – aus welchen Gründen auch immer – anderer Ansicht waren. Einigen erschien die Auffassung der Neurologen zu apodiktisch oder zu materialistisch orientiert, weswegen Mollie Fancher eine bunte Schar von Anhängern – Protestanten, Spiritisten und Katholiken – anzog, die begierig an ihren Lippen hingen. Daß sie angeblich nichts aß und außerdem noch hellseherische Fähigkeiten besaß, machte sie zu einer Persönlichkeit des öffentlichen Lebens, und mehr als drei Jahrzehnte lang konnte sie keinen Finger rühren, ohne daß die Presse darüber berichtete. Sie starb im Februar 1916, nur acht Tage nach ihrem »Goldenen Jubiläum im Bett«, ein Anlaß, zu dem ihr selbst Präsident Woodrow Wilson brieflich gratulierte.[48]

Fanchers Integrität wurde ständig von Medizinern in Frage gestellt, die die Ansicht vertraten, sie sei entweder eine Lügnerin oder hysterisch. William Hammond beschuldigte sie ausdrücklich des Betrugs: »Ohne Zweifel ist Miss Fancher deshalb noch am Leben, weil sie etwas ißt«, und »nachts, wenn sie sich unbeobachtet glaubt, steht sie aus ihrem Bett auf und huscht behende wie eine Katze durchs Zimmer.«[49]

In Hammonds Augen war Unehrlichkeit der zentrale Charakterzug hysterischer Frauen; nur so konnte man seiner Ansicht nach langdauernde Nahrungsabstinenz rational erklären. »Viele Verzückte behaupten, nichts zu essen«, schrieb er in einem medizinischen Lehrbuch. »Es gibt hysterische Patientinnen, die angeblich monatelang ohne Nahrungs- und Flüssigkeitszufuhr überleben und sicherlich den Hungertod sterben würden, wenn sie sich nicht heimlich Nahrung zuführten.«[50] Hammond ging davon aus, daß Mollie Fancher (zu diesem Zeitpunkt dreißig Jahre alt) nicht »das erste Mädchen (war), das gelehrte und angesehene Männer getäuscht hat: ... Ich kann Ihnen Fall über Fall zitieren, in dem sie (hysterische Mädchen) Tausende hinters Licht geführt haben.« Auch weniger vehement argumentierende Skeptiker schlossen sich der Vorstellung an, daß Hysterie bei Frauen und Betrug unlösbar miteinander verbunden seien, was sie mit Beispielen aus der klinischen Praxis belegten. Dr. Meredith Clymer etwa berichtete der *Sun*, die Hysterie werde von »einer völligen Pervertierung des moralischen Urteilsvermögens« begleitet. »Ich habe mit angesehen, wie vormals gute, anständige und liebreizende junge Mädchen sich ins Gegenteil (verwandelt haben) – grob, gewöhnlich, obszön. Mit der Verschlagenheit solcher (hysterischen) Mädchen kann niemand mithalten.«[51]

Allerdings nahmen viele Bürger der Stadt, die die Familie Fancher kannten und Mollies Behauptungen Glauben schenkten, auf diese Anfeindungen hin die Fastende in Schutz. So bestritt Professor Charles E. West, Mollies ehemaliger Lehrer und Direktor ihrer Schule, den Vorwurf der Täuschung nach Kräften. West, der sich als »Mann mit gesundem Menschenverstand« und als »Physiker und Chemiker« beschrieb, der sich sein Leben lang »mit Tatsachen beschäftigt« habe, propagierte die Auffassung, Fancher sei ein medizinischer Ausnahmefall. Auf die Frage: »Sind Sie sich völlig sicher, daß Mollie Fancher Sie nicht getäuscht hat?«, antwortete er:

Ich kann mir nicht vorstellen, wie sie mich hätte täuschen sollen. Ich habe sie strengen Prüfungen unterzogen, und ich habe sie bei keiner einzigen Lüge und auch bei keinem Täuschungsversuch ertappen können. Sie ist immer ein gutes, liebes, christliches Mädchen gewesen und gehört der Kirche an. Sie ist ehrlich, wenn man überhaupt irgend jemanden als ehrlich bezeichnen kann ... Wenn ich meine Hand auf ihren Bauch lege, spüre ich ihre Wirbelsäule. Kann das Täuschung sein?[52]

Für West, der Fanchers Rückgrat sowohl im buchstäblichen als auch im übertragenen Sinne getestet hatte, war es unbegreiflich, daß sie noch lebte: »(Mollie Fancher) ist schlichtweg ein Wunder. Sie sagt, sie sei ein Wunder, und ich weiß, daß sich das so verhält. Die gesamte Wissenschaft sollte von ihr erfahren.«[53]

Im Jahre 1878 schlug Professor West vor, eine Kommission von Wissenschaftlern solle nach Brooklyn kommen, um Mollie Fancher zu untersuchen. Insbesondere nannte er den britischen Physiker John Tyndall, den britischen Anatomen Thomas Henry Huxley und den amerikanischen Zoologen Louis Agassiz. Doch sein Vorschlag wurde abgelehnt. George Beard, einer der führenden Mediziner im Bereich der Neurologie, sprach seinen Kollegen aus der Seele, als er sagte, daß die Männer, die West aufgezählt hatte, »nichts über den fraglichen Themenkreis wüßten« und daß Agassiz (der zu diesem Zeitpunkt bereits verstorben war) »voller Aberglaube gesteckt hatte«[54]. Offenbar waren sich Dr. Beard und Professor West nicht einig in der Frage, was einen Wissenschaftler ausmachte. Beard forderte eine gründliche dreimonatige Untersuchung des Fancher-Falles, die $ 1000 gekostet hätte, doch seiner Meinung nach waren Neurologen die einzigen Wissenschaftler, die in der Lage waren, die empirische Untersuchung durchzuführen:

Aussagen von Laien bringen uns keine Ergebnisse ... Wenn wir solche nicht-fachmännischen Meinungen anerkennen, kann es keine Wissenschaft geben. Will man aber wissenschaftlich arbeiten, ist der erste Schritt, alle Aussagen von Laien nicht zu beachten.[55]

Beards Feststellung weist deutlich auf eine sich herausbildende Professionalisierung hin und demonstriert gleichzeitig, wohin solche Spezialisierung führen kann. Indem er sich immer wieder auf diese Auffassung berief, brachte er mindestens so viele gegen sich auf, wie er damit gewinnen konnte. Zwar leugnete er jegliche persönlichen Antipathien, weigerte sich aber, seine Ansichten über Generalisten zu differenzieren. Gegenüber der *Sun* äußerte Beard:

Diese Ärzte in Brooklyn sind meine persönlichen Freunde; in ihrem Fachgebiet sind sie fähige Männer. Allerdings sind sie keine Experten, und ihre Meinung ist deshalb wertlos, ganz gleich wie viele von ihnen Mollie Fanchers wunderbare Leistungen bestätigt haben mögen. Der Wert von Null ist immer gleich null, und auch zweimal null ergibt null und ist deswegen nicht mehr wert; auch fünfhundertmal null wären null und völlig wertlos.[56]

Daß weder Hammond noch Beard Fancher jemals gesehen oder ein Wort mit ihr gewechselt hatten, verärgerte Menschen wie West, die bezweifelten, daß sich aus der Ferne empirische Ergebnisse gewinnen ließen. Doch schließlich zog Beard das Netz der Spezialisierung so eng, daß West fast daran erstickte: »Wissen sie (die Ärzte) alles?« fragte er. »Haben sie die Allwissenheit gepachtet?«[57]

Die Arroganz der Neurologen und der somatische Determinismus konnten nicht alle davon überzeugen, daß die Schulmedizin eine Erklärung für die fastenden Mädchen oder die Beziehung zwischen Körper und Geist wußte. Aus diesen ideologischen Gründen gab Reverend Joseph T. Dureyea, Pastor der Classon Avenue Presbyterian Church in Brooklyn, auch sein Placet zu der öffentlichen Aufmerksamkeit, die Fancher zuteil wurde: »Ich heiße es gut, wenn solche bemerkenswerten Manifestationen von Körper und Geist öffentlich gemacht werden. Sie lehren uns den existentiellen Unterschied zwischen Geist und Fleisch und auch, daß das eine über dem anderen steht.«[58] Fanchers öffentliche Erklärung im Jahre 1878 (»Es gibt nichts an mir, was sterben kann«) und die Bestätigung ihrer Freunde, daß ihr Geist bereits »von den Fesseln des Fleisches« erlöst sei, leisteten der Auffassung Vorschub, Nahrungsverweigerung und lange Abstinenz seien Ergebnis der Dualität von Körper und Geist oder einer »Störung ihres üblichen Gleichgewichtes«.[59] Selbstverständlich beriefen sich auch die Spiritisten auf Fanchers Äußerungen.

Eine weitere Sicht des Falles stammte von J. R. Buchanan, der den Lehrstuhl für Physiologie und Anthropologie am Eclectic Medical College in New York innehatte. Die eklektischen Mediziner lehnten den materialistischen Ansatz der Schulmedizin – insbesondere den somatischen Materialismus der Neurologen – ab. Buchanan zum Beispiel vertrat die Auffassung, daß »der Mensch mehr ist als eine physische Maschine«. Die Eklektiker gingen davon aus, daß sich Körper und Seele in einer »äußerst interessanten Korrelation« befanden. Allerdings seien sie beim Durchschnittsmenschen so eng miteinander verwoben, daß das Fleisch die Seele »völlig verdecke«. Trotzdem könne es in dieser Verbindung auch zu Veränderungen kommen, so daß Fleisch und Seele sich trennten – »der Körper liegt wie leblos da, während sein Lebensgeist, der in der Seele sitzt, unabhängig handelt.«[60] In den Augen der Eklektiker war es durchaus legitim, die Seele mit wissenschaftlichen Methoden zu untersuchen; Nahrung jedoch sei für die Existenz der Seele nicht unbedingt notwendig. Deswegen führten fastende Mädchen wie Mollie Fancher zu medizinisch-interpretatorischen Auseinandersetzungen zwischen Neurologen und

Eklektikern und außerdem zu Differenzen zwischen Vertretern religiöser und weltlicher Ansätze.

Letztendlich deutete Dr. Buchanan den Fall Fancher ebenso, wie es vor ihm bereits Reverend Duryea getan hatte. Allerdings betrachtete der Arzt – anders als der Reverend – Fancher weder als neues Phänomen noch als Ausnahme. Er vertrat die Meinung, daß »die Annalen der Medizin viele authentische Fälle von Nahrungsabstinenz enthalten, manche sogar über längere Zeiträume hinweg als im Fall Fancher«. Weiterhin warf er den Medizinern allgemeine Unwissenheit zum Thema Fasten vor, die er auf medizinische Engstirnigkeit und auf Zusammenhalt innerhalb des Berufsstandes zurückführte. Dabei nahm Buchanan kein Blatt vor den Mund:

(Ärzte und medizinische Hochschulen) wissen nicht mehr vom Universum der Seele als ein Maulwurf vom Weltall weiß. Fragte man einen dieser Skeptiker, der den Geist für ein Sekret des Gehirns hält, wie die Galle ein Sekret der Leber ist, nach seiner Meinung über Miss Fanchers Fall, wäre das, als bäte man einen der gelehrten Mönche aus Kolumbus' Tagen, der die Existenz der westlichen Hemisphäre leugnete, um eine Beschreibung des Klimas auf Kuba.[61]

Abgesehen davon, daß Buchanan der Schulmedizin eine fehlerhafte Beurteilung des Verhältnisses von Körper und Seele anlastete, betrachtete er sie als engstirnig, manipulativ und böswillig. In seiner Analyse spricht er den Neurologen das Recht ab, aufgrund wissenschaftlicher Objektivität Autorität für sich in Anspruch zu nehmen. Statt dessen herrsche in diesem Bereich eine völlig andere Berufsauffassung vor. Die Autoren medizinischer Fachbücher und die verschiedenen Fachrichtungen, schrieb er, »verfügen alle über ihre nicht anzuzweifelnden Dogmen. Über alles, was diesen Dogmen widerspricht, fallen sie her wie eine wilde Schar, ziehen es mit allen möglichen Mitteln – und darin sind sie nicht zimperlich – in den Schmutz und säubern dann sorgfältig die Literatur davon.« Dann, als ob er ein besonderes Beispiel vor Augen gehabt hätte, schloß er: »Die Leichtigkeit und auch der Schwung, mit denen ein geübter Professor eine unbegrenzte Menge von Aussagen, Tatsachen und auch die belegbarsten Statistiken vom Tisch wischt, kann man nur mit dem Schwung vergleichen, der in den Hufen eines lebhaften Maulesels sitzt – verzeihen Sie mir dieses krasse Beispiel, aber um einen krassen Sachverhalt darzustellen, darf man manchmal nicht zimperlich sein.«[62]

Mit dem Maulesel meinte Buchanan wahrscheinlich die New Yorker Neurologen, an deren Spitze William Hammond und George Beard standen. Erst eine Woche zuvor hatten die beiden Mediziner öffentliche Stellungnahmen zum Fall Fancher abgegeben. Hammonds Äußerung zeichnete sich besonders dadurch aus, daß er Mollie Betrug unterstellte und ihre

Anhänger gönnerhaft abkanzelte. Als die *Times* ihn fragte, wie er sich die begeisterten Aussagen angesehener Kirchenmänner und Ärzte erklärte, antwortete er: »Ach, das ist doch nicht von Bedeutung. Geistliche gehören wohl zu den leichtgläubigsten Menschen der Welt, und Ärzte, die sich nicht mit der Erforschung nervöser Erkrankungen beschäftigt haben, werden häufig von dieser Sorte Mädchen hinters Licht geführt.«[63]

Im Sommer 1881, als alle Welt nur noch von Mollie Fancher sprach, entbrannte ein heftiger Streit zwischen Eklektikern und Neurologen um das Thema Nahrungsmittelabstinenz. Als Reaktion auf eine öffentliche Herausforderung Hammonds mietete der eklektische Arzt Henry S. Tanner aus Minneapolis die Claredon Hall in New York an, wo er vierzig Tage lang – nur unterstützt durch Alkohol-Dampfbäder – fasten wollte; Besucher von außerhalb der medizinischen Gemeinde mußten 25 Cent Eintritt bezahlen. Ursprünglich hatte Tanner beabsichtigt, die Zeitbegrenzungen für menschliches Fasten für ungültig zu erklären, auf deren Grundlage die Neurologen den Fall Fancher beurteilten. (Schulmediziner, die fastenden Mädchen skeptisch gegenüberstanden, setzten meist eine numerische Grenze an – üblicherweise zwölf bis fünfzehn Tage –, die ein Mensch ohne Nahrung überstehen könne.) Tanner, der es ablehnte, menschliches Leben auf eine simple Rechenaufgabe zu reduzieren, fastete, um die Überlegenheit des Geistes über den Körper zu beweisen und zu demonstrieren, daß die Seele nicht von körperlichen Funktionen abhängig war. Zum öffentlichen Fasten entschloß er sich, weil er für Fancher in die Bresche springen wollte: Er beabsichtigte, den wissenschaftlichen Beweis zu erbringen, daß ihre Behauptungen nicht – wie die Neurologen annahmen – aus der Luft gegriffen waren.[64]

Falls Dr. Tanner sterben oder sein Ziel nicht erreichen sollte, konnten Hammond und seine Anhänger mit Fug und Recht behaupten, daß unbegrenztes Fasten ein Ding der Unmöglichkeit war, daß die historischen und religiösen Quellen auf Unwahrheiten beruhten und daß es sich bei der hysterischen Appetitlosigkeit nur um eine Täuschung handelte. Während seines bewachten vierzigtägigen Fastens nahm Tanner nur gelegentlich ein Alkohol-Dampfbad, das seine Kritiker später als Nahrung und Stimulanz bezeichneten. In den letzten Tagen seines Experiments stand der Arzt aus Minneapolis entsetzliche Leiden aus, aber er weigerte sich, etwas zu essen oder aufzugeben. Tanners Körperfunktionen in dieser letzten Phase wurden sorgfältig beobachtet, seine Ausscheidungen gemessen und gewogen. Obwohl Tanner erwartet hatte, er werde durch den Hunger prophetische Träume, Visionen oder andere »psychische Phänomene« erleben, trat nichts dergleichen ein. Als Tanner das Fasten endlich aufgab, war er lediglich geschwächt und hungrig.

Wegen der Alkohol-Dampfbäder und der »unzureichenden Natur« der Beobachtung durch »eine Meute Ärzte, von denen noch niemand gehört hat«, erkannten weder Hammond noch Beard Tanners Fasten als Erfolg an. »Kein physiologisches Prinzip von Wichtigkeit konnte aus dieser Unternehmung abgeleitet werden«, berichtete die *New York Times*.[65]

Allerdings hatte Tanner selbst eine andere Meinung von dem Ergebnis seiner »Leistung«. Er griff auf eine fehlerhaft angewendete Analogie aus dem Tierreich zurück und betonte, daß sein Fasten in der Claredon Hall die menschliche Fähigkeit bewiesen habe, in einem Zustand »ausgesetzter Lebendigkeit« zu existieren, was er mit dem Winterschlaf von Bären verglich, die in dieser Zeit weder Nahrung noch Wasser brauchten. Für Tanner bedeutete ausgesetzte Lebendigkeit, daß »der einzig eindeutige Hinweis auf den Tod der Zerfall wäre«. Daraus abgeleitet argumentierte er auf der Basis seines Fastens gegen die seiner Ansicht nach »übereilten« Beerdigungen klinisch Toter. Tatsächlich waren viele Ärzte im 19. Jahrhundert deswegen so an fastenden Mädchen interessiert, da sich bei ihnen ähnliche Symptome zeigten wie bei denen, die »hysterisch gesenkte vitale Funktionen« aufwiesen; ein Zustand also, der dem Tode ähnelte. In diesen Fällen mußte ein Arzt sehr vorsichtig sein, ehe er eine Patientin für tot erklärte, damit sie nicht irrtümlich beerdigt wurde.

In den 80er Jahren des letzten Jahrhunderts kursierten viele verschiedene medizinische Auslegungen des Fancher-Falles – sehr zum Bedauern der New Yorker Neurologen, die immer noch der Ansicht waren, daß nur diejenigen berechtigt seien, ein Urteil über denFall abzugeben, die die nervösen Erkrankungen studiert hatten. Während der gesamten 20 Jahre andauernden Kontroverse über fastende Mädchen beschäftigte sich die Schulmedizin mit den technischen Aspekten der Nahrungsmittelabstinenz, der Möglichkeit der Täuschung und der Verifizierung. Die Frage nach der Authentizität der Symptome gewann mehr Bedeutung als die Ätiologie. Die Ärzte befaßten sich nicht mit dem zentralen Problem, warum fastende Mädchen die Nahrung verweigerten (oder heimlich aßen), und auch nicht mit den Übereinstimmungen, die zwischen den Symptomen dieser Mädchen und den klinischen Berichten über eine neue Krankheit namens Anorexia nervosa bestanden. Durch ideologische Vorbehalte und eine ganze Reihe intraprofessioneller Rivalitäten wurden die Ärzte in den Vereinigten Staaten von den grundlegenden Fragen abgelenkt, die sich angesichts dieser Fälle stellten. Bis zuletzt hielten die Neurologen an der Auffassung fest, daß Nahrungsverweigerung kein Wunder, sondern eine funktionale Nervenstörung sei. Aber wie der nächste Abschnitt zeigen wird, stellte die öffentliche Kontroverse über Mollie Fancher noch keineswegs den Schlußsatz, sondern vielmehr ein erneutes Crescendo in der langen kulturellen Auseinandersetzung mit hungernden Frauen dar.

Der Schlußsatz

Noch im Jahre 1910 konnte man in populären amerikanischen Zeitungen Artikel über fastende Mädchen lesen. Die Betroffenen, die meist in Kleinstädten oder Dörfern lebten, waren an ihrem Wohnort bekannte Persönlichkeiten und zogen viele Besucher an.

Überall, wo langfristige Nahrungsverweigerung als übernatürliches Ereignis und nicht als Krankheit betrachtet wurde, hielt man auch die Existenz fastender Mädchen für möglich. Obwohl sich keine festen Regeln ausmachen lassen, stammten die fastenden Mädchen im 19. Jahrhundert doch meist nicht aus der gebildeten, weltlich eingestellten städtischen Mittelschicht. Zwar kann man die fastenden Mädchen keiner bestimmten Glaubensrichtung zuordnen, aber folgendes ist dennoch festzustellen: Sie existierten aufgrund einer weiterbestehenden Frömmigkeit in einer Welt, in der der Glaube an Mysterien immer noch lebendig war. Ihr Verhalten hing nicht so sehr von der Zugehörigkeit zu einer bestimmten Konfession ab, sondern von der Einstellung, die ihr soziales Umfeld zum Phänomen der Wunder hatte.

Überraschenderweise leisteten fastende Mädchen den antimodernistischen Tendenzen einiger protestantischer Intellektueller Vorschub – denjenigen Männern und Frauen, die sich den Episkopalen, den Anglo-Katholiken oder der High-Church Bewegung verbunden fühlten. Die Antimodernisten beobachteten die Entwicklungen in der bürgerlichen Gesellschaft des ausklingenden 19. Jahrhunderts, die Fortschrittsgläubigkeit, den wissenschaftlichen Positivismus (verkörpert durch die Neurologen) und den Individualismus mit Argwohn. Sie sehnten sich nach einer intensiven religiösen Erfahrung (Anorexia mirabilis) zurück, und die fastenden Mädchen ließen diese Tradition für sie wieder lebendig werden. Aufgrund der mystischen Aspekte und asketischen Tendenzen identifizierten sich die Antimodernisten mit der Gedankenwelt des Mittelalters und dem Katholizismus, worin sie viel mit der einfachen Frömmigkeit ungebildeter Schichten gemeinsam hatten.[66]

Dementsprechend erhielten fastende Mädchen Aufmerksamkeit von gebildeten und ungebildeten Schichten, von der Elite und den einfachen Leuten. Sie bewirkten fast immer eine Diskussion, die die Themen und Argumente früherer, bekannter Fälle wiederholte. – Daß es immer noch

Frauen gab, die behaupteten, überhaupt keine Nahrung zu sich zu nehmen, obwohl die Wissenschaft das vehement in Frage stellte, zeigt, daß sich
die medizinische Deutung der Nahrungsverweigerung nicht allgemein
durchgesetzt hatte. Ganz offensichtlich war der Wunderglaube noch
lebendig – die Medizin hatte noch nicht völlig die Oberhand gewonnen.

Um die Jahrhundertwende allerdings war die wissenschaftliche Be-
trachtungsweise der fastenden Mädchen als hysterisch bereits bis in die
ländlichen Regionen und die ärztliche Allgemeinpraxis durchgesickert. So
beschäftigte im Jahre 1886 der Tod der 21jährigen Adeline (Lina) Finch
das Dörfchen Finger Lakes bei Covert im Staate New York.[67] Finchs Nahrungsverweigerung hatte die ganze Gemeinde in Atem gehalten. Als eine
Autopsie ergab, daß die Verstorbene organisch gesund gewesen war,
schloß der Hausarzt auf freiwilliges Verhungern als Todesursache. Um
Lina Finchs Verhalten zu erklären, druckte die *Homer-Republican* eine
Analyse der *Reville* aus dem nahegelegenen Seneca Falls nach: »Aller
Wahrscheinlichkeit nach war die Ursache ihrer langen Krankheit eine geistige oder nervöse Störung.« Woraus diese »geistige oder nervöse
Störung« allerdings bestand und was sie hervorgerufen hatte, verschwieg
der unbekannte Autor aus Seneca Falls. Der Artikel weist jedoch darauf
hin, daß das Phänomen Hysterie und die Natur funktionaler nervlicher
Störungen selbst der Bevölkerung eines kleinen Dorfes ein Begriff waren,
auch wenn dieses Wissen nur auf vagen Vermutungen beruhte.

In den 1880er Jahren brachte der Fall der Kate Smulsey, des »fastenden
Mädchens aus Fort Plain«, viele der medizinischen und sozialen Fragen
wieder auf den Tisch, die bereits durch die Fälle Jacob und Fancher aufge-
worfen waren. Smulsey, eine 20jährige Näherin, wurde wegen ihrer Nahrungsverweigerung in der ganzen Gegend bekannt.

Den Artikeln in regionalen und überregionalen Zeitungen zufolge
fastete Smulsey fast ein ganzes Jahr. Die Berichte über ihre Abstinenz lockten mehr als tausend Neugierige in die »kleine, aber saubere Hütte« der
Smulseys am westlichen Rand des Dorfes Fort Plain. Die Familie und der
Hausarzt William Zoller bekamen säckeweise Briefe und Telegramme, von
denen manche sogar aus fernen Ländern wie zum Beispiel Japan kamen.

Nach Berichten in der *New York Times*, die sich in den Jahren 1884 und
1885 des Falls annahm, war Kate Smulsey 1882 erkrankt und bettlägerig
geworden. Zu diesem Zeitpunkt habe man ihre Erkrankung als eine Form
der Hysterie diagnostiziert, die mit eigenartigen, monotonen Schaukelbe-
wegungen des Körpers einherging. Dann, im März 1884, habe sie Berichten zufolge die Nahrungsaufnahme völlig eingestellt. »Die Eltern und alle
Familienmitglieder ... baten und flehten das Mädchen an, ein wenig Nahrung zu sich zu nehmen, doch vergebens.«[68] Schweigend und verstockt,

die empfindlichen Augen hinter blauen Brillengläsern verborgen, lag Kate bleich im Bett und verweigerte »die verlockendsten Bissen«. Sie verkündete, »sie könne nichts essen«. Smulsey selbst erklärte ihre Appetitlosigkeit somatisch und sagte, daß sie von Nahrung, Wasser und Gesprächen »rot anliefe und Blähungen bekäme«. Manche Nachbarn betrachteten ihr Verhalten als »wundersam« und »bemerkenswert«; andere »meinten, das Mädchen sei vom Teufel besessen«.[69]

Während des ganzen Jahres 1884 nahm die Presse eine ambivalente Haltung zum fastenden Mädchen aus Fort Plain ein. Als ob sie ihre Trümpfe noch nicht ausspielen wollten, schwankten die regionalen Blätter und die New Yorker Tageszeitungen, ob sie den Fall ernstnehmen (indem sie seriös über den Zustand der Fastenden berichteten und angesehene Ärzte zu Wort kommen ließen) oder die ganze Angelegenheit als Unsinn abtun sollten.

Für die Ärzte allerdings war die Diagnose – ganz gleich ob das Mädchen nun Aufsehen oder Belustigung hervorrief – eine ernste Angelegenheit. William Zoller, der Hausarzt, war über den Fall »verwirrt«, doch seiner Ansicht nach bestand weder der Verdacht einer Täuschung noch habe man versucht, aus der Sache Profit zu schlagen. Zoller erklärte, daß Smulsey, obwohl es »den Naturgesetzen widerspricht, daß ein Mensch ohne Nahrung lebt«, offenbar genau das tat. »Während der langen Zeit, in der (ich) diesen Fall betreute, (habe ich) nie beobachtet, daß sie einen Bissen gegessen hätte, und auch keine Anzeichen dafür entdeckt, daß sie es vielleicht getan hat.«[70] Zoller vermutete, daß Smulsey möglicherweise an Wassersucht litt; ein anderer Arzt am Ort nahm an, sie sei an einer merkwürdigen Form des Veitstanzes erkrankt, einer neurologischen Manifestation akuten rheumatischen Fiebers. Da der Fall vielerorts skeptisch betrachtet wurde und keine medizinische Klarheit darüber herrschte, was der Patientin eigentlich fehlte, schlug die Zeitung in Amsterdam im Staate New York vor, in der Gemeinde Geld zu sammeln, um eine Beobachtung durch zuverlässige Krankenschwestern zu finanzieren. So wollte man sich vergewissern, daß Kate Smulseys eigenartiges Verhalten nicht Ergebnis einer Täuschung war.

Obwohl die Beobachtung niemals stattfand, reagierten auch Ärzte, die nicht in der direkten Nachbarschaft ansässig waren, auf die drängenden Fragen der Reporter mit einer Flut von Spekulationen. Manche Ärzte reisten sogar ans Krankenbett des Mädchens; andere erstellten eine Ferndiagnose. Einer der Mediziner, der die Fahrt unternommen hatte, führte Smulseys Zustand auf eine Geschlechtskrankheit zurück: Das Mädchen litte an »Auflösungserscheinungen des Rückenmarks, einer Form der lokomotorischen Ataxie, (also) eines Zerfalls des Nervensystems«, der den

Appetit auf Nahrung und die Funktionsfähigkeit des Magens beeinträchtigt. (Lokomotorische Ataxie war der Begriff, mit dem man für gewöhnlich die Symptome der Rückenmarksschwindsucht bezeichnete – die chronische Syphilis des zentralen Nervensystems.) Ein anderer Arzt wiederum meinte, Smulsey litte an Veitstanz, einer Krankheit, die sich in unwillkürlichen, unkontrollierten Bewegungen äußert, was allerdings nicht ihre Nahrungsverweigerung erklärte. Ein Mediziner aus Albany verglich Kate Smulsey mit Sarah Jacob und untersuchte ihre Ausscheidungen. Durch Messungen ermittelte er, daß sie etwas gegessen haben mußte, und empfahl, sie in ein Krankenhaus einzuweisen, wo sie »unter liebevoller, aber strenger Aufsicht« wieder anfangen würde zu essen. J. A. Smeally, ein Arzt aus dem benachbarten Canajoharie, suchte Kate zweimal auf und schloß sich dann der professionellen Einschätzung von Robert Fowler und William Hammond an. Smulsey sei eine Hysterikerin und solle aus ihrem Zuhause entfernt werden. »Kein vernünftig denkender Mensch wird (dieser Geschichte) Glauben schenken«, sagte er. »Heutzutage scheint Humbug immer mehr in Mode zu kommen.«[71]

Smulsey starb im April 1885; bis zum Ende hielt sie daran fest, daß sie nichts aß und über besondere Fähigkeiten verfügte. Nach einigen Wochen wurde ihr Autopsiebericht veröffentlicht. An der Spitze des sechsköpfigen Ärzteteams stand Theodore Deeke, ein bekannter Pathologe. Auch zwei Reporter wurden zur Autopsie zugelassen.

Wie wichtig diese Autopsie genommen wurde, zeigt deutlich, welchen Einfluß wissenschaftliche Erklärungen menschlichen Verhaltens inzwischen gewonnen hatten. Die Mediziner hofften (und versprachen), in den Organen des toten Mädchens die Lösung des Rätsels um das »fastende Mädchen aus Fort Plain« zu finden. Statt dessen allerdings vergrößerte das Autopsieergebnis die Verwirrung nur noch. Obwohl in Deekes Bericht unmißverständlich Tuberkulose als Todesursache festgehalten ist (was vermuten läßt, daß Appetitmangel und Auszehrung auf organische Ursachen zurückzuführen waren), fand man Magen und Darm des Mädchens völlig leer vor. »Das Mädchen könnte lange Zeit von kleinen Nahrungsmengen gelebt haben«, bemerkten die Ärzte schließlich vage.[72] Eine Schlagzeile aus der Lokalzeitung spiegelt die Verwirrung um den Fall Smulsey und fastende Mädchen im allgemeinen wider: »Ist sie eine Betrügerin? Wer soll das entscheiden, wenn die Ärzte sich nicht einigen können?«

Da fastende Mädchen Objekt der allgemeinen Neugierde und den Medizinern ein Rätsel waren, ergriffen auch einige clevere Geschäftemacher die Gelegenheit beim Schopf, daraus Profit zu schlagen. So standen hinter dem Fasten der Josephine Marie Bedard, einer 17jährigen Frankokanadierin aus armen Verhältnissen, die in Lewiston, Maine, lebte, eindeutig finanzielle Interessen. Bedard, die als modernes Aschenputtel dargestellt wurde, verbrachte eine unglückliche Kindheit mit ihrem Vater, ihrer Stiefmutter und unzähligen Geschwistern. Anscheinend hielt sie direkte Verbindung mit dem Geist ihrer verstorbenen Mutter, die sie stets um Rat und Beistand bat. Zeitungsberichten zufolge hatte das unglückliche Mädchen seit sieben Jahren nichts gegessen: »Sie hatte nicht mehr Verlangen nach Nahrung, als andere Menschen danach hätten, Eisen zu kauen.« Aussagen von Anhängern aus ihrer Gemeinde bestätigten, daß sie keine feste Nahrung zu sich nahm und statt dessen nur krügeweise Wasser trank.

Im Dezember 1888 erfuhren zwei Geschäftsleute aus Boston von dem fastenden Mädchen, das in ihrer Nähe lebte. Jeder der beiden schickte einen Vertreter nach Lewiston, der dem Mädchen Geld anbieten sollte, damit sie sich in ihrem jeweiligen Etablissement zur Schau stellen ließ – dem Nickelodeon in der Court Street und dem Stone and Shaw's Museum in der Tremont Row. C. H. Webber, der schließlich Marie Bedards selbsternannter »Beschützer« wurde, beschrieb seinen Arbeitgeber als einen Mann der Wissenschaft: Er war »stets auf der Suche nach Kuriositäten und Wundern der Natur (und) spürte, daß in den Berichten (der Lewistoner Zeitung) ein Körnchen Wahrheit liegen mußte.« Bedard stellte eine glänzende Investition dar, und die beiden Geschäftsleute stritten sich schließlich vor Gericht darüber, wer nun das Vorrecht hatte, sie auszustellen. Webber, der die Bedeutung seines Protegés betonte, begriff sehr wohl, wie wichtig das Ergebnis des Rechtsstreites sein würde: »Ohne Zweifel wird (Marie) als größtes Wunder, das die Welt jemals gesehen hat, in die Annalen der Wissenschaft eingehen. Wenn die Öffentlichkeit durch einen Prozeß von ihr erfährt, wird das ihren Fall kein bißchen weniger interessant machen.«[73]

Wie die Neurologen vorausgesagt hatten, waren Profitgier und Betrug die offensichtlichen Motive im Fall Bedard. Arme und ungebildete fastende Mädchen wie Marie Bedard fielen leicht gewissenlosen Geschäftemachern zum Opfer, vor allem, wenn sie provokante Behauptungen aufstellten. (Da Bedard aus armen Verhältnissen stammte, wurde ihr vermutlich keine professionelle medizinische Behandlung zuteil, und sie wurde sicherlich keiner sorgfältigen klinischen Untersuchung unterzogen). Wenn ein Mädchen, das zwanghaft hungerte – oder nur heimlich aß – entweder von ernsthaften Anhängern, der Kirche oder cleveren Geschäftsleuten ermuntert wurde, entwickelte die Situation oft eine Eigendynamik. Die bislang unbekannte Patientin stand plötzlich im Licht der Öffentlichkeit. Selbstverständlich lag den honorigen Angehörigen der Mittelschicht nichts an einer derartigen Berühmtheit, und auch die meisten Ärzte lehnten den Rummel um die fastenden Mädchen ab.

Im ausklingenden 19. Jahrhundert verletzten fastende Mädchen – wenn sie nicht Patientinnen in ärztlicher Behandlung waren – die Regeln von Sitte und Anstand. Seit dem Fall der Ann Moore war das Fasten mit dem Ziel des finanziellen Gewinns stark in Mißkredit geraten, doch in der viktorianischen Gesellschaft waren religiöse Motive nicht weniger suspekt. Religiosität galt zunehmend als Privatangelegenheit von Familien, die sich aus freien Stücken für den Glauben entschieden hatten; in »öffentlichen Druckerzeugnissen« galt sie zunehmend als deplaziert. Infolge dieser Entwicklung wurden fastende Mädchen und auch andere Formen demonstrativer Frömmigkeit scharf verurteilt.

Das 19. Jahrhundert bildete einen Bruch in der Geschichte der hungernden Frauen, denn in dieser Zeit fand ein Wandel in der Einstellung zur Nahrungsverweigerung statt. Inzwischen wurde sie nicht mehr als Ausdruck persönlicher Frömmigkeit anerkannt, sondern als Symptom einer Krankheit gesehen, was sich auf die Beurteilung des Verhaltens fastender Frauen und auch auf die Diagnostik auswirkte. Ergebnis dieses Einstellungswandels war, daß immer weniger Fälle von Nahrungsverweigerung unter Berufung auf religiöse Motive auftraten. Deswegen fiel es der neuen Wissenschaft namens Psychiatrie auch nicht schwer, das Phänomen als Anzeichen geistiger Verwirrung abzutun. Im Jahre 1896 stellte ein Arzt selbstbewußt fest: »Heutzutage können nur noch wenige Fälle von Nahrungsverweigerung, die öffentliches Aufsehen erregen, auf religiösen Eifer zurückgeführt werden; die meisten haben ihre Ursache in irgendeiner nervösen Störung – angefangen bei Hysterie und Melancholie bis hin zur völligen geistigen Verwirrung.«[74] Diese Aussage ist ein weiterer Hinweis darauf, daß die Nahrungsverweigerung nicht mehr religiös, sondern weltlich interpretiert wurde: Einer Patientin, die nicht aß, wurden keine religiösen Beweggründe mehr zugebilligt.[75]

Auf der Suche nach Rationalität und Autorität ließen sich die Mediziner zur Zeit des Viktorianismus die Gelegenheit nicht entgehen, fastende Mädchen zu reklassifizieren; von der Frömmigkeit zur Krankheit, also von der Anorexia mirabilis zur Anorexia nervosa. Die Mediziner leisteten diesem Einstellungswandel absichtlich Vorschub, indem sie sich bereitwillig in die Auseinandersetzung um die hungernden Mädchen einmischten.

Was die Ärzte allerdings nicht vorhergesehen hatten, war, daß selbst die profitgierigsten Geschäftemacher sich inzwischen die Grundzüge des wissenschaftlichen Diskurses angeeignet hatten und diese als Verkaufsargument einsetzten. Marie Bedard, das fastende Mädchen aus Lewiston, wurde dem Publikum in Boston zwar als Kuriosität, aber auch als Ereignis angepriesen, das in die »Annalen der Wissenschaft« eingehen würde. An der Kommerzialisierung wissenschaftlicher Inhalte (anstelle von religiösen) läßt sich deutlich ein wichtiger Wandel in der gesellschaftlichen Einstellung gegenüber fastenden Mädchen ablesen. Weiterhin erkennt man daran, daß die kulturelle Führungsrolle allmählich von der Kirche an die Wissenschaft, besonders an die Medizin, überging.

Der Einstellungswandel, der das Fasten in einen Zusammenhang mit Krankheit und nicht mehr mit Frömmigkeit stellte, spiegelt den parallel verlaufenden Prozeß der Säkularisierung und Medikalisierung wieder. Letztendlich siegten die Ärzte über die Männer der Kirche; biomedizinische »Tatsachen« hatten auf einmal mehr Gewicht als der Glaube.[76] Meine Schilderung unterscheidet sich in soweit von vielen früheren historischen, soziologischen und theologischen Werken, als daß ich darin den Säkularisierungsprozeß nicht nur in Zusammenhang mit der organisierten Amtskirche stelle, sondern auch seine Auswirkungen auf grundlegendes menschliches Verhalten betrachte. Anstatt auf den schwindenden Einfluß der Kirche und ihrer Geistlichen und die sinkenden Mitgliederzahlen einzugehen, möchte ich den Einstellungswandel in der Gesellschaft anhand der Rolle von Nahrungsverweigerung und Appetitkontrolle aufzeigen.

Abschließend läßt sich noch eines feststellen: Es gab keine »fastenden Knaben«. Daß Frauen und Mädchen bis ins 20. Jahrhundert hinein behaupteten, durch göttliche Gnade unbegrenzt fasten zu können, läßt vermuten, daß sich die Säkularisierung abhängig vom Geschlecht in unterschiedlichem Tempo vollzieht. Das soll nicht heißen, daß Frauen aufgrund ihrer kognitiven Fähigkeiten nicht in der Lage sind, den modernen wissenschaftlichen Rationalismus zu begreifen. Vielmehr tragen die sozialen und kulturellen Erfahrungen von Frauen dazu bei, daß sie »in einem anderen Takt marschieren« und den Wechsel zu einer säkularen Weltsicht auf andere Weise vollzogen haben. Daß es fastende Mädchen bis zur Jahrhundertwende gab, weist darauf hin, daß sich viele Frauen länger als Männer an das Übernatürliche, an den Glauben und an rituelle Praktiken klammerten. Offensichtlich bezogen sie daraus ideologischen Halt oder sahen darin eine Möglichkeit der Realitätsflucht (das kommt auf die Sichtweise an) – eben die Formen von Unterstützung, die Religion bieten kann. Da viktorianische Mädchen von den meisten weltlichen Quellen von Macht und Stärke ausgeschlossen waren, stützten sich einige statt dessen auf die immer noch präsente Tradition der Anorexia mirabilis. Auf diese Weise stellten fastende Mädchen im 19. Jahrhundert – in einem Zeitalter der Säkularisierung – ein provozierendes Relikt einer älteren, weiblichen religiösen Kultur dar.

4.

Die moderne Auffassung der Krankheit entsteht

Viele Krankheiten wurden im 19. Jahrhundert zum erstenmal beschrieben und klassifiziert. Die klinische Unterscheidung zwischen Scharlach und Diphterie, zwischen Fleckfieber und Typhus, zwischen Syphilis und Gonorrhoe bedeutete definitiv einen medizinischen Fortschritt. »Neue« Krankheiten, die meist die Namen ihrer Entdecker trugen, fanden ihren Platz in der medizinischen Fachliteratur: Die Brightsche, die Addisonsche, die Hodgkinsche und die Parkinsonsche Krankheit wurden (neben vielen anderen) im 19. Jahrhundert »erfunden«.[1] Auch die Anorexia nervosa gehörte zu den Krankheiten, die in den 70er Jahren des letzten Jahrhunderts bestimmt wurden. Ihre Entdeckung war der neuen Tendenz in der medizinischen Forschung zu verdanken, eine Erkrankung durch empirische Methoden und das Anwenden differenzierter Kriterien von anderen zu unterscheiden. Um zu verstehen, warum die Anorexia nervosa schließlich als unabhängige Krankheit anerkannt wurde, müssen wir einen Blick sowohl auf den theoretischen Diskurs als auch auf die klinische Praxis der damaligen Zeit werfen.

In Duglinsons Lexikon von 1865 wird die Anorexie als das »Fehlen von Appetit« definiert; weiterhin wird ausgeführt, dieses Symptom müsse nicht unbedingt mit einer ausgesprochenen Abneigung oder »Abscheu« gegen Nahrung einhergehen. Es heißt einfach nur: »Anorexia oder Appetitmangel ist symptomatisch für die meisten Krankheiten.«[2] In der klinischen Praxis betrachteten die meisten Ärzte des 19. Jahrhunderts die Anorexie als einfaches und offensichtliches Anzeichen einer Erkrankung. Ein Blick in die medizinischen Fachzeitschriften dieser Jahre bestätigt, daß die Ärzte Appetitlosigkeit auf viele verschiedene körperliche Ursachen zurückführten: Tuberkulose und eine verwandte Lungenerkrankung namens Phthisis, Krebs, Magenleiden, Anämien wie beispielsweise Eisenmangel, chronischen Durchfall und Schwangerschaftsübelkeit. Anorexie galt besonders als Symptom von Krankheiten, die von »Auszehrung« begleitet waren – also von entweder vorübergehender oder dauerhafter Abmagerung. Kurz gesagt galt die Anorexie als allgemeines medizinisches Symptom; Zeichen einer Erkrankung also, aber nicht eigenständige Krankheit.

In diesem Zusammenhang stellt sich die Frage, wie die Anorexia nervosa allmählich von anderen Symptomen differenziert wurde, die ebenfalls mit Appetitlosigkeit einhergehen. Um sie zu beantworten, müssen wir auf die Erfahrungen dreier Gruppen von Medizinern zurückgreifen: der Ärzte in den staatlichen Irrenanstalten der USA, der Ärzte für Angehörige der Oberschicht in Großbritannien und der Pioniere der Psychiatrie in Frankreich. Dabei darf man nicht vergessen, daß – wenigstens in den angelsächsischen Ländern – die Art der medizinischen Versorgung stark von der Schichtzugehörigkeit abhing. Die Angehörigen der Mittelschicht (oder diejenigen, die es sein wollten), machten einen Bogen um staatliche Irrenanstalten und Krankenhäuser, da dort die Armen, Schwerkranken und chronisch Geistesgestörten behandelt wurden. Ärzte, die sich mit dieser Klientel befaßten, hatten einen niedrigeren Status als ihre Kollegen, die das Bürgertum von seinen Leiden kurierten. Obwohl Fälle von Anorexia nervosa sowohl in staatlichen als auch in privaten Einrichtungen anzutreffen waren, wandten sich die Betroffenen doch meist an diejenigen praktischen Ärzte, die ein hohes gesellschaftliches Ansehen genossen. Das lag zuerst einmal an sozialen Einflüssen, von denen abhing, wie die Krankheit wahrgenommen wurde, dann am Zugang der Betroffenen zu ärztlicher Versorgung und schließlich an der Natur der Behandlung selbst.

Anorexie in der Anstalt

Unter den depressiven, verwirrten und aufsässigen Patienten, die im 19. Jahrhundert in Irrenanstalten eingewiesen wurden, befanden sich nicht wenige, die Anorexie (Appetitlosigkeit) an den Tag legten. Also kamen die Ärzte, die in diesen neugegründeten staatlichen und privaten Einrichtungen tätig waren, ausreichend mit Patienten, die nicht essen wollten, in Kontakt. Verglichen mit dem praktischen Arbeitsalltag dieser Ärzte nehmen sich Robert Fowlers öffentliche Stellungnahmen zum Fall Sarah Jacob oder William Hammonds zum Fall Mollie Fancher eher wie Selbstdarstellungen aus.

Für alle Ärzte stellte die Anorexie ein ernstes Problem dar, da sie möglicherweise den Hungertod der Patientin zur Folge haben konnte.[3] Vor allem die Leiter amerikanischer Anstalten, die der Öffentlichkeit Rede und Antwort stehen mußten, befürchteten, daß ein Patient verhungern könnte, denn schließlich schädigte eine hohe Sterberate den Ruf der Klinik.[4] Auch in Großbritannien hegten die Anstaltsärzte ähnliche Befürchtungen. Infolgedessen entwickelten Anstaltsleiter in den anglo-amerikanischen Ländern ein sehr pragmatisches Interesse daran, ihre Patienten ausreichend zu ernähren, was schon durch den Sinn und Zweck einer Anstalt als solcher gerechtfertig wurde. Also richteten die Nervenärzte in England und den Vereinigten Staaten ihr besonderes Augenmerk auf die Anorexie, woraus um die Mitte des Jahrhunderts die ersten groben Klassifizierungen dessen, was wir heute Eßstörungen nennen, entstanden.

Oft war es schwierig für die betroffenen Ärzte, die körperlichen von den geistigen Ursachen der Anorexie zu trennen. So gestand Luther Bell, der Chefarzt des privaten McLean Hospitals unweit von Boston, ein, daß eben dieses das »allerpeinlichste Problem« in seiner Anstalt darstelle.[5] Die Anstaltsärzte beschrieben eine Anzahl Patientinnen mit verschiedenen Geisteskrankheiten, die alle das Symptom Anorexie aufwiesen. Allerdings lag der Schwerpunkt dieser Schilderungen immer auf dem äußerlichen Verhalten statt auf der Ätiologie. Für gewöhnlich wurden Patienten, die die Nahrung verweigerten, in drei Kategorien eingeteilt: Patienten mit einem »morbiden Appetit«, solche, die glaubten, die Speisen seien vergiftet, und solche mit »religiösen Wahnvorstellungen« oder Ideen, die sie vom Essen abhielten.[6] Abgesehen von diesen besonderen Verhaltensweisen wurde davon ausgegangen, daß bei Geisteskranken die normalen Körperfunktionen gestört seien, zum Beispiel Appetit und Verdauung.

Als sich verschiedene psychiatrische Fachrichtungen herausbildeten (wie die Anstaltsmedizin und die Neurologie), begegneten die Ärzte einem breiten Spektrum von Situationen, in denen Patienten das Symptom Anorexie an den Tag legten. Die Appetitlosigkeit und die Nahrungsverweigerung zogen sich durch alle diagnostischen Kategorien, auf die sich die Psychiatrie in den Anfängen stützte. Jungen Anstaltsärzten sagte man: »Wenn wir die Geisteskrankheiten studieren, müssen wir … Instinkte und Appetite in Erwägung ziehen, wie zum Beispiel die Liebe zum Leben, die sexuellen Funktionen, die Fortpflanzung, zwischenmenschliche Instinkte, Appetit auf Essen und Trinken. Bei Geisteskranken sind diese Instinkte und Appetite gestört.«[7] Als sich die diagnostischen Techniken weiterentwickelten, wurden allgemeine medizinische Symptome wie die Anorexie als Teil eines Symptomkomplexes, und nicht als isoliertes Problem betrachtet.

Ärzte, die sich im 19. Jahrhundert mit Geisteskrankheiten befaßten, stellten meist eine lose Verbindung zwischen Anorexie und Nahrungsverweigerung und der Melancholie her, einer allgemeinen Form der Depression, die oft mit einer »Lähmung des Appetits« einherging. Schwere Melancholiker galten als suizidgefährdet, und ihre Appetitlosigkeit wurde als Zeichen ihrer »selbstmörderischen Absicht« angesehen. Bei akuten Melancholikern trat die Anorexie in Verbindung mit Aphonie (Verlust der Stimme) und Selbstmordversuchen auf. Unter dem Begriff Melancholie, einer populären Diagnose vom nosiologischen Wühltisch, wurde eine ganze Reihe depressiver Störungen zusammengefaßt – manche geringfügig, manche schwerwiegend –, die alle tatsächlich den Appetit beeinträchtigten.[8]

Kurz gesagt entwickelte sich die Behandlung der Anorexie (ganz gleich, auf welche Ursache sie zurückgeführt wurde) zum Spezialgebiet der Anstaltsmedizin. »Fraglos bekommen die Ärzte in den Anstalten mehr Fälle zu Gesicht, in denen Patienten versuchen, sich zu Tode zu hungern, und haben deswegen auch mehr Erfahrung, wie man dagegen vorgeht, als jede andere medizinische Fachrichtung.«[9] In den Anstalten war es nicht unüblich, die Patienten künstlich zu ernähren; eine Zwangsmaßnahme, bei der man dem Betroffenen pulverisierte Nahrung in den Mund löffelte, tropfte, schob oder pumpte. Zwar hatten die Anstaltsärzte im 19. Jahrhundert, was die Zwangsernährung von Patienten anbelangte, gewisse Vorbehalte, aber sie betrachteten sie als organisatorische Notwendigkeit, um überflüssige Todesfälle zu verhindern. Diese drastische Maßnahme wurde auf der Basis medizinischer Gründe gerechtfertigt.

Außerdem sahen Anstaltsärzte die Zwangsernährung auch als psychologische Einschüchterungsmethode an, mit der man störrische Anorektikerinnen zum Aufgeben bewegen konnte. Oft wurde von Fällen berichtet, in denen der Patient oder die Patientin so sehr über die zur Zwangsernährung verwendeten Apparaturen erschraken, daß sie freiwillig etwas aßen. Ein bekannter Psychiater ging sogar so weit zu behaupten, daß die Einschüchterungstaktik in 99 Prozent der Fälle zum Erfolg führe. »Nur in einem Fall habe ich es für nötig befunden, die Anwendung der Magenpumpe anzuordnen«, schrieb er, »und wenn die Pfleger die nötige Strenge an den Tag legen, wird sich eine solche Maßnahme nahezu niemals als erforderlich erweisen.«[10]

Für Familien und praktische Ärzte, die entsetzt die allmähliche Auszehrung eines Menschen mit ansehen mußten, war der einschlägige Ruf der Anstalten oft der letzte Hoffnungsschimmer. Auch wenn viele Familien den Anstalten gegenüber negativ eingestellt waren, suchten sie doch dort Hilfe, wenn sich ein Familienmitglied beharrlich weigerte zu essen.

Sitophobie in den Familien der Oberschicht

Im Jahre 1859 veröffentlichte William Stout Chipley (1810-1880) im *American Journal of Insanity* die erste Beschreibung der Sitophobie in den Vereinigten Staaten. Er nannte sie eine »Phase der geistigen Verwirrung«, in der es zu einer »außergewöhnlich starken Furcht vor Nahrungsmitteln« käme. (»Sitomanie« und »Sitophobie«, zwei Begriffe, die in der Literatur synonym gebraucht werden, sind aus dem griechischen *sitos* für Getreide abgeleitet und wurden als diagnostische Kategorie in medizinische Fachwörterbücher in den USA aufgenommen).[11] Chipleys Beobachtungen zur Sitophobie basierten auf Erfahrungen in der klinischen Praxis.

Als Chipley die Leitung einer Anstalt für Geisteskranke im Osten von Kentucky übernahm, fand er eine unwirtliche und schlecht organisierte Einrichtung vor. Zuerst leitete er administrative und medizinische Maßnahmen ein, um die Patienten zu klassifizieren und sie innerhalb der Anstalt angemessen unterzubringen. Seine Beschreibung der Sitophobie aus dem Jahre 1859 belegt die Tendenz der Anstaltsleiter in den Anfangsjahren, für klare Klassifizierungen und Differenzierungen psychischer Erkrankungen zu sorgen. Außerdem spiegeln seine Bemühungen auch das Interesse wider, das die Anstaltsmedizin im 19. Jahrhundert an einer Ausweitung der Definition von Geisteskrankheiten hatte.

In Chipleys Augen handelte es sich bei der Sitophobie um eine Phase der geistigen Verwirrung, nicht um »ein eindeutiges Krankheitsbild«, und er betrachtete die Nahrungsverweigerung als sekundäres Symptom verschiedener psychischer Erkrankungen. In seiner klinischen Beschreibung der Sitophobie traf er die üblichen Unterscheidungen zwischen organischen und moralischen Ursachen; in der zweiten Kategorie arbeitete er die beiden häufigsten Erscheinungsbilder heraus: diejenigen Patienten, die sich vor Gift im Essen fürchteten, und diejenigen, die »an einen göttlichen Befehl oder eine andere übernatürliche Anweisung, nicht zu essen« glaubten.

Chipleys Arbeit ist für die Vorgeschichte der Anorexia nervosa deswegen von Bedeutung, da er auch einen weiteren Patientinnentypus ausfindig machte, der ebenfalls die Nahrung verweigerte. Er beschrieb den Fall einer jungen Frau, die von ihren besorgten Eltern in die Anstalt gebracht wurde. Dem Hausarzt der Familie war es nicht gelungen, den körperlichen Verfall aufzuhalten, der mit ihrer Anorexie einherging. Durch Chipleys Bericht wurden viele auf das Verhalten dieser Patientinnengruppe aufmerksam, der man in psychiatrischen Anstalten nur selten begegnete: junge Mädchen.[12] Chipley zufolge kamen weibliche Jugendliche, die die Nahrung verweigerten, stets in einem Zustand körperlicher Auszehrung in die Anstalt, und zwar immer, nachdem der Hausarzt sie bereits vergeblich behandelt hatte.

Auch ein britischer Anstaltsarzt berichtete von diesem Patientinnentypus und vermutete, daß es sich bei der Einweisung in die Anstalt auch um eine Einschüchterungsmaßnahme handele. Zur Verdeutlichung schilderte der Direktor des Garlands Asylum in Carlisle (England), J. A. Campbell, wie die Androhung der Zwangsernährung junge Patientinnen für gewöhnlich zur Raison brachte: »Eine ziemlich große Zahl von Mädchen in einem hysterischen Zustand, die zu Hause die Nahrung verweigert hatten und hierher gebracht wurden, gaben nach und nahmen etwas zu sich, nachdem man ihnen die Art und Weise der Verabreichung erläutert hatte. Ich habe es mir zur Gewohnheit gemacht, solche Patientinnen mit ansehen zu lassen, wie jemand mit der Magenpumpe ernährt wird.«[13]

Obwohl man auch in diesem Zusammenhang von Hysterie sprach, sind Sitophobikerinnen auf keinen Fall mit den jungen Frauen identisch, die wir als fastende Mädchen kennen. Zwar beteuerte auch die Sitophobikerin, keinen Appetit zu haben und die Nahrungsaufnahme als belastend zu empfinden, aber sie maßte sich keine übernatürlichen Fähigkeiten an. Hinzu kam, daß sich ihre Rolle im Mittelpunkt des Geschehens auf Familie und Freundeskreis beschränkte – ihr Fall weckte nicht die Aufmerksamkeit der Presse. Zu essen wie ein Vögelchen, betrachtete sie als persönliche Leistung und als Methode, Mitleid zu erregen und in kleinem Kreis Macht auszuüben.

Chipley tadelte sitophobische Mädchen mit scharfen Worten, weil sie sich auf diese Weise in den Vordergrund drängten, und bezeichnete sie als Betrügerinnen. Seiner Ansicht nach entwuchs die Sitophobie einerseits dem Bedürfnis, zu leiden, und andererseits dem Geltungsdrang der Betroffenen. In anderen Worten sehnten sich diese Mädchen nach einem Dasein als Märtyrerin: »Berühmtheit ist das Ziel – die schäbige Zufriedenheit, daß alle sie bemitleiden und über sie sprechen, als litte sie auf eine Weise und in einem Ausmaß, wie kein Sterblicher es ertragen könnte, ist der ärmliche Lohn, der das Opfer in den Ruin und schließlich ins Grab lockt.« Schon früh begriff Chipley, daß das sitophobische Mädchen aus ihrem Verzicht und dem nachfolgenden Leiden irgendeine Art moralischer Sicherheit bezog. Allerdings erforschte er die psychischen Ursachen der Krankheit nicht weiter. Jedoch ließ er sich nicht von seiner Auffassung abbringen, daß Sitophobikerinnen den Wunsch hatten, »die Welt zu erstaunen«, indem sie nichts aßen.[14]

Der tragische Fall der Miss ... belegte den Verlauf, den die Sitophobie für gewöhnlich bei jungen Mädchen nahm. Chipley beschreibt die zentrale Rolle, die das Nicht-Essen im Leben seiner Patientin spielte, wie folgt:

(Miss …), von zarter nervlicher Konstitution, war keine große Esserin. Trotzdem erfreute sie sich, obwohl sie zu leichten Anflügen von Hysterie neigte, einer guten Gesundheit. Unglücklicherweise führte – als sie nach einer längeren Abwesenheit nach Hause zurückkehrte – die Tatsache, daß sie sehr wenig aß, zu ungewohnter Aufmerksamkeit und Bemerkungen ihrer Freunde, die sich offenbar um sie sorgten. Sie ihrerseits fand bald heraus, daß das Erstaunen in dem Maße wuchs, wie ihre Portionen kleiner wurden, und daß sie dadurch zum Ziel besorgter Bemühungen all ihrer Freunde wurde. Also wurden die Nahrungsmengen immer mehr verringert, bis sie schließlich tagelang keinen einzigen Bissen mehr zu sich nahm. Einem aufmerksamen Beobachter konnte nicht entgehen, daß es keine größere Freude für sie gab, als den Bemerkungen derer zu lauschen, die ihren erstaunlichen Fall täglich in allen Einzelheiten und in ihrer Gegenwart besprachen. Mit außergewöhnlicher Geschicklichkeit lenkte sie die Konversation jedesmal sofort auf dieses Thema, wenn Besuch eintraf und dieser nicht von selbst darauf zu sprechen kam. Nach langem Leiden und trotz aller Bemühungen ihrer Freunde, sie von ihrer Besessenheit abzubringen und ihr ihre Narrheit abzugewöhnen, starb sie … Die Autopsie ergab keine organischen Schäden, außer einer ungewöhnlichen Schrumpfung des Magenumfangs – zweifellos Ergebnis ihrer schrecklichen Sucht, die letztendlich zu ihrem Tode führte.[15]

Nachdem in der Autopsie eine organische Todesursache ausgeschlossen worden war, argumentierte Chipley auf der Basis des Falls Miss …, daß ihr »abartiges Handeln als Anzeichen einer Geisteskrankheit« gesehen werden sollte. Damit deutete er an, Sitophobikerinnen gehörten unter die medizinische Aufsicht von Anstaltsärzten. Die »schreckliche Sucht«, nichts zu essen, stellte aus Chipleys Perspektive einen Grund dar, eine Sitophobikerin in eine Anstalt einzuweisen. Nur dort stünde eine ganze Palette an Maßnahmen – von der moralischen Beeinflussung bis zur Zwangsernährung – zur Verfügung, um das Verhalten der jungen Frau zu verändern und ihr Leben zu retten.

Chipleys Versuch, eine breitere Klientel für seine Anstalt zu gewinnen, indem er auch diese Art von Patientinnen aufnahm, war durch die soziale Herkunft der Sitophobikerinnen bedingt: Sie stammten aus der Mittelschicht, und ihre Familien verfügten über die finanziellen Mittel, für ärztliche Versorgung zu bezahlen. »Diese Fälle sind deswegen bemerkenswert, weil fast ausschließlich gebildete und vernünftige Personen betroffen sind, die zu den oberen gesellschaftlichen Schichten gehören.« Chipley bezeichnete die sitophobische Tochter als ein »wohlerzogenes Opfer von hoher Geburt« und betonte, daß die Betroffenen »alle Vorteile, die Wohlstand und Ansehen boten«, genössen.[16] Da sie nicht zum üblichen Anstaltspublikum gehörte, empfand Chipley ihre Nahrungsverweigerung als eine besonders ärgerliche Form des Lasters.

Am meisten Mitleid hatte Chipley mit der beklagenswerten Ohnmacht der besorgten Eltern. In seinen Augen waren sie gute, vernünftige Leute, die sich nicht in der Lage sahen, ihre Tochter von ihrem extremen Verhalten abzubringen. »Die große Angst eines liebenden Vaters, die unbeschreiblichen Qualen, die eine liebende Mutter erleidet, die bleichen Wangen und die Tränen aller, die um das Sofa herumstehen, bringen diese Geschöpfe nur dazu, mit ihrem rücksichtslos betrügerischen Verhalten bis in alle Ewigkeit fortzufahren.«[17] Anders als Evan und Hannah Jacob ermunterten bürgerliche Eltern ihre Tochter nicht in ihrem Verhalten, da sie in der starren Verweigerungshaltung des Mädchens weder einen Sinn noch eine symbolische Bedeutung erkennen konnten. Diese Eltern arbeiteten mit den Ärzten zusammen; sie verlangten eine wissenschaftliche Erklärung und suchten bei den Medizinern Rat, wie sie ihr störrisches Kind, das sich absichtlich zu Tode hungern wollte, behandeln sollten.

Daß sich diese Familien und damit auch die Patientinnen überhaupt in die Nähe einer staatlichen Anstalt wagten, zeigt, wie verzweifelt sie waren. Denn wenn die Möglichkeit bestand, trugen Menschen, denen es auf bürgerliches Ansehen ankam, ihr Geld lieber zu Spezialisten, die eine Privatpraxis unterhielten.

Zwar machten die Erfahrung mit der Anorexie und der Zwangsernährung den Anstaltsarzt zum Fachmann für die Behandlung störrischer sitophobischer Jugendlicher, jedoch konnte er sie aus sozialen wie auch aus medizinischen Gründen weder als zahlende Patientin gewinnen noch sie für geisteskrank erklären. Hinzu kam, daß ein sitophobisches Mädchen sehr wohl in der Lage war, in »seinem gewohnten Umfeld« zu existieren, solange die Auszehrung keine lebensbedrohlichen Ausmaße annahm; schließlich waren zur viktorianischen Zeit viele Frauen und Mädchen keine großen Esserinnen – Zerbrechlichkeit galt als Schönheitsideal.

Es gab noch weitere Faktoren, die dazu beitrugen, daß diese jungen Mädchen nicht zu zahlenden Dauerpatientinnen in den staatlichen Irrenanstalten wurden: die Vorbehalte, die dagegen sprachen, junge Menschen einzusperren; das Stigma, das der Anstaltsunterbringung anhaftete; die finanziellen Mittel der Ober- und Mittelschicht, die es ihnen ermöglichten, individuellere Lösungen wie private »Nervenkliniken«, Heilbäder, Erholungsreisen in eine therapeutische Umgebung und lange Besuche bei Verwandten zu suchen. Die jungen Frauen, die an Sitophobie erkrankten, verfügten im allgemeinen über die Mittel (und die Herkunft), die dafür sorgten, daß sie außerhalb einer Anstalt für Geisteskranke leben konnten. Medizinische Einrichtungen – das heißt, Krankenhäuser, denen nicht das Stigma der Geisteskrankheit anhaftete – galten nur dann als akzeptabel, wenn die Auszehrung weit fortgeschritten war – oder sich die Familie in finanziellen Schwierigkeiten befand. Als die moderne Krankheit Anorexia nervosa ihren Namen erhielt und beschrieben wurde, bot sie sich deshalb den Ärzten (und den Familien) geradezu an, weil sie als medizinische Diagnose genau diesen klinischen und sozialen Anforderungen entsprach.

Grosvernor Square Medizin

Chipleys sitophobischen Mädchen und seiner Beschreibung wurde nur wenig professionelle Aufmerksamkeit geschenkt. Erst nach 1873 begann man infolge zweier einflußreicher klinischer Berichte – einer stammte von einem bekannten Londoner Arzt, der andere von einem anerkannten Pariser Neurologen – über eine besondere Form der Anorexie zu sprechen, die bei jungen Mädchen auftrat. Jedoch verwendeten Ärzte in den Vereinigten Staaten bis in die 20er und 30er Jahre unseres Jahrhunderts hinein fast synonym zwei Begriffe: »hysterische Anorexie« (in Bezug auf die neurologische Auffassung) und »Anorexia nervosa«.

Die Anorexia nervosa hätte ebensogut den Namen Gull'sche Krankheit bekommen können, da sie in den englischsprachigen Ländern stets mit Sir William Withey Gull (1816-1890) assoziiert wird. Gull, ein angesehener Londoner Arzt und enger Freund der königlichen Familie, verfügte in Medizinerkreisen der anglo-amerikanischen Länder über genug Autorität, um ein allgemeines medizinisches Symptom, die Appetitlosigkeit, in eine tatsächliche Krankheit umdeuten zu können. Aus diesem Grunde wenden wir uns jetzt der Welt der Medizin im London jener Tage zu und betrachten die professionellen und sozialen Bedingungen, unter denen die Diagnose erstmals benutzt wurde.

Medizinische Fachleute wie Gull standen in der Rangordnung der Ärzte ganz oben und übten in der englischen Medizin nach 1860 den größten Einfluß aus. Für gewöhnlich gehörten sie dem *Royal College of Physicians and Surgeons* an und hatten ihr Studium meist in Oxford, Cambridge oder an den Universitäten von London, Edinburgh und Glasgow absolviert. Außerdem hatten sie Posten in den großen Universitätskrankenhäusern inne, wo sie ihren Erfahrungshorizont erweiterten, die nächste Generation von Medizinern ausbildeten und Kontakte mit den Adeligen knüpften, die in den Verwaltungsräten der Krankenhäuser saßen. Obwohl diese Fachärzte im Krankenhaus auch eine mittellose Klientel kostenfrei behandelten, eröffneten sie gleichzeitig lukrative Privatpraxen, wo die Patienten in der Kutsche vorgefahren kamen. Es überrascht nicht weiter, daß ihre intellektuelle Autorität und wirtschaftliche Hegemonie denjenigen Ärzten ein Dorn im Auge war, die hart für ihren Lebensunterhalt und die Anerkennung ihrer beruflichen Leistungen arbeiten mußten.

Die gesellschaftlich privilegierte Stellung eines Facharztes wurde noch durch die weitverbreitete Auffassung gestärkt, daß er über ein größeres medizinisches Wissen verfügte als ein praktischer Arzt. (Auch die höheren Gebührensätze spiegeln diesen Umstand wider). Um seinem Ruf als Angehöriger der medizinischen Elite gerecht zu werden, mußte ein solcher Arzt sein Wissen unbedingt öffentlich unter Beweis stellen, indem er seine klinischen Ergebnisse in medizinischen Fachzeitschriften publizierte. Außerdem war es unabdingbar, daß er einer Ärztevereinigung beitrat, wo man verschiedene Fallgeschichten diskutierte und Erfahrungen austauschte. Daß man ein guter Arzt war, zeigte man am besten dadurch, indem man eine Krankheit erfolgreich von einer anderen unterschied; diagnostische Genauigkeit wurde zur Meßlatte des Erfolgs. In dieser Hinsicht war es William Withey Gulls größte Leistung, daß er die Anorexia nervosa als unabhängige Krankheit begriff, die sich von der Nahrungsverweigerung Geisteskranker unterschied und nicht auf organische Erkrankungen wie Tuberkulose, Diabetes oder Krebs zurückzuführen war. Weiterhin befiel »seine« Krankheit nur eine ganz bestimmte Personengruppe: junge Frauen im Alter zwischen 16 und 23 Jahren.

Um Gulls Nosiologie anzuwenden, mußte ein Arzt diagnostische Kategorien sauber voneinander trennen. Saß einem Arzt eine ausgemergelte Patientin gegenüber, stellten sich ihm zwei Aufgaben: Zuerst einmal mußte er eine organische Krankheit als Ursache der Nahrungsverweigerung ausschließen und sich dann vergewissern, daß die Patientin nicht geisteskrank war, denn schließlich wurde der mit der Anorexia nervosa einhergehende Gewichtsverlust nicht von einer der chronischen auszehrenden Krankheiten hervorgerufen, mit denen sich Mediziner im 19. Jahrhundert bislang herumgeplagt hatten.

Die Diagnose Anorexia nervosa diente auch dazu, Mädchen, die die Nahrung verweigerten, von denen zu unterscheiden, die aufgrund einer psychischen Erkrankung nicht essen wollten. Damit verglichen war die Sitophobie, die Chipley 1859 entdeckt hatte, eine breit gefaßte und ungenau formulierte Unterkategorie der Geisteskrankheit; junge Mädchen stellten nur einen Teil der Betroffenen dar. Im Gegensatz dazu handelte es sich bei der Anorexia nervosa um eine differenzierte Diagnose, die sich auf eine bestimmte Altersgruppe bezog. Außerdem wies der Name allein auf einen wichtigen Aspekt der Ätiologie dieser Störung hin: Der Appetitmangel war nervös bedingt (nervosa). Eine Patientin, bei der Anorexia nervosa diagnostiziert worden war, sprach nicht von göttlichen Befehlen; sie hörte keine himmlischen Stimmen und hatte keine Visionen. Der Hauptgrund für ihre Magerkeit war, daß sie sich weigerte zu essen. Deswegen betrachtete die Medizin im 19. Jahrhundert Anorektikerinnen als »Grenzfälle zum Wahnsinn«[18] – das heißt, die Betroffene war nicht verrückt genug für die Irrenanstalt, allerdings zu krank, als daß man auf eine medizinische Behandlung hätte verzichten können. (Im modernen psychiatrischen Jargon gesprochen wäre sie eher neurotisch als psychotisch gewesen).

In seiner Diagnose der Anorexia nervosa ging Gull von einer moralischen oder geistigen Verirrung aus, die im Nervensystem verwurzelt sei und mit dem Alter der Patientin, ihren Lebensumständen oder mit beidem in Zusammenhang stünde. Nach Vorstellung der Mediziner neigten junge Mädchen der Oberschicht im allgemeinen zu phasenweisen Anfällen von Hysterie, was die Diagnose entscheidend mit beeinflußte. Diese Auffassung stützte sich auch darauf, daß die Neigung zu nervösen Störungen an sich schichtabhängig war. Zum Beispiel verkündete der Chirurg Sir Benjamin Brodie, er habe noch nie hysterische Erkrankungen bei denjenigen Frauen festgestellt, die »im Schweiße ihres Angesichtes ihr Brot essen.«[19] Auch Samuel Fenwick stellte ausdrücklich fest, daß die Anorexia nervosa »in den wohlhabenderen Bevölkerungsschichten viel häufiger (auftrete) als bei denen, die sich in täglicher schwerer Arbeit ihr Brot verdienen müssen«.[20]

Die Krankengeschichten der »ersten« britischen Anorektikerinnen scheinen Fenwicks (und Chipleys) Beobachtungen zu bestätigen: Die Patientinnen, bei denen Anorexia nervosa zuerst diagnostiziert wurde, stammten aus angesehenen, sozial aufsteigenden Familien; die Väter waren Kaufleute, Handwerker, Beamte und Angestellte. Die betroffenen Mädchen hatten es also nicht nötig, ihren Lebensunterhalt selbst zu verdienen. Sie kamen aus allen Bereichen der Mittelschicht – von unten, wo der neue Status noch unsicher war, und aus alteingesessenen Familien, die über eine gewisse finanzielle Sicherheit und eine gefestigte soziale Identität verfügten; und selbst wenn sie ihren Müttern im Haushalt helfen mußten, hatten diese Mädchen genug Freizeit.[21]

Der medizinischen Fachliteratur in England ist ebenfalls zu entnehmen, daß sich die meisten Anorektikerinnen dieser frühen Jahre bereits seit einiger Zeit um Hilfe bemüht hatten, was darauf schließen läßt, daß ihre Eltern über die Mittel verfügten, eine ärztliche Behandlung zu bezahlen. Da den meisten Eltern daran gelegen war, eine Einweisung in ein Krankenhaus oder eine Anstalt zu verhindern, hielten sie sich bereitwillig an die vielen verschiedenen Ratschläge der praktischen Ärzte. Zu den Hausmitteln gehörten warme Bäder, Massagen und Versuche, den Appetit der Patientin mit verlockenden Leckereien wie feinen »Süßigkeiten« und »Sardellenbrötchen« anzuregen.[22] Im Extremfall wurde im elterlichen Haus eine Zwangsernährung vorgenommen. In der ärztlichen Praxis wurde die

Patientin der Prozedur der »Faradayschen Reizung« unterworfen, das heißt, der Stimulation durch schwache Elektroschocks. Manchmal wurde die Familie auch gedrängt, die Tochter, die nicht essen wollte, in eine Privatklinik oder auf Erholungsreise zu schicken, um den Appetit vielleicht durch eine Ortsveränderung zu wecken.

Wenn der praktische Arzt keinen Weg mehr sah, den Prozeß der Auszehrung aufzuhalten, war häufig der nächste Schritt der verzweifelten Familie, einen Mediziner aufzusuchen, der den Ruf eines Spezialisten genoß. Meist war es einer der Fachärzte oder, in manchen Fällen, ein nicht so berühmter Arzt, der als Fachmann für eine ganz bestimmte Krankheit wie Haut-, Augen- und Halserkrankungen, nervöse Störungen oder Nierensteine galt. Aufgrund dieser Tendenz waren es die Fachärzte und Spezialisten, nicht die Allgemeinpraktiker, die zu der Flut der Veröffentlichungen in der medizinischen Fachpresse beitrugen. In diesem Zusammenhang überrascht es nicht weiter, daß in England die meisten Diagnosen und klinischen Berichte über die Anorexia nervosa nicht vom Hausarzt stammen. Die Erfahrungen, die der Hausarzt mit jungen Mädchen machte, die die Nahrung verweigerten, blieben nahezu undokumentiert; und das, obwohl die Allgemeinpraxis den Verteiler darstellte, von wo aus die Patientinnen an Fachärzte und Spezialisten verwiesen wurden.

Durch ihre Mitgliedschaft in Ärzteverbänden hatten diese Fachärzte die Möglichkeit, empirische Daten zu sammeln und ihren Erfahrungshorizont zu erweitern. Die *Clinical Society* in London zum Beispiel, die 1867 gegründet wurde, stellte Medizinern und Chirurgen ein Forum zur Verfügung, wo sie durch Erfahrungsaustausch ihr Wissen auf den neuesten Stand bringen konnten; das geschah »durch das Sammeln interessanter Fälle, besonders derjenigen, die noch ungeklärte Fragen der Pathologie und Therapie aufwerfen.« Von den in diesem Rahmen abgegebenen Berichten wurde erwartet, daß sie in festgefügter Reihenfolge die folgenden Informationen enthielten: eine Schilderung des Zustands des Patienten, als er in Behandlung genommen wurde, und seiner persönlichen und familiären Verhältnisse, eine Darstellung der Krankheitsentwicklung während der Behandlung, eine Beschreibung des Patienten bei der letzten Konsultation und, falls der Betreffende in der Zwischenzeit verstorben war, ein Autopsiebericht.

William Withey Gull, eines der Gründungsmitglieder der *Clinical Society*, der aufgrund seiner sozialen Stellung und seines Rufs als Mediziner hohes Ansehen genoß, war im Jahre 1867 im Alter von etwa fünfzig Jahren ein »Modearzt« mit einer florierenden Privatpraxis.[23] Sein Hauptanliegen war es, wissenschaftliche Erkenntnisse in der klinischen Praxis umzusetzen, und seine Ansichten zu diesem Thema wurden so geschätzt, daß man ihn im Jahre 1868 – ein Jahr nach der Gründung der *Clinical Society* – bat, den Vortrag zum Thema klinische Medizin anläßlich der Jahresversammlung der *British Medical Association* zu halten.

In seinem Referat, das in Fachkreisen breite Anerkennung fand, erwähnte Gull in der Einleitung erstmals die Krankheit, die er später Anorexia nervosa nennen sollte. Allerdings kam er nicht direkt darauf zu sprechen, sondern führte sie im Zusammenhang mit der differenzierten Diagnose von Unterbaucherkrankungen an, als er die Notwendigkeit erörterte, Krankheiten anhand von »grundlegenden Tatsachen«, nicht durch Schlußfolgerungen zu klassifizieren. Eine Diagnose solle basierend auf positiven Indikatoren und nicht ausgehend von deren Abwesenheit erstellt werden. Die negative Diagnose erläuterte Gull durch eine Reihe von Beispielen, wobei er auch ein nervöses Magenleiden erwähnte – eine Verdauungsstörung, die er damals hysterische Apepsie nannte. »Wir vermeiden den Fehler, bei einer jungen Frau, die durch hysterische Apepsie bis zum äußersten abgemagert ist, eine Dünndarm-Erkrankung zu vermuten, wenn wir erstere Krankheit kennen und keine Tuberkulose festzustellen ist.«[24]

Gulls Kollegen wußten genug über diese Krankheit, um diese beiläufige Anspielung auf eine Form der Auszehrung, bei der es sich auf den ersten Blick auch um Tuberkulose, eine Darmerkrankung oder eine Verkrümmung von Organen handeln konnte, zu verstehen. Der Vortrag, der 1868 in Oxford gehalten wurde, hatte positive Resonanz; allerdings interessierte sich damals noch niemand für die hysterische Apepsie, und die Frage wurde nicht weiter diskutiert.

Noch andere wichtige Ereignisse sollten eintreten, ehe Gull seine Aufmerksamkeit wieder der Frage zuwenden konnte, wie man zwischen den verschiedenen Formen der Auszehrung bei jungen Frauen unterscheiden solle. Aufgrund dieser Vorkommnisse wurde Gull eine Persönlichkeit des öffentlichen Lebens, was seiner Diagnose mehr Gewicht gab. Im Dezember 1872 erkrankte der dreizehnjährige Kronprinz Edward an Fleckfieber, und das ganze Volk blickte zum Sandringham-Palast, wo das Krankenlager des Knaben stand. Als sich sein Zustand verschlechterte, wurden Experten hinzugezogen, zu denen auch William Gull und William Jenner, der damals am Guy's Hospital tätig war, gehörten. (Jenner war der eigentliche Experte für die Krankheit des jungen Prinzen; er hatte bereits über das Fleckfieber und seine Unterscheidung vom Typhus veröffentlicht.)[25] Das ganze Land zitterte um das Leben des Prinzen, und man verfolgte aufmerksam die Bulletins, die das Ärzteteam herausgab. Als Ergänzung zu den Bemühungen der Mediziner ordnete ein Gremium, bestehend aus Geistlichen und Regierungsmitgliedern wie dem Premierminister William

Gladstone, Gebete an. Am 10. Dezember 1871 betete ganz England um die Genesung des Kronprinzen. Vier Tage später, am zehnten Todestag von Königin Viktorias Gatten, Prinz Albert, war die Krise überstanden, und der Prinz von Wales erholte sich allmählich wieder.

Selbstverständlich führten viele die Gesundung des Prinzen auf die landesweite Betaktion zurück; andere allerdings betrachteten diesen Sieg über das Fleckfieber als Machtbeweis der modernen Medizin. In jedem Fall galt William Withey Gull wegen seines erfolgreichen Eingreifens im Sandringham-Palast als einflußreicher »Mittelsmann der Gnade«.

Dr. Gull bewies eine unermüdliche Wachsamkeit; eine Wachsamkeit, die niemals nachließ – mit liebevoller Fürsorge und ärztlichem Können war er gleichzeitig Arzt, Koordinator, Diener und Krankenpfleger. Er redete dem derilierenden Kranken (dem Prinzen von Wales) so sanft und freundlich zu, daß dieser die aufgesprungenen Lippen öffnete, um einige Bissen Nahrung aufzunehmen … dann bettete er den ausgemergelten Körper um und wusch die abgezehrte Gestalt mit Essig; mit aufmerksamem Blick und offenem Ohr bemerkte er die kleinste Veränderung; er beobachtete Gesicht, Herz und Puls und wachte zuweilen zwölf bis vierzehn Stunden ununterbrochen am Krankenbett.[26]

Königin Viktoria, begeistert von den Fähigkeiten der Ärzte, die ihren Sohn gerettet hatten, ernannte Gull 1872 zum Baronet, machte ihn später zum außerordentlichen Leibarzt der Königin und verlieh ihm schließlich im Jahre 1887 den Titel ordentlicher Leibarzt der Königin.[27]

Gulls Verhältnis zum Königshaus war zwar in erster Linie beruflicher, aber auch privater Natur. Die Königin, die ihn in medizinischen Fragen für nahezu allwissend hielt, bat ihn oft in Briefen und Telegrammen um Rat und Hilfe, wenn ein Mitglied ihrer Familie ihrer Ansicht nach nicht ausreichend ruhte oder seine Gesundheit aufs Spiel setzte. Als die königliche Familie im Jahre 1872 auf ihrer Yacht *Osborne* vor der Isle of Wight ankerte, erhielt Gull eine Nachricht, die zeigte, wie sehr die Monarchin sich auf ihn verließ: »Die Königin hat Ihr Telegramm erwartet und ist sehr beunruhigt, weil es immer noch nicht eingetroffen ist.«[28] Die Botschaft von der *Osborne* war nur eine von vielen, die von der mütterlichen Besorgtheit der Königin zeugten; ihre Ängste wegen Kopf- und Zahnschmerzen, Feuchtigkeit und Kälte wurden durch Gulls fachmännischen Rat zerstreut. Zweifellos wurde Gull zum engen Vertrauten der königlichen Familie. Er wurde zu den Geburtstagsfeiern der Kinder und auch zu manch anderem öffentlichen und privaten Anlaß eingeladen.[29]

Als außerordentlicher Leibarzt der Königin bezog Gull zwar ein Gehalt, aber er betrieb auch weiterhin seine Privatpraxis. Nach seiner Erhebung in den Adelsstand wurde er zu einem der berühmtesten Ärzte des

Landes; 1888 gab es außer ihm nur noch acht weitere Ärzte, die den Titel eines Baronet innehatten. Er bewegte sich zunehmend in Adelskreisen, in denen es nicht nur akzeptiert, sondern sogar erwünscht war, wenn man literarische Interessen an den Tag legte, galt das doch als das Kennzeichen eines wahren Gentlemans. Einem Biographen zufolge »liebte Gull alte und altmodische Literatur«, insbesondere Milton und George Herbert, kümmerte sich allerdings nicht um die sozialen Probleme seiner Zeit. Als man ihn einmal fragte, wie seine politischen Ansichten aussähen, antwortete er, sie seien genauso wie die der Königin – »farblos«. Letztendlich jedoch war Gull ein Konservativer, was selbst seine Meinung über die Reichweite der Erklärungskraft der Wissenschaft beeinflußte: »Meiner Ansicht nach stellt das Leben in all seinen Abschnitten nichts anderes als eine Offenbarung darüber dar, daß es mehr ist, als es zu sein scheint, und vor allem, wenn ich erkenne, daß die moralischen Gesetze über die physiologischen dominieren ... Ich würde viel eher an Moses und die Propheten glauben als an die Wissenschaft und Logik, wie diese sich bis dato gezeigt haben.«[30]

Aufgrund von Gulls konservativer Einstellung, der Tatsache, daß er für sein Können im ganzen Land berühmt war, und seiner engen Beziehungen zum Königshaus hatte er viele wohlhabende Patienten. Im Jahre 1873 gehörte er zu den anerkanntermaßen Größten in der britischen Medizin. Demzufolge erweckte seine Entscheidung, bei der Versammlung der *Clinical Society* am 24. Oktober einige Fallberichte vorzustellen, ehrliches Interesse. Da Gull diese Absicht schon in der Woche vor der Sitzung bekanntgegeben hatte, mußten einige Mitglieder gewußt haben, daß er noch einmal auf das Thema Auszehrung bei jungen Mädchen zu sprechen kommen wollte; außerdem war vermutlich bekannt, daß er dem Phänomen inzwischen einen anderen Namen gegeben hatte: Anorexia nervosa.

Miß A, Miß B und Miß C

Nachdem er anläßlich des Todes eines kürzlich verstorbenen Kollegen einige Worte des Beileids gesprochen und rasch eine von einem französischen Arzt entwickelte neue Gurgeltechnik vorgestellt hatte, verlas Gull ein Referat von etwa 1600 Worten mit dem Titel »Anorexia Hysterica«.[31] Der Vortrag dauerte ungefähr eine halbe Stunde und wurde wenige Wochen später unter der Überschrift »Anorexia Nervosa (Apepsia Hysterica, Anorexia Hysterica)« veröffentlicht.

Gull leitete seinen Vortrag mit den Worten ein, er habe bereits vor fünf Jahren über die Auszehrung bei jungen Mädchen gesprochen. Offenbar wollte er sichergehen, daß alle ihn als denjenigen betrachteten, der die Diskussion um diese Krankheit entfacht hatte. In einem Gespräch mit Kollegen betonte er, daß er seinem Vortrag aus dem Jahre 1868 einen Zusatz mit folgendem Wortlaut beigefügt habe: »Ich habe beschlossen, besagten Zustand mit diesem Terminus (hysterische Apepsie) zu belegen, weil ich hoffte, auf diese Weise auf besagtes Phänomen aufmerksam zu machen.« Allerdings läßt sich nicht beweisen, daß Gull diese Krankheit schon fünf Jahre zuvor als ernsthaftes und unabhängiges Studiengebiet herausgestellt hatte.[32] Angesichts der Aufmerksamkeit, die die Londoner Zeitungen und Fachzeitschriften in den Jahren 1869-1870 dem Fall Jacob gewidmet hatten, kann es durchaus sein, daß auch Gull damals Vermutungen zum Phänomen der Anorexie und Auszehrung bei jungen Mädchen angestellt hatte. Vielleicht kannte er sogar Robert Fowler, den Londoner Arzt, der das fastende Mädchen aus Wales aufsuchte.

Im Jahre 1873 befand Gull, daß der Begriff »Anorexie« (Appetitlosigkeit) treffender sei als »Apepsie« (Verdauungsstörungen), da verzehrte Nahrung – abgesehen vom letzten Stadium der Krankheit – für gewöhnlich gut verdaut wurde. Er räumte ein, daß ein Pariser Neurologe namens Charles Lasègue (1816-1883) in einer Veröffentlichung vom April 1873 die Anwendung des Begriffes »Anorexie« vorweggenommen habe, behauptete aber, ihm sei die Bezeichnung zuerst eingefallen: »In dem Vortrag in Oxford habe ich noch den Begriff Apepsia Hysterica verwendet. Allerdings erschien mir der Terminus Anorexie bereits treffender, ehe ich Dr. Lasègues Abhandlung gelesen hatte.« Gull merkte fast nichts zu Lasègues äußerst genauer Beschreibung der medizinischen und geistigen Stadien der *anorexie hystérique* an. Statt dessen stellte er nur fest, daß Lasègue seinen, Gulls, Bericht nicht erwähnt habe.[33] Verständlicherweise behandelte Gull den Beitrag des französischen Arztes mit Vorsicht. Zwar konnte er ihn nicht vollständig ignorieren, hätte er ihn aber gelobt, hätte er im Schatten des Kollegen gestanden. Unter Einsatz all seiner diplomatischen Fähigkeiten und motiviert von professionellen Eigeninteressen legte Sir William seine Meinungsverschiedenheiten mit Lasègue dar und nahm ihn gleichzeitig als Fachkollegen an.

Wie wir noch sehen werden, unterschieden sich die klinischen Berichte von Gull und Lasègue gewaltig in ihren Schwerpunkten. Gulls Bericht war vorwiegend medizinisch orientiert und befaßte sich hauptsächlich damit, wie ein Arzt zu dem Schluß gelangte, daß es sich um »einfache Unterernährung« und nicht um eine organische Krankheit handelte. Lasègues Herangehensweise war hingegen psychologisch; er schilderte die geistigen Stadien, die Patientin und Familie im Verlauf der Krankheit durchschritten. Gull räumte ein, daß die Krankheit durchaus einen tödlichen Ausgang nehmen konnte; Lasègue dagegen schrieb: »Ich habe bis jetzt noch nie erlebt, daß die Anorexia nervosa direkt zum Tode geführt hätte.«[34]

In Gulls Auseinandersetzung mit Lasègue ging es nicht um inhaltliche oder definitorische Fragen. Gull nahm lediglich einen anderen Standpunkt zur Verwendung des Begriffes »hysterisch« ein, da dieser eine geschlechtsspezifische Erkrankung implizierte. Den Terminus »hysterische Anorexie« lehnte er deswegen ab, da er sich aus dem griechischen Wort *hysteros* ableitet, was Uterus bedeutet. Lasègues Bericht, der die Anorexie als eine »Hysterie des gastrischen Zentrums« begriff, basierte auf acht Fällen von Frauen im Alter von 18 bis 32 Jahren; Männer kamen nicht darin vor. Gull hingegen bevorzugte die Bezeichnung »nervosa«, weil er die Erkrankung auf das zentrale Nervensystem, und nicht auf den Uterus zurückführte, was bedeutete, daß auch Männer davon betroffen sein konnten. »Die Erkrankten sind meist weiblichen Geschlechts und zwischen 16 und 23 Jahren alt«, schrieb er, »(doch) ich habe sie zuweilen auch schon bei Männern in derselben Altersgruppe beobachtet.«[35] (Allerdings kamen weder Gull noch irgendein anderer Autor im 19. Jahrhundert jemals wieder auf männliche Anorektiker zu sprechen).

Gull entschloß sich auch deswegen, den Begriff »hysterisch« fallenzulassen, weil ihm die Ungenauigkeit dieser Kategorie zu schaffen machte, besonders ihre häufige Verwendung durch die Neurologen. Trotzdem hielt er weiterhin an dem damals allgemein angenommenen Zusammenhang zwischen Hysterie und weiblicher Pubertät fest. Allerdings deutete er diesen ein wenig um und schrieb: »Daß geistige Zustände den Appetit schädigend beeinflussen, ist bekannt, und man muß zugeben, daß junge Frauen in besagtem Alter (zwischen 16 und 23) besonders anfällig für geistige Verirrungen sind. Wir können diesen Zustand als hysterisch bezeichnen, ohne uns dabei auf die Ethymologie des Wortes festzulegen oder zu behaupten, daß die Betroffenen die üblichen Symptome der Hysterie aufweisen.«[36] Schließlich machte Sir William seinem französischen Konkurrenten ein Friedensangebot. Er sagte vor Londoner Publikum, der Wert von Lasègues vorangegangenem Vortrag über die *anorexie hystérique* bestünde darin, daß er einen unabhängigen Nachweis derselben Erkrankung darstelle.

Da Gull die Zweideutigkeit und Verwirrung, die mit der Diagnose Hysterie einhergingen, unter allen Umständen vermeiden wollte, bemühte er sich, die Merkmale dieser neuen Krankheit auf positive medizinische Indikatoren zurückzuführen. Wenn man ihm ein abgemagertes Mädchen vorstellte, unterzog er die Kranke stets dem gleichen Testverfahren: Zuerst untersuchte er die Betroffene auf eine organische Erkrankung oder Störungen in Brustraum und Unterleib. Nachdem er Tuberkulose oder eine Darmerkrankung ausgeschlossen hatte, nahm er die vitalen Funktionen in Augenschein. Seiner Ansicht nach konnte man eine schwere Anorexia nervosa fast immer anhand der starken Auszehrung und durch Beobachtung des Pulses und der Atmung feststellen. (Bei diesen Patientinnen sei beides verlangsamt; die Körpertemperatur sei etwas niedriger als normal.) Außerdem käme es nicht zu Monatsblutungen, was mit einer allgemeinen Senkung der vitalen Funktionen einhergehe.

Gull führte die angebliche Appetitlosigkeit der Anorektikerin auf einen morbiden (krankhaften) Geisteszustand und nicht auf eine irgendwie geartete Verdauungsstörung zurück. Zu den Ursachen des Geisteszustandes, der den Appetit negativ beeinflußte, machte Gull nur eine einzige Aussage, die darauf hinwies, daß er insgeheim mit der Neurologie sympathisierte. In einem Schreiben an einen Landarzt meinte er, er halte die Anorexia nervosa »eigentlich für ein Versagen der gastrischen Verzweigung des pneumogastrischen (Vagus-)Nerven«. Allerdings ging Gull nie weiter auf die neurologische Interpretation ein und bezeichnete die Anorexia nervosa für gewöhnlich als »Pervertierung des Willens«. Anorexiepatientinnen »klagten nicht über Schmerzen oder irgendwelche Krankheitssymptome, doch sie waren oft unruhig und aufsässig.«[37]

Gull beschrieb drei Fälle, junge Frauen im Alter zwischen 16 und 23 Jahren, die von praktischen Ärzten an ihn überwiesen worden waren.[38] Er hatte sie alle als Privatpatientinnen behandelt, ohne sie in ein Krankenhaus einweisen zu lassen. Neben den Fallstudien zeigte Gull auch Photographien von Miß A, Miß B und Miß C, die die jungen Frauen vor und nach der Behandlung zeigten. Auf den Photos vor der Behandlung waren trübsinnige und abgemagerte Patientinnen zu sehen; die Photos danach zeigten die Patientinnen im Normalzustand mit leicht gerundeten Wangen, was als Ergebnis der Behandlung zu werten war.

In jedem seiner Fallberichte legte Gull den Schwerpunkt auf die medizinischen Symptome und vermied, auf die moralischen (geistigen) Ursachen einzugehen. Der erste dieser Fälle aus dem Jahre 1873 war der der 17jährigen Miß A, die stark abgemagert war. Bei einer Körpergröße von 1,65 Metern wog sie nur noch 37 Kilogramm. Offenbar hatte ihr Hausarzt und Apotheker, Dr. Kelson Wright, ihren erstaunlichen Appetitmangel mit verschiedenen Heiltränken behandelt, die er ihr wahrscheinlich verkauft hatte: Rezepturen aus Chinarinde, Quecksilberbichlorid, eisenhaltigem Jod und Chininzitrat. Allerdings zeigten diese Medikamente anscheinend keine Wirkung, denn das hyperaktive Mädchen beharrte weiterhin darauf, nur winzige Mengen Nahrung nach einem stark einseitigen Speisezettel zu sich zu nehmen. (Gull beobachtete, daß Miß A an »absolutem Appetitmangel bezüglich tierischer Nahrungsmittel und fast völligem Appetitmangel in Bezug auf alles andere« litt.) Über ihren Seelenzustand sagte Gull nur: »Sie war etwas launisch und eifersüchtig. Über die auslösende Ursache konnten keine Aussagen gemacht werden.«

Die 18jährige Miß B wurde als Fall »latenter Tuberkulose« an Sir Williams Privatpraxis überwiesen. Obwohl sie sich krank fühlte und stark abgemagert war, dürstete die angebliche Tuberkulosekranke nach körperlicher Bewegung, weswegen ihre Mutter sich besorgt fragte, warum »sie niemals müde war«. Auf den Rat eines früheren Arztes hin hatte Miß B zwei Winter in Südeuropa verbracht, um sich dort zu erholen. Gull lehnte diesen therapeutischen Ansatz strikt ab. Seiner Ansicht nach war der abgemagerte Zustand des Mädchens Beweis für die Nutzlosigkeit einer solchen Vorgehensweise. Auf derartigen Reisen, schrieb er, »gestattet man störrischen Patientinnen oft, sich in einen Zustand äußerster Erschöpfung hineinzusteigern, was sich vermeiden ließe, wenn man sie anderen moralischen Bedingungen aussetzt«. Als Gull Miß B untersuchte, erkannte er sofort, daß sie nicht an Tuberkulose litt: Sie war zu mager, hatte seit zwei Jahren keine Menstruation mehr gehabt, und mit ihrem Puls und ihrer Atmung verhielt es sich ähnlich wie bei Miß A.

Die 15jährige Miß C wurde von William Anderson, einem Arzt aus Richmond, der selbst bereits einige Arbeiten veröffentlicht hatte, an Sir William empfohlen. Später schrieb Gull einen kollegialen Brief an Anderson, in dem er seine Diagnose erläuterte und aus seinen eigenen Werken zitierte: »Offenbar handelt es sich hier um einen schweren Fall der Krankheit, die ich ›Apepsia hysterica‹ oder ›Anorexia nervosa‹ nennen möchte. (Siehe auch ›Address on Medicine at Oxford‹, 1868).« Miß C wies viele ähnliche Symptome auf wie die anderen beiden jungen Frauen, doch sie wurde zusätzlich noch als »starrsinnig« beschrieben. Sie »ist früher ein nettes, rundliches, freundliches kleines Mädchen gewesen. Glauben Sie mir …«, schrieb Dr. Anderson an Sir William.

Die Photos der drei Mädchen spiegeln die Tendenz von Dr. Andersons Bemerkung wider. In den »Vorher-« oder »Kranken-« Portraits sehen die drei Anorektikerinnen recht niedergeschlagen aus; besonders Miß A und Miß B halten den Kopf halb abgewandt, blicken zu Boden, und ihre Augen und Gesichtszüge befinden sich nicht in der Bildmitte. Miß C ist ohne Zweifel stark abgezehrt und wirkt durch die scharf konturierte Kinnpartie und das knochige Profil fast wie ein störrisches junges Pferd. In allen »Vorher«-Photos blicken die Betroffenen geistig verwirrt drein, ein Augenausdruck, der auf den »Danach«-Bildern verschwunden ist – die Mädchen sehen ruhig, freundlich und ganz ausgeglichen in die Kamera. Auf den »Nachher«-Photos sind die Mädchen mit allen Paraphernalien bürgerlicher Weiblichkeit ausstaffiert: Kameebroschen, Ohrringen und

Haarbändern; das Haar lockt sich in weichen Wellen, und ihre Haltung ist der eines jungen Mädchens ihrer Rolle und ihres Standes angemessen – von dem Ausdruck dumpfer Verdrießlichkeit, der nach Gulls Ansicht typisch für eine Anorektikerin war, ist nichts mehr zu bemerken.

Gull war fest davon überzeugt, daß eine medikamentöse Therapie völlig nutzlos war. »Im Augenblick verschreibe ich keine Medizin«, schrieb er, »da Pflege und Nahrung wichtiger sind als alles andere.« Seiner Meinung nach brauchten Anorektikerinnen vor allem eine nahrhafte Diät, bestehend aus Milch, Sahne, Suppen, Eiern, Fisch und Huhn, die der Kranken alle zwei Stunden von einer ausgebildeten Krankenschwester verabreicht werden sollte, falls die Familie sich eine Schwester leisten konnte. Außerdem seien warme Kleidung, »Bettruhe und Wärme« und eine äußerliche Erwärmung der Wirbelsäule durch eine Wärmflasche das beste Mittel gegen die Verdauungsstörungen, die üblicherweise mit schwerer Unterernährung einhergingen.

Damit Gulls Ernährungsprogramm Erfolge zeitigen konnte, mußte die Patientin jedoch willens sein, kleine Nahrungsmengen zu sich zu nehmen, und sich den Anweisungen der Pflegekräfte fügen. Allerdings meinte Gull – obwohl er sich nie über seine tatsächlichen Gespräche mit Anorektikerinnen äußerte –, eine moralische Kontrolle der Patientin und eine Veränderung ihrer häuslichen Bedingungen seien für eine Heilung unerläßlich. Da er davon ausging, daß die Patientin »geistig nicht gesund« sei, habe sie ihr Selbstbestimmungsrecht, was das Essen anbelangte, verwirkt. Gull erklärte, »den Neigungen der Patientin dürfe in keiner Weise entsprochen werden«. Ihr Speiseplan dürfe lediglich von medizinischen Beweggründen bestimmt werden, nicht davon, daß sich die Patientin über den Zwang zu essen beschwerte, oder davon, daß ihre Eltern eine Szene vermeiden wollten. Gull argumentierte, daß er als Arzt dem pervertierten Zwangsverhalten der Patientin nicht nachgeben dürfe: »Es ist nicht unüblich, daß der Arzt als Antwort auf das ängstliche Bemühen der Eltern sagt: ›Lassen Sie sie tun, was sie will. Zwingen Sie sie nicht zum Essen.‹ Früher habe auch ich solche Ratschläge für zulässig und richtig gehalten, doch meine Erfahrung hat mir klar vor Augen geführt, daß es gefährlich ist, die Auszehrung länger voranschreiten zu lassen.«

Damit die Patientin die für eine Heilung unerläßliche moralische Autorität des Arztes anerkenne, sei es empfehlenswert, sie aus ihrer häuslichen Umgebung zu entfernen. Recht offen stellte Gull fest, daß »Verwandte und Freunde oft die schlechtesten Pfleger (sind)«. In seinem Bericht aus dem Jahre 1873 äußert sich Gull jedoch nicht explizit dazu, wie diese Ortsveränderung herzustellen sei. Es wurde nicht klar, ob häusliche Pflege durch einen Arzt und eine Krankenschwester das beste sei oder ob man die Patientin besser in eine Klinik einweisen solle. Historischen Quellen ist zu entnehmen, daß die Lösungen notwendigerweise meist spontan und individuell gefunden wurden. Miß C beispielsweise wurde »rundlich und rosig wie zuvor«, nachdem sie einige Monate mit einer Krankenschwester in Shanklin auf der Isle of Wight zugebracht hatte. Miß A wurde zwei Jahre lang zu Hause von Sir William selbst betreut, bis sich ihre »Gesundheit gebessert hatte« und sie 58,5 Kilogramm wog.

Grundsätzlich war Gull, was die Wirkung einer moralischen im Gegensatz zu einer medikamentösen Therapie anbelangte, optimistisch. »Wahrscheinlich muß man die medikamentöse Behandlung im Hinblick auf ihre Auswirkungen auf die Genesung nicht in Erwägung ziehen.« Obwohl er einräumte, durch Anorexia nervosa verursachte Todesfälle gesehen zu haben, beteuerte er, daß – auch wenn die Situation noch so bedrückend sei – »keiner dieser Fälle … wirklich hoffnungslos ist, solange es noch Leben gibt; und in den meisten Fällen ist die Prognose wahrscheinlich günstig«. Daß Gull sich nicht scheute, über das Ergebnis und die Behandlung allgemeine Aussagen zu machen, lag daran, daß ihm das Syndrom so gut bekannt war. »Solche Fälle sind mir nicht selten untergekommen«, meinte er.

Allerdings verfügten Gulls Kollegen in der *Clinical Society* ihrerseits über genug Erfahrungen mit der Krankheit, um ebenfalls mit Fällen aufwarten zu können. Von den acht Ärzten, die Anmerkungen zu seinem Vortrag machten, hatten sechs schon Fälle gesehen und behandelt, auf die Gulls Begriff der Anorexia nervosa zutraf. Ein Arzt beschrieb einen Fall, der sich ziemlich lange hingezogen hatte: Hier hatte die »absolute Abneigung« eines Mädchens gegenüber jeglicher Nahrung dazu geführt, daß es schließlich »mehr einer vertrockneten Mumie als einem lebenden Wesen« glich. Ihr Leben konnte erhalten werden, indem der Arzt ihr »Fleischextrakt«, der mit Brandy gemixt und als Medizin getarnt war, verabreichte. Die Ärzte zeigten eine allgemeine Vertrautheit mit der Krankheit und bezogen sich dabei auch auf den Fall des fastenden Mädchens aus Wales. Von Sarah Jacob war, wie ein Arzt anmerkte, berichtet worden, daß sie »ruhe- und schlaflos« gewesen sei, worin sich eine starke Ähnlichkeit zu den Opfern der Anorexia nervosa zeigte.[39]

Die Diskussion über Gulls Vortrag und die Photographien zeigt, daß die meisten Mediziner noch in der herkömmlichen Vorstellung verhaftet waren, die Anorexie sei vermutlich in einer lokalen Nervenstörung begründet. Einer der Zuhörer merkte an, daß »vor 20 Jahren diese Fälle (Anorektikerinnen) zu Mr. (Morell) MacKenzie geschickt wurden«, der ein bekannter Spezialist für Erkrankungen des Halses war.[40] Doch der Großteil der Ärzte stimmte offenbar trotzdem Gulls Grundaussage zu, daß die

Appetitlosigkeit bei der Anorexia nervosa eher auf geistigen als auf medizinischen Ursachen beruhe. Aber Gulls Kollegen fragten sich aufgrund der Art dieses Berichts nach den Ursachen der Abneigung gegen Nahrung; man spekulierte, ob es sich um eine Geisteskrankheit handle, und erörterte, wie man an die Anorexia nervosa herangehen solle. Ein Arzt, der die Krankheit als eine Form der »Selbstvergiftung« betrachtete, berichtete von Mädchen, die sich das Essen selbst »verleideten«, indem sie sich das »ekelerregende Bild« von »fauligem Cat Pudding« (gefüllten Katzendärmen) vor Augen riefen, wenn sie etwas zu sich nehmen sollten. Symes Thompson, dem es schwerfiel, »eine Grenze zwischen derartigen Fällen und Geisteskrankheit« zu ziehen, gab zu, eine junge Frau, die die Nahrung verweigert hatte, in eine Anstalt eingewiesen zu haben. Dort erholte sie sich zwar unter richtiger moralischer Behandlung, aber nach ihrer Entlassung hungerte sie sich zu Tode.[41] Wie sollte ein Arzt also auf diese eigenartige neue Krankheit reagieren? Ein Mitglied der Gesellschaft fragte, ob Zwangsernährung angesichts des geistigen Ursprungs der Anorexia nervosa nicht doch angemessen sei; ein anderer Arzt stimmte zu, wie wichtig es sei, die »Umgebung (der Patientin) zu verändern« und berichtete, daß zwei seiner Patientinnen, »in ein anderes Haus gebracht« worden seien.[42]

Sir Williams Antworten auf die Fragen seiner Kollegen fielen punktuell und knapp aus. Dem Arzt, der von der erfolgreichen Entfernung seiner Patientin aus ihrem familiären Umfeld berichtet hatte, erwiderte er schlicht: »Wir haben nicht immer die Möglichkeit, diese Patientinnen von zu Hause fortzubringen.«[43] Ganz sicher hätten viele Familien weder die Neigung noch die Mittel, ihre Tochter fortzuschicken. (In Gulls nächstem veröffentlichten Bericht über die Anorexia nervosa aus dem Jahre 1888 ging es um eine Krankenschwester aus dem Guy's Hospital, die zwei Monate lang in das Haus eines Mädchens geschickt worden war, um ihre Ernährung zu überwachen und ihre moralische Einstellung zu beeinflussen.) Zur Frage der Zwangsernährung und zur selbst herbeigeführten Abneigung gegen Lebensmittel äußerte Gull sich nicht. Was ihm allerdings eine Antwort entlockte, war die Frage, wie sich die Anorexia nervosa im Zusammenhang mit der Hysterie und der Geisteskrankheit verhielt. Gull erwiderte kurz und bündig, daß »(die Anorexia nervosa) keine großen Anteile von Hysterie aufweise, aber auch kaum eine Geisteskrankheit genannt werden könne.«[44] Diese Antwort kam Sir Williams wichtigstem Ziel sehr zupaß: nämlich die Anorexia nervosa als unabhängige Krankheit zu definieren, die außerhalb einer Anstalt für Geisteskranke behandelt werden konnte.

5.

Liebe und Nahrung in der bürgerlichen Familie

Charakteristisch für die bürgerliche Familie gegen Ende des 19. Jahrhunderts war vor allem die abnehmende Zahl ihrer Mitglieder und die Art und Weise, wie sie ihre Kinder großzog. In den Vereinigten Staaten, England und Frankreich blieben die Söhne und Töchter der Mittelschicht zunehmend bei ihren Eltern wohnen, bis sie selbst eine Ehe eingingen (üblicherweise mit Mitte Zwanzig) und einen eigenen Hausstand gründeten. Diese Phase der Abhängigkeit, auch Adoleszenz genannt, unterschied die Mittelschicht vom Proletariat und der Unterschicht, deren Mitglieder notwendigerweise schon in der Kindheit außerhalb des Elternhauses leben und arbeiten mußten. Aufgrund dieser Intensivierung des Familienlebens (weniger Familienmitglieder und längeres Zusammenleben) bekamen die Kinder der Mittelschicht von ihren Eltern mehr Zuwendung, wurden aber auch strenger überwacht. Unter diesen Bedingungen stieg der »emotionale Wert« der Kinder für ihre Eltern gewaltig, während sie nichts mehr zum wirtschaftlichen Erhalt der Familie beitrugen.[1]

Nach allgemeiner Anschauung waren es besonders die jungen Frauen, die vom schützenden Rahmen der christlich-bürgerlichen Familie profitierten. In der Kernfamilie, in der sich alles um die Kinder drehte, wurden Mütter und Töchter schon aus Prestigegründen vom Arbeitsmarkt und jeglicher Form der Erwerbstätigkeit ferngehalten. Gleichzeitig aber ging die Herstellung von Gebrauchsgütern im eigenen Haushalt zurück; die Frauen und Mädchen der Mittelschicht konnten nun alles Notwendige kaufen, anstatt es selbst anzufertigen. Wer die Jugend und die frühen Erwachsenenjahre in einer solchen Umgebung verbringen konnte, galt als sicher vor den Gefahren, die jungen Mädchen nach allgemeiner Ansicht drohten – zu frühe Kontakte zum anderen Geschlecht und sexuelle Ausbeutung. Mediziner rieten jungen Mädchen sogar, mit der Ehe bis nach dem 20. Geburtstag zu warten, da das weibliche Becken vor diesem Zeitpunkt noch nicht als ausreichend entwickelt galt. Außerdem hieß es, daß junge Mädchen, die keiner Erwerbstätigkeit nachgingen und zu Hause bei ihren Eltern lebten, nicht so leicht Gefahr liefen, von schädlichen Einflüssen verdorben zu werden.[2]

In der Tat schützte das traute Heim der Mittelschichtfamilie junge Mädchen vor Frühehen und den Mühen einer Berufstätigkeit. In den Vereinigten Staaten, England und Frankreich durchlebten die Töchter der Mittelschicht eine Phase der verlängerten Abhängigkeit von den Eltern, in der sie vielfach mit Liebe und Zuwendung überschüttet wurden.

Das Bürgertum feierte diese Entwicklung als Errungenschaft, die – wenn das nötige Geld vorhanden war – jungen Mädchen nur zugute kam. Allerdings machten sich nur wenige Gedanken darüber, daß der schützende Hafen Familie die jungen Frauen zwar von der Außenwelt abschirmte, andererseits aber auch nicht frei von Problemen war.[3] Die Frage, inwieweit die verlängerte Abhängigkeit junger Menschen von ihren Eltern und die intensivierte Eltern-Kind-Beziehung ihrerseits zu Psychopathologien führen konnten, wurde kaum erörtert.

Aus diesem Grunde ist Charles Lasègues 1873 erschienene Abhandlung mit dem Titel *l'anorexie hystérique* ein wichtiges Dokument in der Geschichte der Kindheit und Familie ebenso wie in der Geschichte der Medizin.[4] Nicht William Gull, sondern Lasègue war es, der zum erstenmal wirklich die Aufmerksamkeit darauf lenkte, daß zwischen Spannungen in der Familie und der Anorexia nervosa ein Zusammenhang bestand. Anders als Gull, der hoffte, eine neue Krankheit zu entdecken, gehörte Lasègue einer einflußreichen Strömung in den Pionierjahren der französischen Psychiatrie an – den médicins-alienistes –, deren Ziel es war, die einzelnen Symptomgruppen dieser Krankheit unter dem Oberbegriff Hysterie zusammenzufassen. Im Jahre 1873 war Lasègue Chefarzt für klinische Medizin am La Pitié Krankenhaus, Mitherausgeber der *Archives générales de médicine* (einer führenden französischen Fachzeitschrift) und Autor mindestens zweier Artikel zum Thema hysterische Erkrankungen.[5] *L'anorexie hystérique* war seiner Ansicht nach eine »Hysterie des gastrischen Zentrums«, eine hysterische Störung, die sich in allgemeinen Verdauungsstörungen, absonderlichen Eßlüsten und »Sprachverweigerung« manifestierte – alles Symptome, die Ärzte an hysterischen Patientinnen festgestellt hatten.[6] Was seine Klassifizierung anbelangt, folgt Lasègue der Vorgehensweise der Neurologie, doch in der klinischen Beobachtung und der Beschreibung des sozialen Umfelds ist sein Artikel ein authentischer und einfühlsamer Beitrag zur psychiatrischen Forschung.

Anders als Gull, der sich ausschließlich auf die medizinischen Aspekte der verschiedenen Diagnosen bezog, bietet uns Lasègue einen Einblick in das Privatleben der bürgerlichen Familie und die Beziehungen ihrer Mitglieder untereinander. Obwohl er sich in seiner Beschreibung auf die gesellschaftlichen Verhältnisse in Frankreich bezog, enthält sie doch verallgemeinerbare Beobachtungen: Offenbar trug die verlängerte Abhängigkeit vom Elternhaus zur Intensivierung der elterlichen Liebe bei und bereitete den Nährboden für die Anorexia nervosa, die vermehrt bei jungen Mädchen dieser Schicht auftrat. Durch Nahrungsverweigerung hatten die Töchter des Bürgertums plötzlich die Macht, das Familienleben aus dem Takt zu bringen. Ein Mädchen, das die Nahrung zurückwies, die die Familie ihr zur Verfügung stellte, wurde plötzlich zum wichtigsten Gesprächsthema; in einer Familie, in der sich alles um die Kinder drehte, sprachen nun alle mit Besorgnis über ihre Eßgewohnheiten und ihren Körper.

In Vorwegnahme dessen, was wir heute die »Theorie des Familiensystems« nennen, schrieb Lasègue: »Deswegen darf es nicht überraschen, wenn ich ständig Parallelen zwischen dem Krankheitszustand der Hysteriepatientin und den Sorgen der Menschen in ihrer näheren Umgebung ziehe. Denn diese beiden Befindlichkeiten sind eng miteinander verknüpft, und wir werden zu einer fehlerhaften Einschätzung der Krankheit kommen, wenn wir uns auf die Untersuchung der Patientin beschränken.« Daß Lasègue in *l'anorexie hystérique* soviel Gewicht auf die Beziehungen innerhalb der Familie legte, rührte von seinen Erfahrungen mit Patientinnen aus der Mittelschicht in seiner Pariser Praxis her. In seinem gesamten Bericht war die Familie immer präsent und stellte einen erhellenden Hintergrund dar, vor dem er das emotionale Ringen um die Nahrungsaufnahme schilderte. Lasègues eingehende Betrachtung der Beziehungen, die seine Patientinnen mit Familie und Freunden unterhielten, bestätigten, was Gull in seinem Werk nur angedeutet hatte: Anorektikerinnen stammten aus Familien, die willens und in der Lage waren, ihren Töchtern emotionale und finanzielle Zuwendung zu bieten. Als erster Mediziner des 19. Jahrhunderts machte Lasègue darauf aufmerksam, daß Nahrungsverweigerung eine Form innerfamiliären Konflikts zwischen einem heranwachsenden Mädchen und dessen Eltern darstellte.

Auch ist zwischen den Zeilen von Lasègues präziser klinischer Beschreibung der Anorektikerin und ihrer Familie ein tiefes Gespür für die Bedeutung von Nahrung zu lesen. Schließlich entstammte Lasègue selbst dem französischen Bürgertum, einer Schicht, die für die Pflege der Kochkunst und Eßkultur bekannt ist. Für die Franzosen hatte die Kochkunst eine große Bedeutung, und ein Mensch, der verlockende Speisen ohne vernünftigen Grund verweigerte, verhielt sich in den Augen seiner Zeitgenossen eindeutig seltsam, wenn nicht gar provokant. Auch Lasègue wunderte sich: »Ich habe gesehen, wie (eine Anorektikerin) an einem

Bröckchen Rhabarber herumkaute. Nichts in der Welt hätte sie dazu bewegen können, ein Kotelett zu kosten.« Tatsächlich mußte erst ein mit den verschiedensten Gaumenfreuden vertrauter Franzose auf den Gedanken kommen, hinter der Entstehung der Anorexia nervosa eine Verbindung zwischen Nahrung und Liebe zu vermuten.

Die drei Stadien der Anorexie

Nach Ansicht Lasègues setzte die *anorexie hystérique* für gewöhnlich zwischen dem 15. und dem 20. Lebensjahr als Folge eines »emotionalen Erlebnisses« ein, das die Patientin entweder »bekannte oder verheimlichte«. Allerdings war die genaue Natur dieser auslösenden emotionalen Krise nur schwer zu ermitteln, da die Ärzte in dieser Zeit nur selten persönliche Aussagen ihrer Patientinnen schriftlich festhielten. Lasègue nahm an, daß diese Krise mit einem »wirklichen oder eingebildeten Heiratsantrag«, »einem gewaltsam unterdrückten Gefühl der Zuneigung oder einem mehr oder weniger bewußten Bedürfnis« zusammenhing. Tatsächlich gelang es Lasègue, eine Verbindung zwischen dem Ausbruch der Anorexia nervosa und einer langen Reihe von Enttäuschungen herzustellen, die für uns heutzutage als typische Rückschläge in der Phase des Erwachsenwerdens gelten: unrealistische romantische Erwartungen, als unzureichend empfundene Ausbildungs- und soziale Entfaltungsmöglichkeiten oder Auseinandersetzungen mit den Eltern. Nach Lasègue erstreckte sich der Krankheitsverlauf meist über mindestens 18 bis 24 Monate und entwickelte sich in drei Stadien, von denen jedes typische medizinische und emotionale Merkmale aufwies.

Im ersten Stadium äußerten die jungen Frauen zunehmend ein allgemeines Unwohlsein, nachdem sie etwas zu sich genommen hatten. Die Beschwerden waren größtenteils körperlich: »ein vages Völlegefühl« oder »Übelkeit nach dem Beginn der Mahlzeit«. Stets wachsam, was die medizinische Seite des Problems anbelangte, stellte Lasègue bei diesen Schmerzen charakteristische Eigenschaften fest: Sie setzten unvermittelt ein und standen in keinem Zusammenhang mit der Beschaffenheit der genossenen Speisen. Zudem kam es weder zu Brechreiz noch zu irgendeiner anderen Beeinträchtigung der Verdauungstätigkeit (abgesehen von chronischer Verstopfung). »Allmählich schränkt (die Patientin) ihren Speisezettel ein«, schrieb Lasègue, »und schiebt dafür Gründe vor; manchmal sind es Kopfschmerzen, manchmal eine vorübergehende Abneigung, und manchmal ist es die Angst, die Schmerzen könnten nach dem Essen wieder auftreten.« Mit der Zeit wurden Tage zu Wochen, doch die Nahrungsverweigerung der Patientin dauerte an. »Mahlzeit auf Mahlzeit wird vorzeitig abgebrochen ... und stets werden bestimmte Speisen eine nach der anderen zurückgewiesen. Zuweilen ist es Brot, dann wieder Fleisch oder ein bestimmtes Gemüse – manchmal wird auch ein Bestandteil der Mahlzeit durch einen anderen ersetzt, für den über Wochen hinweg eine besondere Vorliebe zum Ausdruck gebracht wird.« War der Speisezettel dann schließlich auf nahezu nichts zusammengestrichen, so Lasègue, »hat sich die Krankheit manifestiert«.

Überraschenderweise blieb der allgemeine Gesundheitszustand der Patientin in diesem ersten Stadium der Krankheit zufriedenstellend. Obwohl sie weniger als ein Zehntel der üblichen Nahrungsmenge zu sich nahm, wirkte sie nicht abgemagert. Und trotz der allmählich fortschreitenden Entkräftung verfiel die Patientin in bemerkenswerte Hyperaktivität. »Die Abstinenz scheint die Beweglichkeit zu erhöhen«, beschrieb Lasègue diese Phase. »Die Patientin fühlt sich leichter und aktiver, reitet aus, empfängt Gäste, macht Besuche und wirft sich mit aller Kraft ins gesellschaftliche Leben.« Lasègues typische Anorexiepatientin war eine wohlhabende junge Frau, die zum Beweis für ihren eigentlich recht guten Gesundheitszustand auf ihren Terminkalender verwies und betonte, daß ihre Lebensmittelabstinenz eine vernünftige persönliche Strategie darstelle, auch wenn ihre Eltern sich deswegen Sorgen machten. Obwohl sie typischerweise »gefügig« war, wenn es darum ging, vom Arzt verordnete Medikamente einzunehmen, verweigerte sie beharrlich die häuslichen Mahlzeiten.

Obwohl das Mädchen keine offensichtlichen Krankheitssymptome aufwies und große Unternehmungslust an den Tag legte, empfand die Familie das Verhalten ihrer Tochter im ersten Stadium der Krankheit als belastend und unbegreiflich. Die Mahlzeiten im Familienkreis – in der französischen Mittelschicht eine Institution – änderten unweigerlich ihren Charakter, wenn sich ein Familienmitglied trotz aller Überredungsversuche beharrlich weigerte zu essen. Im ersten Stadium gaben sich die meisten Eltern Mühe, ihre Tochter zum Essen zu bewegen. Entweder setzten sie ihr besonders wohlschmeckende Speisen und Lieblingsgerichte vor, um ihr den Mund wässrig zu machen, oder sie betonten immer wieder, daß die Tochter ihre Liebe zu ihnen unter Beweis stellen würde, wenn sie herzhaft zulangte.

Lasègues Beobachtungen der Auseinandersetzungen um die Mahlzeiten lassen vermuten, daß die französischen Eltern seiner Zeit sehr darunter litten. Die meisten von ihnen verwöhnten und straften ihre Töchter abwechselnd. Zwar bemühten sich alle Eltern um Kompromisse, die aber zu keinem Ergebnis führten, weil sich die Patientin höchstens pro forma darauf einließ. Lasègue beschreibt den quälenden Umgang von Eltern mit ihren anorektischen Töchtern folgendermaßen:

Eine Familie hat lediglich zwei Methoden zur Auswahl, zu denen sie für gewöhnlich greift – Überredungsversuche oder Drohungen – und die beide als Prüfstein dienen. Zuerst werden, in der Hoffnung, ihren Appetit anzuregen, immer delikatere Speisen aufgetragen. Doch je mehr die Eltern auf die Wünsche ihrer Tochter eingehen, desto stärker nimmt der Appetit (der Patientin) ab. Sie kostet nur widerwillig von den neuen Gerichten und fühlt sich, nachdem sie so ihre Kooperationsbereitschaft bewiesen hat, nicht mehr verpflichtet, mehr Entgegenkommen zu zeigen. Bald fleht man sie an, doch nur einen Bissen mehr zu nehmen, um (den Eltern) einen Gefallen zu tun und einen *uneingeschränkten Liebesbeweis* zu liefern. Doch all diese *übersteigerten Bemühungen führen nur zu übersteigertem Widerstand.* (Hervorhebungen J. J. B.)

Offenbar verstand Lasègue genau, in welcher Weise der Stellenwert der Kochkunst in der französischen Gesellschaft dem Druckmittelcharakter der Anorexia nervosa Vorschub leistete. Die Eltern hofften, ihre Tochter durch Geschenke in Form von köstlichen Speisen wieder auf den Pfad der Normalität zurückzulocken. Die Mütter der französischen Mittelschicht und ihre Köchinnen versuchten, den Geschmack der Patientin zu treffen; allerdings meist vergeblich. Gerichte, bei deren Anblick jedem gesunden Menschen das Wasser im Mund zusammengelaufen wäre, verfehlten ihre Wirkung auf die Anorektikerin. Manchmal ließ sich die Patientin überreden, als Zeichen ihres guten Willens und der Dankbarkeit einen kleinen Bissen der Speise zu kosten. Allerdings ließ sie sich nicht von ihrem festen Vorsatz, weiterzuhungern, abbringen. Nicht einmal die anerkanntermaßen köstlichen Gaumenfreuden, die in den bürgerlichen Familien Frankreichs auf den Tisch kamen, konnten sie verlocken, etwas zu sich zu nehmen.

War es erst einmal soweit gekommen, versuchten die Eltern meist, den Töchtern wegen ihrer Nahrungsverweigerung Schuldgefühle einzuimpfen, indem sie Essen zum »uneingeschränkten Liebesweis« erklärten. Eine Tochter, die ihre Eltern wirklich liebte, hieß es, würde ihre zwanghafte Nahrungsverweigerung aufgeben und wieder normale Mahlzeiten einnehmen. Daß die Anorektikerin auf diese provokante Äußerung nicht positiv reagierte, war für Lasègue der Beweis dafür, daß sich die mentale Perversion manifestiert hatte. Den Ärzten riet Lasègue, es sei im ersten Stadium »empfehlenswert (...) zu beobachten, zu schweigen und nicht zu vergessen, daß die freiwillige Nahrungsverweigerung, wenn sie einige Wochen andauert, zu einem pathologischen Zustand geworden ist, der sich nicht so schnell wieder legen wird.«[7]

Im zweiten Stadium verhielt sich der Arzt zurückhaltend, während sich der psychische Zustand der Patientin zusehends verschärfte und ihre Anorexie zur »einzigen Sorge und zum einzigen Gesprächsthema wurde«. Die besorgten Eltern sprachen in diesem Stadium »klagend ... den ganzen Tag lang und mit jedem, der es hören wollte, ... über die Eßgewohnheiten des Mädchens«.[8] Die Patientin lebte »in einer Atmosphäre, aus der es kein Entrinnen gab ... Freunde und Verwandte berieten sich, und jeder hatte etwas beizutragen«.[9] Zweifellos wurde die Krankheit teilweise von dem Milieu geprägt, dem die Patientin entstammte. »Sowohl durch die Macht der Gefühle als auch durch neue auftretende Leiden ist die Hysterikerin tatsächlich zu einer Kranken geworden, die sich im Alltag nicht mehr frei bewegen kann.«

Nach Ansicht Lasègues verfestigte sich die Krankheit, da sich alles nur noch um die Anorektikerin drehte, zu einer »pathologischen Hingabe« an ihre Situation. »Sie hat nicht nur kein Bedürfnis, gesund zu werden, sondern ist mit ihrer Lage gar nicht so unzufrieden.« Im zweiten Stadium berichtete die Patientin nicht mehr von Unwohlsein nach dem Essen. Die Anorektikerin glaubte wirklich, durch Nahrungsverweigerung ihr Leiden geheilt zu haben. Als Folge daraus erklärte sich die Patientin zwar noch bereit, sich zu ihrer Familie an den Tisch zu setzen, aber nur, wenn alles nach ihren Wünschen verlief. Sie erschien zu den Mahlzeiten »unter der Bedingung, daß sie sich nur auftun mußte, was sie wollte«. Dann saß sie da, anwesend, aber vor einem leeren Teller, und die Qualität, Menge oder Appetitlichkeit der Speisen, die die Familie ihr anbot, waren ihr scheinbar gleichgültig.

Lasègue verglich diese immer wieder »beteuerte Zufriedenheit« im zweiten Stadium der Anorexie mit dem »Starrsinn der Geisteskranken« und wunderte sich über die »unerschöpfliche Zuversicht«, aufgrund derer ein Mädchen wirklich annahm, sie könne bis ans Ende ihrer Tage von winzigen Bissen Nahrung existieren. Er hielt den Übergang vom ersten zum zweiten Stadium der Krankheit in den eigenen Worten einer Patientin fest und berichtete, er habe in den ersten Wochen nach Ausbruch der Anorexie ständig den gleichen formelhaften Satz zu hören bekommen: »Ich kann nicht essen, weil mir dann übel wird.« Im zweiten Stadium allerdings wiederholte die Patientin gebetsmühlenhaft, daß sie gar nicht zu essen brauchte: »Mir geht es nicht schlecht, also muß ich auch gesund sein.« Sowohl Eltern als auch Ärzte wiesen die zusehends abmagernde junge Frau in eindringlichen Worten darauf hin, daß sie schwer erkranken oder gar sterben könne, wenn sie weiterhin die Nahrung verweigerte, doch die Anorektikerin schlug solche Warnungen in den Wind und beachtete die körperlichen Veränderungen nicht, die sich bereits manifestierten: Im zweiten Stadium wurde die Menstruation »unregelmäßig oder unzureichend«, und die chronische Verstopfung sprach nicht mehr auf übliche Abführmittel an.

Im dritten Krankheitsstadium war der körperliche Verfall der Patientin schließlich nicht mehr zu übersehen, was Familie und Freunde sehr ängstigte. Auszehrung, Entkräftung und Anämie traten auf. Zusätzlich beschreibt Lasègue noch ein ganzes Spektrum weiterer gesundheitlicher Folgen: Amenorrhöe, chronischen Durst, trockene und bleiche Haut, therapieresistente Verstopfung, Magenschrumpfung, Schwindelgefühle und Ohnmachtsanfälle. Mehr und mehr Zeit verbrachte die Patientin jetzt allein in ihrem Bett, da jegliche körperliche Bewegung mittlerweile »beschwerlich« geworden war. »Das Auftreten dieser Symptome«, schrieb Lasègue, »deren Tragweite niemandem entgehen kann, verstärkt nur noch die Ängste von Familie und Freunden, die sich allmählich des Ernstes der Lage bewußt werden.« Auch Familien, die bis jetzt noch keinen ärztlichen Rat gesucht hatten, wandten sich nun an einen Spezialisten. Interessanterweise übertrug sich die Angst, die nun in der Luft lag, auf die Patientin. Die offensichtliche Verzweiflung und Angst von Familie und Freunden führten schließlich auch bei der Patientin zu der Befürchtung, daß sie sterben könne. »Der traurige Gesichtsausdruck der Menschen in ihrer näheren Umgebung jagt dem jungen Mädchen allmählich Angst ein, und zum erstenmal wird sie in ihrer zufriedenen und gleichgültigen Haltung aufgerüttelt.«

An diesem Wendepunkt konnte sich endlich der Arzt einschalten und die ihm zukommende Rolle als Fachmann und moralische Autorität übernehmen. Lasègue beschrieb die Aussichten einer Patientin im dritten Stadium folgendermaßen:

Nun stehen zwei Wege offen ... Entweder ist sie so fügsam, daß sie bedingungslos gehorcht, was selten vorkommt; oder sie befolgt die Anordnungen nur halbherzig. Dabei hofft sie offensichtlich, zwar einerseits der Gefahr (des Todes) entrinnen zu können, ohne allerdings andererseits ihre Vorstellungen und die Aufmerksamkeit, die die Krankheit hervorgerufen hat, aufgeben zu müssen. Diese zweite Tendenz, die bei weiterem häufiger vorkommt, kompliziert die Situation beträchtlich.

Lasègue führte nie im einzelnen aus, wie er auf seine anorektischen Patientinnen einwirkte und ihre Eßgewohnheiten zu verändern suchte. Jedoch erwähnte er, wie schwierig es sei, einen geschrumpften Magen wieder funktionstüchtig zu machen. Die Veränderung trete nur langsam und »schrittweise« ein. Obwohl ihm noch nie ein durch Anorexia nervosa verursachter Todesfall begegnet war, konnte er diese Möglichkeit nicht ausschließen. Deswegen war die Besorgnis der Familie »wohlbegründet« und die »Verwunderung« der Mediziner berechtigt. Schließlich war die *anorexie hystérique* kein ausgefallenes Syndrom. Nach Ansicht von Lasègue war beharrliche Nahrungsverweigerung bei Mädchen des französischen Bürgertums »zu häufig zu beobachten, um eine bloße Ausnahmeerscheinung darzustellen«.[10]

Daß es fast immer Mädchen waren, die die Nahrung verweigerten, ließ die Reaktion der Eltern noch interessanter erscheinen. Wenn wir die Anorexia nervosa als Ergebnis der Interaktionen zwischen Eltern und ihren Kindern betrachten, sagt die Diagnose demzufolge etwas darüber aus, inwieweit die Eltern der Mittelschicht willens waren, ihren heranwachsenden Töchtern emotionale und materielle Zuwendung zukommen zu lassen. Da Anorektikerinnen nicht ignoriert oder als trotzige Kinder abgetan wurden, bestätigte die Diagnose den Zusammenbruch des Patriarchalismus in seiner extremsten Form: Töchter stellten nun zunehmend ebenso wie Söhne emotionale und wirtschaftliche Forderungen an die Familie des ausgehenden 19. Jahrhunderts.

Eine Psychopathologie der Mittelschicht

Im 19. Jahrhundert war es für Eltern der Mittelschicht üblich, ihren Kindern als Ausdruck ihrer Liebe und Zeichen ihres wirtschaftlichen Status materielle Geschenke zu machen. Auf diese Weise erhielten Liebe und eines der grundlegenden Geschenke – Nahrung – eine enge Verbindung. Kinder, die sich weigerten zu essen, stießen ihre Eltern vor den Kopf, abgesehen davon, daß sie dabei ihr eigenes Leben gefährdeten. In seinem Werk hielt Charles Lasègue in weit größerem Maße als andere Ärzte seiner Zeit das unglückliche Wechselspiel zwischen den ständigen Angeboten und Zurückweisungen fest, das darauf hinwies, daß das gegenseitige Geben und Nehmen zwischen Eltern und ihren anorektischen Töchtern nicht mehr funktionierte. In diesem Zusammenhang kann man die Anorexia nervosa als das sehen, was sie wirklich ist: Eine eklatante Störung im bürgerlichen Familiensystem.

Worum ging es eigentlich in dem innerfamiliären Kampf, der in der Anorexia nervosa seinen Ausdruck fand? Warum führte die Beharrlichkeit der Eltern zu einer nur noch stärkeren Verweigerungshaltung, anstatt das gewünschte Ergebnis zu zeitigen? Welche emotionale Macht hatte eine junge Frau, die starrsinnig die Nahrung verweigerte, über ihre Familie und ihre Freunde? Wie sahen die potentiellen emotionalen Probleme dieser »ersten Generation« von Anorektikerinnen aus? Die Antwort ist in der Natur der bürgerlichen Familie des 19. Jahrhunderts – besonders in der Rolle der Töchter – zu suchen. Die Strukturen des Familienlebens im viktorianischen Zeitalter, einschließlich der Rolle, die die Ernährung der Kinder spielte, weisen deutlich auf den Zusammenhang zwischen diesen Strukturen und Wertvorstellungen und dem Verhaltensmuster hin, das sich in der Anorexia nervosa zeigte.

Lasègues Schilderung der Anorexia nervosa und auch weitere medizinische Berichte aus dem 19. Jahrhundert machen deutlich, daß unrealistische oder unerfüllte Liebeserwartungen in vielen Fällen zu psychischen Störungen bei jungen Frauen führten. (Lasègue nannte dies »wirkliche oder eingebildete Eheabsichten«.) Die Anorexia nervosa aufgrund dieses gemeinsamen Aspekts vieler Fälle als individuelle Reaktion auf die Zurückweisung durch einen bestimmten Mann sehen zu wollen, wäre allerdings verfehlt. Vielmehr wurden junge Frauen in den meisten Familien so unter Druck gesetzt zu heiraten, daß einige Betroffene in Depressionen verfielen oder ein feindseliges Verhalten entwickelten.[11] Sowohl die Liebe als auch der gesellschaftliche Ehrgeiz bürgerlicher Eltern konnten den Töchtern das Leben zur Hölle machen.

Obwohl junge Frauen in dieser Zeit später heirateten als die Generation ihrer Mütter, war die Notwendigkeit einer Eheschließung in den Köpfen von Eltern und Töchtern ständig präsent. Die meisten jungen Frauen planten ihre Zukunft um eine spätere Ehe herum, und da sie oft auf den Eintritt dieses Ereignisses keinen Einfluß hatten, führte das Thema Hochzeit (und nicht zu vergessen die Frage nach dem Vorhandensein eines passenden Verlobten) zu weiterem emotionalen Druck. Da der Status des künftigen Ehemannes den der Familie widerspiegeln sollte, wurden die Beziehungen, die junge Mädchen zum anderen Geschlecht unterhielten, streng überwacht. Der Druck, eine »anständige« Frau zu werden und sich angemessen, wenn nicht gar gut, zu verheiraten, wurde für viele Mädchen übermächtig. Obwohl die Jugendjahre einer Frau in der Mittelschicht oft idealisiert wurden (besonders in den Vereinigten Staaten), war vielen doch klar, unter welcher Anspannung junge Mädchen in dieser Lebensphase standen: »Ich glaube nicht, daß junge Mädchen immer glücklich sind, besonders nicht diejenigen, die zum Nachdenken neigen.«[12]

Ehrgeizigen Eltern war klar, daß ihre Tochter, auch wenn sie nicht den Familiennamen weitergab, zum Aufstieg der Familie beitragen konnte, wenn sie sich gut und zum richtigen Zeitpunkt verheiratete, was besonders für die aufstrebende Mittelschicht galt. Kriterium für gesellschaftlichen Status und Reichtum war im Bürgertum nicht mehr ausschließlich ererbter Landbesitz, wie das bei der Oberschicht der Fall war. Eine gute Tochter dachte zumindest darüber nach, ob sie mit ihrer Heirat den Status ihrer Familie heben oder senken würde. Deswegen hing der Gedanke an die Ehe wahrscheinlich wie ein Damoklesschwert über dem Haupt jeder pflichtbewußten Bürgertochter: Die Hochzeit war das Ereignis, auf das sie tagtäglich vorbereitet wurde, und ein wünschenswertes Ergebnis hing davon ab, daß Eltern und Tochter gut zusammenarbeiteten – jeder sollte seine Wünsche klar formulieren oder die Gedanken des anderen lesen. Damit alles ein glückliches Ende nahm, war es unabdingbar, daß Eltern und Tochter sich gut verstanden. Bestenfalls trafen Liebe und finanzielle Ambitionen zusammen, doch wie wir wissen, gelang das nicht immer. Angesichts dieser Erwartungen an die Ehe stellte die Nahrungsverweigerung der Tochter eine provokante Zurückweisung sowohl der Pläne der Familie als auch deren Zuneigung dar. Alles, was sich die Eltern für ihre eigene Zukunft und für die des Mädchens wünschten, konnte diese durch ihre von der Umwelt als merkwürdig und unangenehm empfundene Nahrungsverweigerung vereiteln.

Zu einer Zeit, in der der häusliche Tisch immer reichhaltiger gedeckt wurde und die Ansprüche an die Kochkunst stiegen, betrachtete man die Nahrungsverweigerung wahrscheinlich als grobe Rücksichtslosigkeit.[13] Im Bürgertum sowohl in den Vereinigten Staaten als auch in Frankreich erhielten die Mahlzeiten im Familienkreis einen ungeheuren Stellenwert, und das Ambiente, in dem sie eingenommen wurden, zeigte deutlich, welche Wertvorstellungen in der jeweiligen Familie herrschten. »Einfache, gesunde Gerichte, kunstvoll zubereitet und auf glänzendem Geschirr mit blankpoliertem Besteck serviert, schneeweiße Servietten und funkelnde Gläser, das Tischgebet und angeregte Gespräche, zeichnen das schönste Beisammensein des Tages aus, das zu den glücklichsten Momenten des Lebens gehört.« Offenbar hatte sich die Inszenierung der Mahlzeit im Bürgertum zu einem Kriterium entwickelt, durch das sich dieses von der Arbeiterschicht abzuheben suchte. Ein hübsch gedeckter Tisch, schrieb ein amerikanischer Autor, »inspiriert« auf eine Weise, »wie wir sie nie verspüren, wenn wir von rohen Holzplanken essen«.[14] Angesichts dessen, daß ein großer Teil der zwischenmenschlichen Interaktion bei Tisch stattfand, mußte die Familie die Verweigerung der Anorektikerin mindestens zwei- bis dreimal täglich ertragen. Tatsächlich stellte anorektisches Verhalten das genaue Gegenteil zum Ideal bürgerlicher Eßkultur dar. »Hitzige Dispute und Streitereien, Mißlaunigkeit und verstocktes Schweigen bei Tisch sind nicht nur ungesund, sondern auch unchristlich.«[15]

Ärztlichen Berichten ist zu entnehmen, daß die Mütter der Mittelschicht offenbar am meisten unter dem Verhalten ihrer anorektischen Töchter litten. Wahrscheinlich lag das daran, daß sie es für ihre Lebensaufgabe hielten, die Mahlzeiten im Familienkreis wohlschmeckend und angenehm zu gestalten.[16] Aber es gab dafür auch noch weitere Gründe: Erstens waren es die Mütter, nicht die Väter, in deren Händen vornehmlich die Aufgabe lag, ihren Töchtern zu einer angemessenen sozialen Identität und moralischen Wertvorstellungen zu verhelfen. Dies wird bei der Lektüre von Ratgebern aus dem ausgehenden 19. Jahrhundert deutlich, in denen es heißt, Mütter seien am besten dazu geeignet, ein Mädchen durch die Wirrungen von Pubertät und Erwachsenwerden zu leiten. Viele der Ratschläge behandelten das Thema Hygiene in der Pubertät: wie sich Mädchen ernähren und welchen Sport sie treiben, wie sie sich baden und frisieren und was sie über Menstruation und Heterosexualität erfahren sollten.[17] Im ausklingenden 19. Jahrhundert hatte die Mutter die Rolle einer Geburtshelferin ihrer Tochter an medizinische Fachleute abgetreten. Statt dessen verhalf sie nun der sozialen Identität des Mädchens ans Licht der Welt. Da die Mutter so viele Mühen auf die körperliche und geistige Entwicklung ihrer Tochter und auf deren Aussehen verwendete, hatte sie maßgeblichen Einfluß auf deren späteren Wert auf dem Heiratsmarkt. Schließlich stellte eine Tochter in den Augen der Mutter die Fortsetzung des mütterlichen Ichs dar, und mitansehen zu müssen, wie sie die Nahrung verweigerte, war verletzend und enttäuschend zugleich.

Abgesehen von den Ängsten, die durch den Druck, sich verheiraten zu müssen, ausgelöst wurden, traten im Milieu der viktorianischen Familie in den Vereinigten Staaten und Westeuropa eine Reihe weiterer Spannungen und Probleme auf, die den Nährboden für die Anorexia nervosa bereiteten. Aus dem Umstand, daß die bürgerliche Familie zunehmend von Liebe und nicht mehr von elterlicher Autorität zusammengehalten wurde, ergaben sich eine Reihe struktureller Probleme. Die bürgerliche Familie und ihre Ideologie der uneingeschränkten Liebe brachte ihrerseits selbst wieder emotionale Störungen hervor.

Beispielsweise war Besitzdenken ganz sicherlich ein Problem im viktorianischen Familienleben.[18] In der Überhöhung der Liebe zwischen Eltern und Kindern zum allerwichtigsten ethischen Grundsatz lag auch immer die Gefahr der Übertreibung. Falls diese Liebe dann erstickend wurde oder jemand sie als Mittel zum Zweck einsetzte, konnte sich der Abnabelungsprozeß von der Familie als äußerst schmerzhaft, wenn nicht gar als unmöglich erweisen. Ebenso konnte die vertrautere Beziehung zu den Kindern, die mit der Ideologie der familiären Liebe einherging, genausogut zu lähmenden Formen der psychischen Abhängigkeit führen; für die Eltern ebenso wie für die Kinder.

Im Kontext der größeren Intimität wurde besonders die Privatsphäre der jungen Menschen zum Problem. Eltern und ihre sexuell heranreifenden Kinder mußten Vereinbarungen über einen angemessenen Grad an Privatsphäre treffen. Beispielsweise hatten die Töchter der Mittelschicht meist ein eigenes Zimmer, oder sie teilten eines mit ihrer Schwester, aber oft hatten sie größere Schwierigkeiten, sich auch einen psychischen Freiraum zu schaffen.[19] Die Romane, die diese jungen Mädchen bekanntermaßen leidenschaftlich verschlangen, waren Ausdruck für dieses Bedürfnis nach einem Freiraum der Phantasie. Jedoch verurteilten viele Eltern und Erzieher dieser Epoche die »Zeitverschwendung«, die das Lesen in ihren Augen bedeutete, und kritisierten auch, daß diese romantischen Schilderungen die Phantasie ungebührlich anregten. Manche Eltern erkannten sehr wohl, daß ihre Töchter ein Ventil für ihre Gefühle brauchten, und ermutigten die Mädchen deshalb, Tagebuch zu führen. Aber einige dieser Eltern, die ihren Töchtern wunderhübsche Tagebücher mit marmoriertem Einband schenkten, überwachten und zensierten andererseits deren Einträge.[20] Da davon ausgegangen wurde, daß Mütter und Töchter sich besonders nahestanden, erhob niemand Einspruch gegen diese Praxis, und viele Mädchen waren deshalb einem unerträglichen besitzergreifenden Verhalten ausgesetzt, das nur wenig Raum zur eigenständigen Entwicklung ließ. Da es im allgemeinen für ein Mädchen im viktorianischen Zeitalter nicht üblich war, seinen Gefühlen freien Lauf zu lassen, war es wahrscheinlich, daß die Betroffenen diese auf nonverbale Art und Weise ausdrückten. Und eine dieser nonverbalen Verhaltensweisen war die Nahrungsverweigerung.

Allerdings setzten nicht nur die Kinder Nahrung als Druckmittel ein. Als die Prügelstrafe immer mehr aus der Mode kam, traten neue Sanktionen an die Stelle der Rute, des Hausschuhs und des Lederriemens. Beispielsweise war Nahrungsentzug in den bürgerlichen Familien Großbritanniens die »beliebteste« Strafe, »abgesehen von Schlägen«.[21] Weil Nahrung in ausreichendem Maße zur Verfügung stand, stellte sie eine Waffe dar, die von beiden Generationen für ihre jeweiligen Zwecke eingesetzt werden konnte.

Besonders traf das bei der Erziehung kleinerer Kinder zu, die üblicherweise ohne Abendessen zu Bett geschickt wurden oder keine Süßigkeiten bekamen, wenn sie »böse« gewesen waren. Der Entzug von Nahrung war eine Sanktion, die man ohne große Umstände gegen ein unartiges Kind verhängen konnte. Bürgerliche Eltern waren stolz darauf, ihre Kinder reichlich ernähren zu können, doch wenn das Verhalten eines Kindes es erforderte, entschieden sie, dieses Kind hungern zu lassen, das heißt, seinen Appetit nicht zu stillen. Diese Disziplinierungsmaßnahme wurde damit gerechtfertigt, daß der Appetit eine Willenserklärung des Kindes sei. »Ein nahezu allgemein anerkannter Grundsatz war, daß Kinder nie um etwas bitten oder eine Vorliebe zum Ausdruck bringen durften; sie sollten essen, was auf den Tisch kam.«[22]

Gleichzeitig aber wurde Nahrung in der bürgerlichen Familie auch dazu benutzt, um Liebe auszudrücken. Ihren Lieben wohlschmeckende und reichhaltige Speisen vorzusetzen, war die besondere Aufgabe und auch der Stolz bürgerlicher Ehefrauen und Mütter. »Jede Großmutter zeigt ihre Liebe«, schrieben George und Susan Everett im Jahre 1875, »indem sie uns den Teller vollädt und uns drängt zu essen.«[23] Wer also davon ausging, daß ein Kind seinen Appetit willentlich als Druckmittel einsetzte – ein Verhalten, dem ein Erziehungsberechtigter keineswegs nachgeben sollte –, mußte andererseits auch annehmen, daß es damit auch die Liebe der Mutter erwiderte. Aß das Kind ordentlich, bewies das eine gesunde Mutter-Kind-Beziehung, denn die Mutter war ja schließlich für die Ernährung verantwortlich. In den Vereinigten Staaten oblag die Fütterung der Kinder ausschließlich der Mutter, und es galt als unschicklich, diese Aufgabe Ammen, Dienstboten oder Gouvernanten zu überlassen.[24] Die Mahlzeiten in der Familie waren der Zeitpunkt des Tages, an dem sich alle zu lehrreichen und vertrauten Gesprächen zusammenfanden. »Ideen sind das edelste Gewürz bei Tisch«, hieß es in einem Haushaltsratgeber.[25] Allerdings gehörte es sich nicht für Kinder und junge Erwachsene, das Tischgespräch zu bestimmen; statt dessen sollten sie aufmerksam zuhören und antworten, wenn sie etwas gefragt wurden. Aktive Beteiligung an den Mahlzeiten wurde erwartet – mit Messer und Gabel und mit Worten.

Deshalb wirkte es auch so beunruhigend, wenn ein junges Mädchen bei Tisch verstockt schwieg und das Essen verweigerte. Zuerst wurde dieses Verhalten so verstanden, als würde das Mädchen wie ein kleines Kind seinen Appetit bewußt als Druckmittel einsetzen. Da die Eltern ihre Tochter nicht in diesem Verhalten bestätigen wollten, weigerten sie sich anfangs oft, dem Wunsch nach Lieblingsgerichten zu entsprechen. Erst wenn der körperliche Verfall dann offensichtlich wurde und das Mädchen krank aussah, verstießen viele gegen diese goldenen Regeln der Kindererziehung und warfen ihre moralischen Bedenken über Bord. Schließlich flehten sie ihre Tochter regelrecht an, zu essen, wonach es sie gelüstete – als »uneingeschränkten Liebesbeweis« –, solange sie überhaupt irgend etwas aß.

Die Wirksamkeit der Nahrungsverweigerung als emotionales Druckmittel innerhalb der Familie war davon abhängig, daß Nahrung in ausreichender Menge vorhanden und wohlschmeckend war und mit Liebe synonym gesetzt wurde. Demzufolge waren ein gewisser Lebensstandard und das Stattfinden regelmäßiger Mahlzeiten Voraussetzung dafür, daß ein Mädchen anorektisches Verhalten an den Tag legte – nur so bekam die Nahrungsverweigerung eine Bedeutung. Solange man nur aß, um den Hunger zu stillen, und die Nahrung wenig ästhetische und symbolische Botschaften transportierte, oder wenn das Mädchen gar für seine eigene Ernährung sorgen mußte, fiel Nahrungsverweigerung der Umgebung weder besonders auf, noch versetzte sie jemanden in Sorge. Die Anorektikerin jedoch lebte in einer Familie, die sie nicht nur mit Nahrung versorgte oder manchmal auch verwöhnte, sondern die auch darunter litt, daß sie diese Versorgungsleistung zurückwies.

In einem Umfeld, in dem Liebe und Nahrung leicht als gleichbedeutend betrachtet wurden, erschien es einigen unglücklichen jungen Frauen sehr wirkungsvoll, nichts mehr zu essen. Die Nahrungsverweigerung am Familientisch war eine zwar schweigende, dafür aber sehr effektive Ausdrucksform, die gleichzeitig der viktorianischen Auffassung von Tischsitten nicht widersprach. Nahrungsverweigerung führte weniger leicht zu einem offenen Konflikt als beispielsweise Schreien, ein Wutanfall oder das Werfen mit Gegenständen. Auf diese Weise konnte eine Frau feindseliges Verhalten an den Tag legen, ohne sich damit ins Kreuzfeuer der Kritik zu begeben. Nahrungsverweigerung hatte nämlich den Vorteil der Doppeldeutigkeit: Wenn eine junge Frau ständig über Appetitlosigkeit klagte, konnte sie schließlich auch krank sein, weswegen man sie besonders bevorzugt behandeln mußte.

Demnach war die Anorexia nervosa eine besonders eindringliche Form des nonverbalen Diskurses, der die Grenzen der Verhaltensregeln in der viktorianischen Mittelstandsfamilie nicht überschritt. Auf ihre eigene Weise akzeptierte die Anorektikerin, was der Historiker Peter Gay als »den großen bürgerlichen Kompromiß zwischen dem Bedürfnis nach Zurückhaltung und der Fähigkeit zu fühlen«[26] bezeichnete. Zwar stellte die Nahrungsverweigerung eine sehr emotionale Verhaltensweise dar, war aber gleichzeitig diskret, still und damenhaft und ging mit der viktorianischen Vorstellung konform, daß Frauen »mehr Zurückhaltung üben sollten als der Mann«.[27] Die unglückliche junge Frau, die sich ansonsten stets wie eine pflichtbewußte Tochter verhielt, wählte aus der Palette von Symptomen, die ihr zu Verfügung standen, die Nahrungsverweigerung. Da sie aber eben nicht geisteskrank war, entschied sie sich für ein Verhalten, das ihres Wissens nach in der Familie die gewünschte Wirkung hervorrufen würde. Die Reaktionen bürgerlicher Eltern, besonders die der Mütter, waren absehbar: Angesichts des zwanghaften Hungerns ihrer Tochter überschütteten sie das Mädchen mit Nahrung und Liebe. Um überhaupt Anorexia nervosa entwickeln zu können, mußte ein junges Mädchen also aus wohlhabenden und gutbürgerlichen Familienverhältnissen stammen, wo Gefühle und auch Geld keine Mangelware waren.

6.

Therapeutische Intervention

Für Ärzte in den Großstädten Großbritanniens und der Vereinigten Staaten war die Anorexia nervosa bereits ein bekanntes und faszinierendes Phänomen, als William Gull seine »neue« Krankheit benannte.[1] Nach 1873 häuften sich in medizinischen Fachzeitschriften Artikel und Briefe, die auf Erfahrungen mit der Anorexia nervosa in Privatpraxen und Kliniken basierten. In diesen Abhandlungen erwähnten die Ärzte die körperliche Symptomatik, die schon William Gull beschrieben hatte. Auch was die medizinischen Merkmale anbelangte, herrschte weitgehende Einstimmigkeit unter den Medizinern: Neben Appetitmangel und Auszehrung galten Amenorrhöe, niedrige Körpertemperatur und Hyperaktivität als wichtigste Symptome. Einige Ärzte schilderten Anorektikerinnen, die bereits vor Tagesanbruch in ihren Schlafzimmern herumsprangen und -tanzten oder in ihren Betten Purzelbäume schlugen, und andere, die sich übereifrig für wohltätige Zwecke engagierten. »Eine (an Anorexia nervosa) erkrankte junge Frau, deren Kleider ihren klapperdürren Körper kaum mehr zusammenhalten … dieses schwache Geschöpf, dessen tägliche Mahlzeiten sich auf einer Münze anrichten ließen, widmet sich Müttertreffen, den Kleidern kleiner Schwestern, Kursen an der Universität und allen möglichen anderen selbstlosen Tätigkeiten – Gott allein weiß, woher sie die Kraft dazu nimmt.«[2] Die Hyperaktivität, die Anorektikerinnen trotz ihres geschwächten körperlichen Zustands an den Tag legten, wurde als Beweis dafür gesehen, daß es sich hier eher um eine moralische (mentale) als um eine organische Krankheit handelte.

Einige Ärzte des viktorianischen Zeitalters führten die Symptome der Anorexia nervosa auf die Persönlichkeitsmerkmale zurück, die damals als charakteristisch für die betroffene Patientinnengruppe galten. Die Hyperaktivität wurde auf die grundlegende Perversion weiblicher Jugendlicher zurückgeführt, und die Mediziner argumentierten, die Patientinnen wollten mit ihrem fortwährenden Aktionismus die Behauptung von Eltern und Ärzten widerlegen, Nahrung sei notwendige Grundlage für körperliche Leistungsfähigkeit. Die Anorektikerin beharre (wie das fastende Mädchen) fälschlicherweise darauf, keine Nahrung zu brauchen. Aus der Sicht der Ärzte versuchte sie aber gleichzeitig verzweifelt »zu beweisen, wie gesund sie war«[3]. Die anorektische Hyperaktivität war demnach ein Ausdruck des latenten Trotzes heranwachsender Frauen.

Da die Ätiologie nicht bekannt war, erörterte die einschlägige Literatur lediglich, wie das wichtigste Symptom der Anorexia nervosa (das Nichtessen) zu behandeln sei, anstatt seine Ursachen zu ergründen. Demzufolge fielen die Erklärungsversuche in ziemlich vorhersehbare Kategorien: Einige Ärzte, meist Neurologen, neigten zu einer strikt somatischen Interpretationsweise (die Appetitlosigkeit und die schlechte Verdauung seien auf ein Versagen der Magennerven zurückzuführen); andere Fachleute wiederum hielten eine emotionale oder nervöse Verstimmung für den Auslöser (der Appetitmangel werde durch einen bestimmten Vorfall oder eine unangenehme Erfahrung im Privatleben des Mädchens ausgelöst); einige wenige vermuteten kulturell bedingte Ursachen (der Appetitmangel sei Zeichen des Drucks, unter dem junge Mädchen im modernen Zeitalter stünden, da sich ihnen neue Möglichkeiten und damit auch neue Sehnsüchte eröffnet hätten).

Vorherrschend aber war im 19. Jahrhundert das Erklärungsmodell, daß Anorektikerinnen sich weigerten zu essen, um Aufmerksamkeit zu erregen. Dieser übersteigerte Wunsch nach Zuwendung wurde als grundlegendes Merkmal hysterischen Verhaltens von Frauen aller Altersgruppen betrachtet.

Nach Meinung der viktorianischen Ärzte war die Ursache für die Entstehung der Krankheit nicht allein bei den Mädchen zu suchen; auch die Familien trugen durch ihr Verhalten dazu bei. Die typische Familie einer Anorexiepatientin galt als schwach und im Hinblick auf die Ansprüche einer verwöhnten heranwachsenden Tochter als allzu nachgiebig. Thomas Stretch Dowse sagte, seine Patientin habe praktisch »tun dürfen, was ihr beliebte«; William Smoult Playfair sprach von »unvernünftiger Liebe« seitens der Eltern; Lockhardt Stephens beschrieb die Anorektikerin als das »verwöhnte Kind der Familie«; Timothy McGillicuddy nannte die Eltern »nachgiebig«; Charles Féré berichtete von Eltern, die »ihr alle Launen durchgehen lassen«; Samuel Gee hoffte, der »Nachgiebigkeit der Familie« gegenüber dem Mädchen ein Ende machen zu können; und Clifford Allbutt beklagte die Schwäche der Eltern in ihrer häuslichen Umgebung: »Auch wenn die Mutter beim Essen weint, der Vater tobt und die Freunde des Mädchens vielleicht necken, wird diese stets fröhlich behaupten, sie habe genug gegessen.«[4] Die Ärzte beobachteten ein Phänomen, das Lasè-gue später als erster eingehend beschrieb: Familien, in denen emotio-nale Bedürfnisse im Zusammenhang mit Essen und Appetit ausgedrückt wurden.

Auf beinahe schablonenhafte Weise wurde geschildert, wie die Eltern als moralische Autorität versagten. Als Reaktion auf die fortgesetzte Nah-rungsverweigerung ihrer Töchter brachen die Mütter für gewöhnlich in Tränen aus. Die Väter hingegen schimpften oder drohten. In der Ge-wißheit, daß die Eltern auf das pervertierte Verhalten des Mädchens falsch reagierten, fragten sich die Ärzte nicht mehr, ob die Patientin vielleicht in der Familie so unglücklich geworden war, daß sie nicht essen konnte. Das Unbewußte der Patientin und die implizite Bedeutung von Nah-rung wurden außer acht gelassen. Auch rechnete man die Anorektikerin weder den Depressiven noch den Melancholikern zu.[5] Im allgemeinen wurde angeommen, daß Familien, die in der Lage waren, ihre Töchter mit allem Notwendigen zu versorgen und ihnen ausreichend Muße, Schutz und Führung zu bieten, alle legitimen Bedürfnisse der Mädchen er-füllten.

Allerdings konnte die Tatsache, daß sich der medizinische Diskurs nur um den Mangel an elterlicher Autorität drehte, nicht über die Feindselig-keiten hinwegtäuschen, die unter der Oberfläche brodelten. Ein früher Krankenbericht konstatierte, daß das anorektische Mädchen »mit seiner Mutter nur in äußerst heftigem Ton« sprach.[6] Doch anstatt in dieser angespannten Situation zu intervenieren, zogen die meisten Ärzte es vor, die Anorexiepatientin aus ihrer häuslichen Umgebung zu entfernen.[7]

Die meisten Ärzte stimmten dahingehend überein, daß »es die vorran-gige Aufgabe ist, das Vertrauen der Freunde der Patientin zu gewinnen und diese zu überreden, zuzulassen, daß das Mädchen der Obhut von Frem-den anvertraut und von zu Hause fortgebracht wird«.[8] Dieses Behand-lungsmodell war hauptsächlich von dem Franzosen Jean-Martin Charcot (1825-1893) und dem Amerikaner Silas Weir Mitchell (1829-1914) ent-wickelt worden. Charcot, ein bekannter Pariser Psychiater und Direktor der Salpêtrière, der eine Therapie zur Behandlung der Hysterie bei »jun-gen Mädchen im heiratsfähigen Alter« entwickelte, vertrat die Ansicht, es sei immer »höchst wirksam«, die Patientinnen zu isolieren. Im Falle eines Mädchens, das an *anorexie hystérique* litt, sprach Charcot in hartem Ton mit den Eltern, die ihre ausgemergelte Tochter zwar in eine Hydrothera-pie (Wasserkur)-Klinik brachten, sich jedoch weigerten, sie dort allein zu lassen. (»Sie waren entschlossen, sich nicht von ihrem Kind zu trennen.«) Er ging mit den Eltern ins Gericht: Wenn sie ihrer Tochter helfen wollten, so sollten sie »weggehen oder so tun, als gingen sie weg … und zwar so schnell wie möglich«. War die Isolation erst einmal hergestellt, so zeitigte sie »schnelle« und »erstaunliche« Erfolge.[9] In Großbritannien spielte Mitchell, ein amerikanischer Neurologe, eine Schlüsselrolle in der Diskussion der Frage, wie die Anorexia nervosa zu behandeln sei. Mitchell, der für seine Behandlung nervöser Verstimmungen bei Frauen bekannt war, befürwortete eine Therapie, die aus völliger Abgeschlossenheit, Bettruhe, einer Magermilchdiät und Massagen bestand.[10] Britische Ärzte beriefen sich ständig auf die Erfolge der sogenannten Mitchell-Methode.

Die Ärzte befürworteten beinahe einstimmig die These, daß die Entfernung aus der häuslichen Umgebung einen notwendigen ersten Schritt im Genesungsprozeß der ausgezehrten Patientin darstellte. Das Problem, wo das Mädchen untergebracht werden sollte, war hingegen schwierig zu lösen und verständlicherweise auch von den finanziellen Rücklagen und der Einstellung der Familie abhängig. Institutionen für Geisteskranke waren ungeeignet; die Anorektikerin war nach fachlicher Definition nicht verrückt. Manche Eltern drohten ihren Töchtern mit Einweisung, machten diese Drohung allerdings für gewöhnlich nicht wahr.

Die Ansicht der Ärzte, daß ein Zusammenhang zwischen häuslicher Umgebung und Anorexia nervosa bestehe, und andererseits die Vorurteile der Mittelschicht gegen die Einweisung in eine Anstalt führten zu einer Unzahl von höchst individualistischen Ad-hoc-Lösungsversuchen: Das anorektische Mädchen wurde zu einer mitfühlenden Tante oder mit einer älteren Schwester, einer erwachsenen Freundin oder einer Krankenschwester auf eine Erholungsreise mit dem Schiff geschickt. Manchmal fuhr man auch in ein landschaftlich schönes Seengebiet oder ins Gebirge, wo die Luft rein und belebend war, oder man brachte das Mädchen bei einer einfachen Bauernfamilie in idyllischer Umgebung unter. Nur wenn all diese Strategien fehlschlugen, waren Familien der Mittelschicht gewillt, sich unter den zur Verfügung stehenden therapeutischen Einrichtungen umzusehen. Begüterte Familien hatten die Möglichkeit, ihre anorektische Tochter nicht in einer Irrenanstalt oder einem staatlichen Armenkrankenhaus unterzubringen. Sie entschieden sich für eine Privatklinik, ein »Sanatorium für Hysteriepatientinnen«, ein kleines Krankenhaus auf dem Land oder eine Hydrotherapieklinik. Allem Anschein nach war die Anorexia nervosa für alle genannten Einrichtungen eine Einnahmequelle.[11]

Unglücklicherweise gibt es keine systematische Dokumentation dieser therapeutischen Ansätze, so daß man nicht viel über ihre Erfolge weiß. Allerdings ist eines sicher: Aufgrund der hohen Kosten wurden sie nur von wenigen verzweifelten Eltern auf fachärztlichen Rat hin in Anspruch genommen. Auf Anraten von Experten wie William Gull brachten auch Familien, die ein solches Vorgehen eigentlich ablehnten, ihre Töchter in öffentliche Krankenhäuser – weil die Ärzte überzeugend waren und die hohen Kosten privater Heime für Hysterikerinnen ihre finanziellen Möglichkeiten überstiegen.

Allerdings hatte der Mediziner John Ogle Bedenken, hysterische junge Frauen in allgemeinen Krankenhäusern zu behandeln. Ogle hatte an den Stationen von Hospitälern wie St. George's (wo er Klinikarzt war) einiges auszusetzen, da sie kein Programm für »angenehme, inspirierende Beschäftigungen und Zerstreuungen« zu bieten hatten. Ogle zog »irgendein Heim« mit »angemessenen Möglichkeiten zur Freizeitgestaltung ... frischer Luft und ... in ländlicher Umgebung« vor.[12] Sowohl Anorektikerinnen als auch Hysterikerinnen profitierten nach Ansicht Ogles von einer moralischen Therapie ebenso wie von einer medizinischen.

In den 80er und 90er Jahren des letzten Jahrhunderts waren sich die Ärzte uneins, was die beste Therapieform der Anorexia nervosa anbelangte. Während fast alle es befürworteten, die Patientin aus dem Elternhaus zu entfernen, herrschte keine Einstimmigkeit darüber, wo die Patientin untergebracht werden sollte. Im allgemeinen spiegelte die Behandlungsdiskussion die innerprofessionellen Rivalitäten wider, die damals unter den Ärzten in den angloamerikanischen Ländern herrschten. Welche Einrichtung und Vorgehensweise ein Arzt bevorzugte, wurde einerseits von seinen Eigeninteressen und andererseits von den finanziellen Verhältnissen seiner Patientin bestimmt.

Um zu demonstrieren, daß ihre Herangehensweise an die Anorexia nervosa die einzig erfolgversprechende war, legten die Ärzte im 19. Jahrhundert in ihren Veröffentlichungen einen beachtlichen Optimismus an den Tag. Bis zum Jahre 1895 beschrieben die über Anorexia nervosa veröffentlichten Berichte ausschließlich erfolgreich verlaufene Behandlungen; weder chronische Fälle von Anorexia nervosa noch solche mit tödlichem Ausgang wurden erwähnt. Ihre Behauptung, die Krankheit schnell und vollkommen heilen zu können, untermauerten die Ärzte mit Photographien von vorher ausgemergelten Anorexiepatientinnen, die nach ihrer Genesung nun »rund und rosig wie ehedem« waren.[13] Der optimistische Ton der medizinischen Literatur entsprach den Überlebensgesetzen in der Welt der Medizin im letzten Jahrhundert. Um als Fachmann für die Anorexia nervosa konkurrenzfähig zu bleiben, mußte ein Arzt seinen Kollegen und der gesamten Welt beweisen, wie erfolgreich er war.

Die Frage der Behandlung

Der erste britische Arzt, der nach Gulls Abhandlung aus dem Jahre 1873 in medizinischen Zeitschriften Artikel zum Thema Anorexia nervosa veröffentlichte, war der Spezialist Thomas Stretch Dowse, der an die relativ neue Klinik für Epilepsie und Paralyse berufen worden war. Da Dowse ebenso erfolgreich sein wollte wie Gull, war ihm vor allem daran gelegen, dessen Forschungsergebnisse zu bestätigen. Sein Artikel aus dem Jahre 1881, der in einer der weniger angesehenen Medizinzeitschriften der Stadt erschien, berichtete über eine ausgezehrte und »mürrische« 14jährige (genannt A. T.), deren Vater ihr androhte, sie in einer nahegelegenen Klinik in Clochester unterzubringen. Die Mutter hatte verzweifelt versucht, »sie mit Einläufen zu behandeln« – das heißt, sie versuchte, das Mädchen mittels Einläufen zu ernähren, was sich jedoch als äußerst schmerzhaft erwies. Als A. T. den Wunsch äußerte, nach London zu ihrem verheirateten Bruder und seiner Frau zu ziehen, willigten Hausarzt und Eltern ein, obwohl das Mädchen so geschwächt war, daß sie auf der Reise »gestützt und aus verschiedenen Fahrzeugen herausgehoben werden mußte«.[14]

In London versuchten es Bruder und Schwägerin mit »einer etwas härteren Behandlung«: Sie begannen, das Mädchen auf eigene Faust zwangszuernähren. Verständlicherweise führte diese Maßnahme zu einem heftigen und unerfreulichen Kampf, in dem A. T. unterlag. Als die Patientin schließlich hospitalisiert wurde, brauchten Dowse und eine strenge Krankenschwester nur mit Zwangsernährung zu drohen, und schon begann das Mädchen zu essen. Dowse hielt dies für einen eindeutigen Beweis dafür, daß die moralische Autorität von Ärzten größer war als die von Familienangehörigen und Verwandten. Sobald die Patientin nicht mehr bei der Familie lebte, kehrte ihr Appetit zurück. Genau wie Sir William zeigte Dowse Bilder der Patientin vor Behandlungsbeginn und zwei Monate später, nach ihrer Heilung.

Dowses Artikel war in erster Linie als Eigenwerbung wichtig. Indem er die Furcht vor den Auswirkungen der Anorexia nervosa auf die Familie schürte, gab er zu verstehen, daß diese Krankheit ärztlicher Behandlung bedürfe. Es sei jedoch nicht unbedingt notwendig, sich an einen so bekannten Spezialisten wie Sir William Gull zu wenden. Die Veröffentlichung über den Fall der A. T. führte dazu, daß auch Ärzte, die geringe Honorare verlangten und an kleineren, spezialisierten Kliniken arbeiteten (wie zum Beispiel an einem Krankenhaus für Epilepsie und Paralyse, das über 60 Betten verfügte), bei der Behandlung anorektischer junger Frauen hinzugezogen wurden. Dowse vertrat die Meinung, daß Sir William, andere hochangesehene Ärzte und die Lehrkrankenhäuser keinen Anspruch auf ein Monopol für die Behandlung der Anorexia nervosa erheben sollten.

Im März 1888 veröffentlichte Gull eine zweite Abhandlung über die Krankheit, die er mit einem Bild des ausgezehrten, nackten Torsos von Miß K. R. illustrierte. Der Bericht war im Grunde nichts weiter als eine Zusammenstellung von Notizen über den Fall einer Vierzehnjährigen, die der Chefarzt des Petersfield Cottage Hospital an ihn verwiesen hatte. Allerdings war die Patientin unter der Aufsicht einer Krankenschwester durch eine strenge Diät zu Hause geheilt worden. Der schnelle Erfolg dieser therapeutischen Maßnahme wurde in dramatischen Bildern illustriert. Binnen kürzester Zeit war K. R., die auf der Schwelle des Todes gestanden hatte, wieder bei bester Gesundheit.

Gull erklärte: »Der Fall war so ungewöhnlich, daß es ohne die Bilder schwierig gewesen wäre, zu beweisen, daß die Beschreibung nicht übertrieben oder gar karikaturistisch war.«[15] Wie bei seiner Abhandlung aus dem Jahre 1873 hatte Sir William auch hier das Bildmaterial sorgfältig ausgewählt: In der Abbildung vom April 1887 war das Haar der Patientin kurzgeschnitten und lag am Kopf an, wodurch sie einer mittelalterlichen Asketin glich. Ihr Blick war starr in die Ferne gerichtet, die schmalen Lippen hatte sie fest zusammengepreßt. Im Juni, nicht einmal zwei Monate später, hatte dieselbe Patientin bemerkenswert langes, volles Haar, und ihr Gesichtsausdruck war nicht wiederzuerkennen. Die von Sir William geheilte Vierzehnjährige aus Petersfield war jetzt eine attraktive junge Frau mit einem sinnlichen Lächeln. Dieses Lächeln vermittelte die Botschaft, daß die anorektische Perversion vorüber war und das Mädchen ihr Gleichgewicht wiedergefunden hatte. Dem Arzt, der diese medizinisch aufsehenerregende Verwandlung hatte bewirken können, waren Auszeichnungen sicher.

Dank Gulls Ruf als Nestor der Medizin wurde im Jahre 1888 das Interesse an der Anorexia nervosa in England und Amerika immer stärker. Trotzdem konnte sich Gulls Konzept von der Anorexia nervosa als einer eigenständigen Krankheit nicht durchsetzen – im Gegensatz zu dem Namen, den er dem Syndrom gab. Zwar stellten englische und amerikanische Lehrbücher die Anorexia nervosa als Gulls »Entdeckung« dar; doch da die damalige Medizin ihr Augenmerk hauptsächlich auf die Organe richtete, betrachtete man sie in Übereinstimmung mit Lasègues Analyse als eine mit der Hysterie einhergehende Erkrankung des Magens beziehungsweise des Verdauungsapparats. (Über die Anorexia nervosa wurde meist im Zusammenhang mit der Frage gesprochen, wie Hysterie Organfunktionen – zum Beispiel Atmung und Verdauung – beeinträchtigte.) Man räumte zwar ein, daß in Kliniken eingelieferte Mädchen, die an Auszehrung ohne organische Ursache litten, Gulls Krankheit hatten, aber die Ärzte schrieben immer noch »hysterische Anorexie« auf ihre Krankenblätter. Die Anorexia nervosa wurde also nach wie vor von den meisten Ärzten als eine Variante hysterischen Verhaltens betrachtet; und das, obwohl sie von einem berühmten Arzt entdeckt worden war, der sich alle Mühe gegeben hatte, sie von der Hysterie zu unterscheiden.

Allerdings hatte Gull selbst unter seinen Kollegen Kritiker. So hielt beispielsweise William Smoult Playfair Gulls Beschreibung und Analyse der Anorexia nervosa für naiv. Nach Gulls zweitem Bericht erhob Playfair energisch Einspruch gegen dessen Behauptung, die Anorexia nervosa sei eine eigenständige Krankheit. Respektvoll erklärte Playfair, er freue sich zwar, »Sir Williams anerkannten Namen (wieder) in Zusammenhang mit einem medizinischen Werk zu lesen«, könne aber Gulls Analyse und seinem Behandlungsansatz nicht zustimmen. Nach Playfairs Ansicht stellte Gull eine komplexe funktionelle Störung, also eine Krankheit, für die keine pathologische oder organische Ursache bekannt war, zu vereinfacht dar. »Vor allem möchte ich betonen«, schrieb Playfair, »daß ein besonders auffallendes Merkmal, nämlich die übertriebene Abneigung gegen Nahrung, nur eines von vielen nebeneinander bestehenden Anzeichen für eine tiefgehende Veränderung im Nervensystem ist.«[16] Playfair lehnte den Gedanken kategorisch ab, die Anorexie oder der Appetitmangel seien das Primärsymptom der Krankheit. Darüber hinaus gab er zu bedenken, daß die Störung normalerweise nicht einfach durch Einsatz von Krankenpflege zu beseitigen sei, wie Gull im Falle des Mädchens aus Petersfield angedeutet hatte.

Playfair hielt Anorexia nervosa für eine Variante der Neurasthenie, einer funktionellen Nervenkrankheit, die erstmals im Jahre 1869 von dem amerikanischen Neurologen George Beard erwähnt worden war und sich durch völlige körperliche und geistige Erschöpfung auszeichnete. Neurasthenie bedeutete »nervöse Erschöpfung«, und der Name sollte einen Mangel an nervöser Energie bezeichnen. Verfechter dieser Diagnose betrachteten sie als eine neue Krankheit, deren Ursachen in der im 19. Jahrhundert aufkommenden Industrialisierung, im technologischen und wissenschaftlichen Fortschritt und der Emanzipation der Frau zu suchen wären. Die Symptome der Neurasthenie reichten von Kopfschmerzen über Verdauungsstörungen, Alpträume, Schlaflosigkeit, Herzklopfen, Anfälligkeit der Gebärmutter, Impotenz, Neuralgien und Ohrenklingen bis hin zu einer flachen, monotonen Sprechweise. (Sogar Beard selbst betrachtete die Neurasthenie als subjektiv und bezeichnete ihre Symptome als »ungreifbar, diffus und vage.«)[17] Diesem Mischmasch von unterschiedlichen Symptomen gedachte Playfair auch die Appetitlosigkeit hinzuzufügen: »Trotz der Einwände, die gegen sie (die Neurasthenie) gemacht worden sind, scheint mir diese Bezeichnung die grundlegende Natur der Krankheit ebensogut zu beschreiben wie jede andere, die vorgeschlagen wurde.«[18]

Playfair, ein angesehener Kinderarzt, der die Kinder des Königshauses und adeliger Familien behandelte, war Autor eines Buches mit dem Titel *Systematic Treatment of Nervous Prostration and Hysteria;* außerdem hatte er Fotos von Anorektikerinnen in einem Buch zusammengestellt, die, wie es hieß, Sir Williams Illustrationen in den Schatten stellten. Playfair war mit der Arbeit Beards und dem Phänomen der Neurasthenie wohl vertraut. Er war sich auch der Tatsache bewußt, daß der gleiche Schwächezustand, der junge Amerikanerinnen lähmte, auch in Großbritannien »überaus häufig« war. Seiner Auffassung nach war die Anorexie bei halbwüchsigen Mädchen sogar ein »sehr verbreitetes Phänomen«: Sie sei »nur eine von vielen verschiedenen funktionalen Neurosen …, die unseren Berufsstand zur Verzweiflung bringen, weil sie in unserem zivilisierten, anstrengenden und fordernden Zeitalter von Tag zu Tag zunehmen«.[19] In Playfairs Augen war Gulls Krankheit, die Anorexia nervosa, eigentlich eine bei Jugendlichen vorkommende Form der Neurasthenie, die durch fast jede Streßsituation und den neuen sozialen Druck ausgelöst werden konnte – ein Todesfall in der Familie, finanzielle Schwierigkeiten, Liebeskummer und falsche ärztliche Behandlung.

Der soziale Druck, den Playfair besonders heraushob, bildete einen wesentlichen Bestandteil seiner Beweisführung. Seiner Meinung nach wurde die Neurasthenie durch ein Übermaß an Zivilisation ausgelöst. Gleichzeitig spiegelt seine Argumentation auch deutlich wider, was er von der veränderten gesellschaftlichen Situation der Frau hielt: »Ich habe viele (anorektische) Mädchen kennengelernt, die sich einem harten Studium unterzogen haben – mit dem Ziel, einen höheren Abschluß zu machen, wie es heute für Frauen in Mode gekommen ist.«[20] Der Gedanke, daß geistige Beschäftigung und höhere Schulbildung Anorexia nervosa auslösten, war nicht neu. Er fußte auf einflußreichen medizinischen und soziologischen Theorien, die erörterten, welche Auswirkungen ein Studium auf die Gesundheit von Mädchen im viktorianischen Zeitalter und auf das Wohl der Gesellschaft im allgemeinen haben könnte. Zwischen 1860 und 1880 öffneten in Großbritannien und in den Vereinigten Staaten die ersten Universitäten für Frauen ihre Pforten; sie lockten die ehrgeizigen Töchter aus Familien an, die das nötige Geld besaßen und für den progressiven Gedanken, auch für Frauen sei eine höhere Bildung lohnend, mehr oder weniger offen waren. Auf beiden Seiten des Atlantik debattierte die Öffentlichkeit die »Frauenfrage«, während die Ärzte gegen die sozialen und medizinischen Folgen einer solchen Ausbildung wetterten.[21]

Mit seinen Ansichten über die Ausbildung von Frauen stand Playfair nicht allein. Im Gegenteil, seine Auffassung war repräsentativ für viele der besten Köpfe unter den Medizinern. So bekannte sich zum Beispiel T. S. Clouston, der hochangesehene Superintendent des Krankenhauses von Edinburgh, im Jahre 1884 zum Wert der traditionellen Frauenrolle für die Gesellschaft; er fragte: »Warum sollen wir eine gute Mutter verderben, indem wir sie zu einer durchschnittlichen Grammatikerin machen?«[22] Wie viele andere ging Clouston davon aus, daß Frauen auf intellektuellem Gebiet bestenfalls zu mittelmäßigen Leistungen in der Lage seien. In den Vereinigten Staaten kämpfte der Medizinprofessor in Harvard, Edward H. Clarke (1820-1877), gegen höhere Bildung für junge Frauen; er war der Ansicht, der »den Frauen eigene komplizierte Organismus« bräuchte Zeit und Ruhe, um sich zu entwickeln und dürfe daher nicht durch intellektuelle Aktivität belastet werden.

In den Augen dieser »Eierstockdeterministen« sollten weibliche Jugendliche ein ruhiges Leben führen, unter den Augen einer inspirierenden Mutter in gesundem, aber begrenztem Maß Sport treiben und eine umsichtige, nicht allzu anregende Geselligkeit pflegen. In seinem bekannten Buch *Sex in Education*, das im gleichen Jahr erschien wie die Diagnose der Anorexia nervosa, legte Edward Clarke eine Reihe von Fallstudien – angeblich aus der klinischen Praxis – über Studentinnen vor, deren »Katamenienfunktion« (Menstruationsfunktion, d. Ü.), Eierstockentwicklung und allgemeine Gesundheit gestört waren, weil sie den Erfordernissen ihrer neuen »Periodizität« nicht entsprochen hatten.[23] Clarke und andere verurteilten höhere Bildung für Frauen als Exzeß, der ihrer Meinung nach die für die Fortpflanzung nötige Nervenkraft erschöpfte. Sie führe nicht nur zu einer wachsenden Zahl funktioneller Störungen, sondern verursache sogar Unfruchtbarkeit. Die bei der Anorexia nervosa auftretende Amenorrhöe war für Ärzte wie Clarke und Playfair eine typische pathologische Folge geistiger Betätigung.

Anders als Sir William gestand Playfair ein, daß Anorexia nervosa eine komplexe Krankheit und nicht leicht zu heilen sei. Gull hatte in seinen einschlägigen Abhandlungen über die Krankheit empfohlen, eine Krankenschwester anzustellen, die das Mädchen unter ärztlicher Anleitung zu Hause zwingen sollte, sich an einen Speiseplan zu halten. Die Krankenschwester war ein Faktotum des Arztes; sie vertrat in der unglücklichen Familie seine moralische Autorität. Die für diese Arbeit am besten geeigneten Krankenschwestern wurden als »erfahren«, »streng« und »überzeugend« beschrieben, was den Eindruck entstehen ließ, die Ärzte hätten ein klares Bild von den persönlichen und professionellen Eigenschaften, über die ihr Mitarbeiterstab verfügen sollte. Trotzdem wurde die Anorexiebehandlung zu Hause nicht von allzu vielen Ärzten befürwortet. Die häusliche Pflege war teuer und schwierig zu organisieren. Es war ein problematisches Unterfangen, eine geeignete Vollzeit-Privatschwester anzustellen, die sich ihrer ärztlichen und sozialen Verantwortung sowohl der betroffenen Familie als auch dem Arzt gegenüber bewußt war. Überdies wollten die Ärzte nicht den Eindruck erwecken, eine Krankenschwester könne auf medizinischer und moralischer Ebene einen Arzt ersetzen.

Offen focht Playfair Gulls Behauptung an, Ruhe, Versorgung mit Nahrung und häusliche Pflege könnten die Gesundheit der Patientin wiederherstellen. Nach Playfairs Ansicht hatte Gull bei der Behandlung des Petersfielder Falles einfach Glück gehabt:

Es ist wahr, daß diese Patientin durch die Pflege einer guten Krankenschwester genesen ist; das ist ein glücklicher Zufall, aber ich gebe zu bedenken, daß es sich um ein Kind von 14 Jahren handelte, das noch nicht einmal ein Jahr lang krank gewesen war. Es handelte sich also nicht um eine verstockte neurotische Sünderin wie in vielen anderen Fällen. Ich möchte betonen, daß auf diese Weise nicht einmal jeder 20. Fall zu heilen ist; der Beweis dafür ist, daß diese Methode bei fast allen Patientinnen schon erfolglos versucht wurde – manchmal unter der Aufsicht einer ganzen Phalanx von Medizinern. Absolute Ruhe, Massagen und reichliche Ernährung, die sich unter diesen Bedingungen leicht einstellen, sind sicherlich wertvolle Elemente der Behandlung, aber ohne Isolierung wird sie mit ziemlicher Sicherheit fehlschlagen. Erst die Isolierung als zusätzliches Element macht die Heilung dieser Fälle so wahrscheinlich wie in der Medizin überhaupt möglich.[24]

Die Tatsache, daß sich die Ärzte so sehr für die Isolierung einsetzten, macht deutlich, daß man die Familie und das soziale Umfeld des Mädchens als einen auslösenden Faktor bei der Anorexia nervosa ansah. Selbst William Smoult Playfair, der die Anorexia nervosa als eine Form der Neurasthenie betrachtete, befürwortete die Isolierung. Diejenigen Ärzte, die die Anorexia nervosa für eine Form der Neurasthenie bei jungen Mädchen hielten, orientierten sich vornehmlich an Behandlungsmodellen aus den Vereinigten Staaten, und hier insbesondere an einer von Silas Weir Mitchell entwickelten Therapieform. Mitchell wurde 1874 einstimmig zum Präsidenten der American Neurological Association gewählt.

In seinem Buch *Fat and Blood: And How to Make Them* argumentierte Mitchell, Isolierung sei das sine qua non bei der Behandlung ernsthafter Nervenkrankheiten: »Ist die Patientin erst einmal fern von der moralischen und physischen Umgebung, welche Teil ihres Lebens in Krankheit geworden ist, so ist ein erster Schritt getan, der sich als solcher bereits positiv auswirken und bei der anschließenden Behandlung äußerst hilfreich sein wird.« Mitchell erklärte, daß »dieser Schritt bei Patientinnen, die aus eindeutig medizinischen Gründen lediglich anämisch, schwach und mager sind, kein Muß ist«; Abschließung sei jedoch die richtige Behandlung für die »große und schwierige« Gruppe der »dünnblütigen emotionalen Frauen«, die aus einer »schwachen Gesundheit« eine »liebe Gewohnheit« machten. Mitchell argumentierte, Isolierung sei der einzig vernünftige Weg aus der seiner Ansicht nach manipulativen Strategie weiblicher Kränklichkeit:

Oft ist keine Besserung möglich, bis wir das ganze tägliche Drama des Krankenzimmers mit seinen kleinen Egoismen und seiner Sucht nach Mitleid und Nachsicht aufgebrochen haben … Ein hysterisches Mädchen ist, wie Wendell Holmes es so treffend ausgedrückt hat, ein Vampir, der den gesunden Menschen in seiner Umgebung das Blut aussaugt; und ich bin überzeugt, daß dort, wo ein hysterisches Mädchen ist, früher oder später zwei kranke Frauen sein werden.[25]

Weil die Anorektikerin so sehr dem Bild entsprach, das Mitchell von seinen Patientinnen entwarf, wurde seine Therapie von vielen Ärzten bereitwillig aufgenommen. Man stimmte dahingehend überein, daß die Behandlung des aus dem Kreise der Familie und der Freunde entfernten Mädchens aus »einer Kombination von vollkommener Ruhe und reichlicher Ernährung« bestehen sollte, »ermöglicht durch fortgesetzte passive Übungen wie Massage und Elektrizitätsanwendungen«.[26] Während der Isolierung bekamen die Mädchen außer dem Arzt und der Krankenschwester niemanden zu Gesicht; zudem mußten sie die ganze Zeit liegen, sich mindestens eine Stunde am Tag kräftigen Massagen unterziehen und lesen oder schreiben, weil diesen Aktivitäten ein stimulierender Effekt zugeschrieben wurde. In Mitchells Worten: »Die einzige erlaubte Bewegung war die, die man braucht, um die Zähne zu putzen.«[27] Während viele junge Frauen zweifellos absolut isoliert wurden, zog man bei anderen eine modifizierte Form dieser Behandlung vor: Diese Patientinnen wurden von ihren Familien getrennt, aber in Krankenhausstationen untergebracht, in denen es sowohl Mitpatientinnen als auch Krankenhauspersonal und Besucher gab. Wirkliche Isolierung erforderte eine intensive Privatpflege, die sich nicht jede Familie leisten konnte.

Mitchell und seine Methode der Isolierung und Diät wurden in Großbritannien und den Vereinigten Staaten sehr bekannt und vielfach übernommen; ein wichtiger Prozeß des Austauschs in der medizinischen Welt hatte begonnen. (*Fast and Blood* wurde gleichzeitig in Philadelphia und London publiziert.) Sogar australische Ärzte schrieben in Fachzeitschriften, »Dr. Mitchells Hysterietherapie« sei zur Behandlung der Anorexia nervosa angemessen. William Osler sagte explizit, daß das Krankheitsbild bei der Anorexia nervosa zwar »besorgniserregend« sei, »eine Behandlung nach der Mitchell-Methode jedoch bisweilen erstaunliche Heilungserfolge« zeitgte. Bei einer medizinischen Konferenz von Ärzten aus dem Londoner Westen im Jahre 1904 stellte ein Teilnehmer die Behauptung auf, daß »die Behandlung nach Weir Mitchell die erfolgversprechendste« sei, und keiner seiner Kollegen machte Anstalten, ihm zu widersprechen.[28] Die von den Briten sogenannte Mitchell-Methode brachte den Wendepunkt in der klinischen Therapie der Anorexia nervosa.

Dennoch vertraten einige wenige Ärzte eine Gegenposition; in ihren Augen war die Isolierung als Therapie zu kostspielig, unangemessen und potentiell sogar gefährlich. Im April 1888 schrieb Andrew Scott Myrtle, ein Provinzarzt aus Harrogate, einen wütenden Brief an die *Lancet*, in dem er sich mit Playfairs Behauptungen auseinandersetzte. Dieser hatte Gulls Heilungserfolge als glückliche Zufälle bezeichnet und hielt die völlige Isolierung der Patientin nach der Mitchell-Methode für eine erfolgreiche Behandlung der Anorexia nervosa für notwendig. Myrtle schrieb: »Ich kann nur sagen, daß in allen Fällen von Anorexia nervosa, die mir bekannt sind, die Gesundheit der Patientin auch ohne Isolierung wiederhergestellt worden ist; und natürlich auch ohne die Hilfe dieses sehr modernen, in den meisten Fällen aber vollkommen unnötigen Unsinns, der Massage. Ich spiele auf die ›verknoteten Muskeln‹, die ›blockierten Blutgefäße‹, die ›zusammengezogenen Sehnen‹ und die ›verdickten Nerven und ungeschmierten Gelenke‹ an, die von den Händen männlicher wie weiblicher Masseure so zahlreich entdeckt werden.« Myrtle war der Überzeugung, die moderne Medizin mache allzuviel Wind um etwas, das im Grunde nichts weiter war als eine nervöse Dyspepsie. »Überdies«, so schrieb er, »kostet Isolierung eine Menge Geld. Nicht jeder kann es sich leisten, ein sogenanntes ›Sanatorium‹ zu bezahlen und somit Gesundheit zum dortigen Tarif zu erkaufen.«[29]

Auch die Qualität der ›Sanatorien‹, in die Anorektikerinnen eingeliefert wurden, gab Anlaß zu Kritik. Dennis De Berdt Hovell, der eine Praxis am Cavendish Square betrieb und Beziehungen zum London Hospital unterhielt, stellte die Art von Medizin in Frage, die in den kleinen Privatsanatorien für Hysterikerinnen praktiziert wurde, wo die Ärzte nicht besonders gut ausgebildet waren. De Berdt Hovell schloß aus seiner Erfahrung als beratender Arzt an einem großen Londoner Krankenhaus, daß die Mitchell-Methode den privaten Irrenhäusern – einer Art von Institution, die er nicht gerade bewunderte – Arbeit verschaffte. Er zog es vor, Anorektikerinnen nicht in einer psychiatrischen, sondern in einer medizinischen Einrichtung zu behandeln. Er erklärte, es sei unfair (und wahrscheinlich sogar gefährlich), wenn Eltern das anorektische Mädchen von zu Hause wegschickten, nur weil sie sie für pervers oder eigensinnig hielten.

Mit dieser Argumentation unterstellte De Berdt Hovell gleichsam, Gull und andere gäben »der Patientin die Schuld«. Diese Art der wenig einfühlsamen Behandlung, so sagte er, mache die Patientin zwangsläufig zu dem, was Playfair die »verstockte neurotische Sünderin« nannte. Im Gegensatz dazu, schrieb De Berdt Hovell, »gehen meine Bemühungen hinsichtlich dieser Patientinnengruppe dahin, sie täglich so viel tun zu lassen, wie ihre Kräfte erlauben, aber nicht mehr. Ich versuche zu erreichen, daß sie sich mit dem wenigen, was sie zu tun in der Lage sind, zufriedengeben, und daß sie sich nicht verdrießen, weil sie nicht mehr schaffen können; und daß sie sich direkt an mich wenden, wenn sie irgendwelche Probleme oder Schwierigkeiten haben.«[30] Stark geschwächte Anorektikerinnen sollten durch die stillschweigende Sympathie und die selbstlose Hilfe von professionellen Kräften, die mit der medizinischen Behandlung solcher Fälle vertraut waren, »aufgemuntert und ermutigt« werden. Es sei von größter Bedeutung, Anorexiepatientinnen nicht mit »Mißbilligung und Vernachlässigung« zu strafen, das hieß, sie nicht in einer medizinischen Einrichtung von zweifelhaftem Ruf unterzubringen und sie den strengen Richtlinien der Mitchell-Methode zu unterwerfen. Trotz alledem bevorzugten die meisten Patientinnen zu dieser Zeit das Privatsanatorium für Hysterikerinnen. Patientin eines spezialisierten oder allgemeinen Krankenhauses zu sein, paßte bis Ende des 19. Jahrhunderts einfach nicht zur Kultur der Mittelschicht in England und Amerika. Öffentliche Krankenhäuser waren beinahe so undenkbar wie das Armenhaus, und darum lieferten nur einige wenige verzweifelte Eltern ihre anorektischen Töchter dort ein.

Im Krankenhaus

Die Ärzte im 19. Jahrhundert sahen es als ihre vordringliche Aufgabe an, wieder Fleisch auf die Knochen der abgemagerten Patientin zu bringen. Der medizinische Erfolg einer Anorexia nervosa-Behandlung wurde an der Gewichtszunahme gemessen. In den wenigen Berichten, die von allgemeinen und kleinen Krankenhäusern veröffentlicht wurden, herrscht dieser Ansatz der Symptombehandlung vor.

Auf die Fragen der Motivation und der Ätiologie wurde wenig Zeit verwendet. Diesbezüglich diente Gull als Vorbild für seine Kollegen. Wenn erst einmal festgestellt war, daß bei der Patientin keine organischen Ursachen für die Nahrungsverweigerung vorlagen, stand das weitere medizinische Vorgehen bereits fest. Sie mußte ununterbrochen und reichlich gefüttert werden, ob sie damit einverstanden war oder nicht. Die Bemühungen der Ärzte beschränkten sich darauf, eine »plethorische« oder überreichliche Diät zu verschreiben und ihre Einhaltung zu überwachen. Sobald die Patientin ein akzeptables Gewicht erreicht hatte, wurde sie für geheilt erklärt, ohne daß man den Gründen für ihre Nahrungsverweigerung weiter nachgegangen wäre. Der Arzt war also eigentlich in erster Linie ein Ernährungsmanager.

Der Fall der 19jährigen Eva Williams illustriert die Rolle der viktorianischen Ärzte bei der Behandlung und Heilung von Anorexia nervosa. Eva wurde im Januar 1897 in das London Hospital eingeliefert; sie wog 35 Kilogramm. Das Mädchen war nicht gerade glücklich, im Krankenhaus eingesperrt zu sein. Als eines von sechs Kindern einer gutsituierten Mittelklassefamilie aus Bow hatte Eva »niemals irgendeine Arbeit verrichten müssen«. Bevor sie ins Krankenhaus gebracht wurde, hatte man versucht, ihren Appetit und ihre Gesundheit durch einen mehrere Monate dauernden Aufenthalt im Badeort Eastbourne wiederherzustellen. Williams wurde von Stephen MacKenzie behandelt, einem angesehen Arzt am London Hospital, der an der medizinischen Fakultät der Universität lehrte und dem Royal College of Physicians angehörte.[31] Man trennte zwar Eva von ihrer Familie, isolierte sie aber nicht: Auf der Station befanden sich noch mindestens ein Dutzend anderer Mädchen.

Als MacKenzie und sein Assistent die Krankengeschichte des Mädchens studierten, entdeckten sie, daß es bereits vor über einem Jahr aufgehört hatte zu essen – unter dem Vorwand, unter Verdauungsstörungen, Schmerzen nach dem Essen und Blähungen zu leiden. Das Mädchen erzählte den Ärzten, sie habe keinen Appetit, und sprach von hartnäckiger Verstopfung. Seit über zwei Jahren menstruierte sie nicht mehr. Bei einer Untersuchung ihres Herzens, der Lungen, des Abdomens, der Zunge, der Zähne, des Halses, des Bluts und des Urins ließen sich keine krankhaften Veränderungen feststellen. Die Patientin hatte sich bis zum Auftreten der Krankheit auch »ganz gesund und kräftig« gefühlt. Einzige Anzeichen dieser Krankheit waren der psychische Zustand der Patientin (»sie ist etwas deprimiert«) und der sichtliche Gewichtsverlust. Da die Anorexie und Auszehrung die einzigen Symptome waren, stellte MacKenzie die Diagnose »hysterische Anorexie«.

Während der ersten Woche im Krankenhaus aß das Mädchen fast nichts und verlor innerhalb weniger Tage weitere anderhalb Kilo an Gewicht. Offensichtlich reichte die Trennung von der Familie nicht aus, um ein normales Eßverhalten zu bewirken. Es wurde ein strenger Diätplan erstellt. Dr. MacKenzie ordnete die folgende, täglich zu wiederholende Behandlung an: »Nach der Massage zuerst ein heißes Bad und dann Essen, wobei die Nahrungsmenge kontinuierlich erhöht wird. Verweigert die Patientin das Essen, wird sie mittels einer Magensonde zwangsernährt.« Auf dem Speiseplan des Mädchens standen in erster Linie große Portionen Fisch, Milch, Eier, Brot und Gemüse. Nach einem nur siebenwöchigen Klinikaufenthalt wurde Eva Williams als geheilt entlassen. Sie wurde zu ihrer Familie zurückgebracht, nachdem sie sechs Kilo zugenommen hatte.

MacKenzies Aufzeichnungen zum Fall Williams zeigen, daß er sich ganz auf die Gewichtszunahme der Patientin konzentriert und der Psychologie der Anorexia nervosa wenig Beachtung geschenkt hatte. Anscheinend sagte die als »intelligent« und »etwas deprimiert« beschriebene Eva Williams lediglich, daß ihr das Essen Schmerzen bereite. MacKenzie berichtete an keiner Stelle über den Inhalt eines Gesprächs mit der Patientin, aber er merkte zu Informationen aus zweiter Hand folgendes an: »Sie gibt keine Gründe für ihre Nahrungsverweigerung an, aber einer ihrer Freunde behauptet, sie weigere sich zu essen, weil ihre Mutter (sic) ihr immer sage, sie sei zu dick.« Diese Information über Williams und ihre Mutter, die deutlich macht, daß der Körper des Mädchens zwischen ihnen ein Gesprächsthema war, interessierte MacKenzie nicht sonderlich; er beschäftigte sich weiter mit den somatischen Beschwerden des Mädchens und seiner Gewichtszunahme. Als Eva Williams 42 Kilo wog, wurde sie entlassen – höchstwahrscheinlich ohne daß die Spannungen zwischen ihr und ihrer Mutter auch nur zur Sprache gekommen wären. Warum Dicksein überhaupt ein Thema war, wurde nicht geklärt.

In einem aufsehenerregenden Fall im Jahre 1895 versuchte ein Arzt an einem kleinen Krankenhaus es mit der Trennung der Patientin von den Eltern; er hatte damit keinen Erfolg, und die Patientin starb.[32] Der Arzt, Lockhardt Stephens (1858-1940), war am Guy's Hospital zum Chirurgen ausgebildet worden, bevor er Chefarzt am Emsworth Cottage Hospital bei Bristol wurde. Kleinen Krankenhäusern wie diesem versuchte man eine familiäre Atmosphäre zu geben; die Architektur und die Gestaltung der Innenräume sollten an das Heim eines »gutgestellten Arbeiters oder Kleinbauern«[33] erinnern. Die kleinen Krankenhäuser unterschieden sich von größeren Kliniken hauptsächlich durch ihren informellen Stil, insbesondere durch eine großzügige Besuchsregelung. Emsworth mit seinen sechs Betten und einem Notfallbett war ein typisches solches Krankenhaus.

Stephens beschrieb den Fall eines 16jährigen Schulmädchens, das zu Hause blieb, bis es so gefährlich geschwächt war, daß es hospitalisiert werden mußte. Die Patientin, einzige Tochter unter sechs Kindern, wurde im März 1888 nach Emsworth eingeliefert. Einen Monat später starb sie trotz aller verzweifelten Bemühungen von Stephens und seinen Kollegen. Weder durch die moralische Autorität des Arztes noch durch medizinische Apparaturen ließen sich ihre Nahrungsverweigerung und die Folgen des Hungerns verhindern.

Das Schulmädchen aus Bristol war vor seiner Einlieferung mehr als zehn Monate lang anorektisch gewesen. Den Aussagen der Familie und der Freunde ist zu entnehmen, daß sich ihr Verhalten ganz plötzlich verändert hatte. Vorher war sie ein »bemerkenswert gut gebautes, rundes und gesund aussehendes Mädchen gewesen; sie war sehr fröhlich und versuchte immer, die Aufmerksamkeit ihrer Freunde auf sich zu ziehen, was ihr auch gelang: Sie war bei ihren Lehrern und anderen äußerst beliebt.«[34] Dann begann das gesellige und wohlerzogene junge Mädchen plötzlich »aus unerfindlichen Gründen«, sich zu weigern, »dieselbe Nahrung zu sich zu nehmen und zu den üblichen Essenszeiten zu essen wie der Rest der Familie«. Diese Ablehnung wurde schon bald zur Gewohnheit, brachte den Alltag der Familie durcheinander und verdarb allen die Stimmung. Die Eltern waren unfähig, sie von ihrem Verhalten abzubringen.

Nach Ansicht von Stephens war es der Familie nicht gelungen, sich dem Mädchen gegenüber durchzusetzen. Als der problematische Elternteil galt die Mutter, die Stephens nicht nur als Rechtfertigung für den Versuch benutzte, in diesem Fall alle Autorität an sich zu reißen, sondern letztlich auch als Erklärung für das Versagen der Medizin. Die als »leicht erregbar und ganz unter dem Einfluß der Patientin stehend« beschriebene Mutter wurde angewiesen, das Mädchen in Emsworth nicht zu besuchen, da die Therapie eine auf die Klinik übertragene Version der Mitchell-Methode erfordere. Stephen bestand auf diesem Punkt, obgleich die großzügige Besuchsregelung zu den Leitlinien der kleinen Krankenhäuser gehörte.

In der Klinik wurde das Mädchen unbeweglich im Bett gehalten; »Glieder und Körper wurden in Watte gepackt«, eine Methode zur Erhöhung der Körpertemperatur und zur Bewegungseinschränkung. Trotz ihrer Proteste wurde sie alle vier Stunden mit zerkleinerter Nahrung gefüttert. Nach einigen Tagen wurde das Mädchen anscheinend sehr aufgebracht, »mürrisch« und »gereizt« und »rief laut nach ihrer Mutter«. »Trotz der gegenteiligen Anweisung des Arztes«, begann die nervöse Mutter, sie täglich im Krankenhaus zu besuchen. Für Stephens stellte die Rückkehr der Mutter nach Emsworth den Anfang des Endes dar. »Von diesem Augenblick an begann sie (die Patientin), das bißchen Boden zu verlieren, das wir bereits gewonnen hatten; sie aß sehr wenig und wandte alle möglichen Täuschungsmanöver an, um das Essen nicht zu schlucken, auch wenn sie es schon im Mund hatte«.[35] Der Arzt behauptete, daß die Präsenz der Mutter es ihm unmöglich machte, den für eine Heilung notwendigen moralischen Rahmen herzustellen.

Gegen Ende der dritten Behandlungswoche stellte die Morgenschwester fest, daß die Patientin unglaublich schwach war, so schwach, daß sie nicht einmal Flüssigkeiten schlucken konnte. Nach wenigen Stunden befand sie sich bereits in einem Zustand »äußerster Hilflosigkeit, ihre Augen waren starr, die Pupillen erweitert und ohne Reaktion«. Die Atmung verlangsamte sich, ihre Extremitäten wurden kalt und steif, der Atem roch übel. Man injezierte ihr alle zehn Minuten Brandy unter die Haut und machte einen heroischen Versuch, die Patientin warmzuhalten. Die Schwestern legten ihr heiße Tücher auf den Bauch und Wärmflaschen an Füße und Hände, in die Armbeugen und an den Rumpf. Als letzte Nahrung flößte man dem Mädchen durch einen Schlauch 0,3 Liter Milch – »so heiß, wie es im Mund gerade noch erträglich ist« –, ein.

Der Tod des Schulmädchens aus Bristol war immerhin Anlaß genug für Stephens, einen Photographen zu engagieren, der seine 1,60 m große und 22 Kilo schwere Patientin auf die Platte bannen sollte. Obgleich Medizinphotographie damals noch nicht üblich war, legten die Ärzte des viktorianischen Zeitalters großen Wert auf die visuelle Darstellung von Krankheitsbildern.[36] Mittels eines Photos ließen sich manche Krankheiten objektiver festhalten als in Worten, und Stephens hatte das Bedürfnis, zu dokumentieren, daß Anorexia nervosa tatsächlich zum Tode führen konnte.

Zwar wollte Stephens ein realistisches, wissenschaftliches Bild von der Auszehrung des Mädchens vermitteln, aber er entschied sich dennoch, bei diesem Vorhaben die Konventionen und den viktorianischen Sinn für Ästhetik nicht zu verletzen. Bei ihrem Tod war die Patientin sicherlich angekleidet und in Decken gehüllt gewesen, weil man ihre Körpertemperatur erhalten wollte. Für das Photo ließ Stephens jedoch den Körper entkleiden und ein Tuch so drapieren, daß es diskret ihre Genitalien verhüllte, aber ihre Brüste und die hervorstehenden Hüftknochen freiließ. Dies Vorgehen zeigt eine gewisse Erfindungsgabe und dabei die Beachtung der viktorianischen Anstandsregeln: Es gehörte sich einfach nicht, auf Photos Genitalien zu zeigen. Andererseits fand man damals durchaus Gefallen an der Schönheit eines nackten Körpers, insbesondere wenn es sich um weiche, schimmernde, frauliche Gestalten und die erblühenden Körper junger Mädchen an der Schwelle zum sexuellen Erwachen handelte.[37] Im Gegensatz dazu zeigte Stephens' Photo aus dem Jahre 1895 das ungeschönte, schreckenerregende Bild eines ausgezehrten jugendlichen Körpers, dessen unerfülltes sexuelles und reproduktives Potential in den vollen, gerundeten Brüsten seinen symbolischen Ausdruck fand. Bar jeder Erotik vermittelten der eckige Rumpf und der gequälte Blick des Schulmädchens aus Bristol einen überzeugenden Eindruck von der zerstörerischen Kraft der Anorexia nervosa.

Lockhardt Stephens' Versuch, eine Isolierung herzustellen, war eindeutig gescheitert; vielleicht wartete er aus diesem Grund sieben Jahre mit der Veröffentlichung seines Berichts. Angesichts des Konkurrenzdenkens, das in der britischen medizinischen Welt herrschte, stellte Stephens' Artikel ein öffentliches Eingeständnis seiner Unfähigkeit dar, das für eine Behandlung der Anorexie notwendige moralische Umfeld zu schaffen. Für einen Arzt des 19. Jahrhunderts war das ein entscheidender Fehler, insbesondere da es sich bei der Patientin um eine heranwachsende Frau handelte. (Außerdem wurde der Bericht über ihren Tod möglicherweise als Beweis für die mangelnde Effizienz der kleinen Krankenhäuser gewertet.)

In Wirklichkeit hatte Stephens bezüglich der körperlichen Symptomatik, der Ätiologie oder der Behandlung von Anorexiepatientinnen wenig Neues zu sagen. Die Emsworther Abhandlung bestätigte lediglich, was die viktorianische Medizin ohnehin schon wußte: daß anorektische Mädchen aus Familien kamen, die sie auf nicht weiter beschriebene Weise verdorben hatten, und daß eine Heilung häufig dadurch bewirkt wurde, daß die Patientin dem Einfluß der Familie entzogen wurde.

Nach zwei Jahrzehnten klinischer Erfahrung mit der Krankheit waren immer noch viele Fragen unbeantwortet. Im Gegensatz zu durch Mikroorganismen verursachten Infektionskrankheiten war kein spezieller ätiologischer Wirkstoff im Spiel. Nach der Beschreibung von Gull und Lasègue wurde die Anorexia nervosa hauptsächlich über das Verhalten (Nichtessen) definiert, das wiederum mit einer Reihe körperlicher Symptome einherging (niedrige Körpertemperatur, Amenorrhöe, Hyperaktivität). Eine solche Definition mußte zwangsläufig Probleme aufwerfen, da sowohl das Verhalten als auch die Symptome variieren können. Infolgedessen ist seit der »Entdeckung« der Krankheit die Diagnose großzügig ausgelegt worden, und die Ätiologie gab immer wieder Anlaß zu Spekulationen. Besonders auffallend an der Diskussion über die Anorexia nervosa im 19. Jahrhundert ist schließlich, daß man sich zwar eingehend mit der Heilung des Primärsymptoms befaßte, aber kein Arzt je versuchte, aus der Perspektive des Mädchens die Gründe für ihr Nichtessen zu erklären.

7.

Der Appetit als Stimme

Die Symptome einer Krankheit treten niemals in einem kulturellen Vakuum auf. Selbst bei einer eindeutig biomedizinisch nachweisbaren Krankheit ist die Reaktion eines Patienten auf Unbehagen und Schmerzen zunächst einmal persönlichkeitsbedingt. Zweitens besteht auch ein unmittelbarer Zusammenhang zwischen dem Empfinden des Erkrankten, dem Verhalten des Pflegepersonals und nicht zuletzt auch den Werten und Einstellungen, die in der jeweiligen Gesellschaft vorherrschen. Ähnlich verhält es sich bei psychischen Erkrankungen: Grundsätzlich ist zu sagen, daß kognitive und emotionale Desorientierungen sich in Verhaltensstörungen äußern, die spezifische kulturelle Voreingenommenheiten widerspiegeln. Deshalb ist es unerläßlich, daß sich eine historische Betrachtung der Anorexie auch damit beschäftigt, wie verschiedene Gesellschaften ihr eigenes Repertoire an Symptomen schaffen. Nur vor diesem Hintergrund ist zu verstehen, wie der sich verändernde kulturelle Kontext einem Symptom wie dem Nichtessen einen Sinn verleiht.[1]

In diesem Kapitel möchte ich versuchen, zwischen dem Auftreten der Anorexia nervosa im 19. Jahrhundert und den kulturellen Gegebenheiten dieser Epoche eine Verbindung herzustellen. Die Anorexia nervosa unserer Tage ist unmittelbar mit den Botschaften verknüpft, die unsere Gesellschaft in Zusammenhang mit Körperbild und Diätverhalten aussendet. Ebenso läßt sich im viktorianischen Zeitalter ein kultureller Kontext ausmachen, der – wenn auch ein wenig anders – das damalige Auftreten der Anorexia nervosa verständlich macht. Das soll natürlich nicht heißen, daß kulturelles Gedankengut die Krankheit unmittelbar auslöst. Die komplexen ätiologischen Zusammenhänge und die Grenzen, die der Geschichtsforschung gesetzt sind, habe ich bereits angedeutet; bei der Anorexia nervosa handelt es sich um eine vielschichtige Krankheit, bei der sowohl individuelle biologische und psychologische Faktoren als auch Umwelteinflüsse eine Rolle spielen. Als Historikerin kann ich weder die Frage nach den Ursachen endgültig beantworten, noch bin ich in der Lage, individuelle Psychopathologien zu erstellen. Allerdings ist es der Geschichtsforschung sehr wohl möglich, die Bedeutung von Nahrung und Essen in der viktorianischen Gesellschaft im allgemeinen deutlich zu machen und im Zuge dessen die kulturellen Wertvorstellungen zu ermitteln, die besonders junge Frauen des Bürgertums beeinflußten. Anhand des damaligen weiblichen »Nahrungs-Vokabulars« hoffe ich hier aufzeigen zu können, daß es die Anorexia nervosa wahrscheinlich schon lange gab, bevor Twiggy zum Schönheitsideal wurde.

Die medizinische Fachliteratur des 19. Jahrhunderts erklärt kaum, was anorektisches Verhalten in dieser Zeit bedeutete. Zwar zitierten die Ärzte den charakteristischen Ausruf der Anorektikerin – »Ich will nicht essen« –, sie unterschlugen jedoch meist den entscheidenden Nebensatz »Ich will nicht essen, weil …«. Nur selten fand eine Anorektikerin in der einschlägigen Literatur Gelegenheit, *in eigenen Worten* zu erklären, warum sie die Nahrung verweigerte und ihren Körper solchen Entbehrungen unterwarf. Was die Betroffenen selbst über ihr Verhalten dachten, bleibt ein Geheimnis.

Die viktorianischen Anorektikerinnen gaben an, unter Magen- und Schluckbeschwerden zu leiden. Da die Ärzte in Diagnose und Behandlung ihr Augenmerk auf den somatischen Aspekt richteten, forderten sie derlei Angaben vermutlich heraus. Auch den Eltern war eine somatische Erklärung der Schwächezustände und der Nahrungsverweigerung der Tochter wahrscheinlich angenehmer. Allerdings stand eine rein biomedizinisch orientierte Diagnose der Anorexia nervosa auf tönernen Füßen, da sie doch implizierte, daß keine organische Erkrankung vorlag. Die meisten Ärzte gingen jedoch nicht weiter auf die Ätiologie ein und befaßten sich statt dessen damit, die Primärsymptome – das Nichtessen und die Auszehrung – zu kurieren.

Eine der wenigen, vorsichtig formulierten medizinischen Abhandlungen, in denen die Motivation der Anorektikerin überhaupt zur Sprache kommen, ist Stephen MacKenzies Bericht über eine anorektische Patientin aus dem Jahre 1895. Diese habe die Nahrung verweigert, »weil ihre Mutter ihr sagte, sie sei zu dick«. Zehn Jahre zuvor hatte Jean-Martin Charcot ein rosafarbenes Band entdeckt, das eine Anorexiepatientin sich eng um die Taille gebunden hatte. Auf seine Fragen stellte sich heraus, daß das Mädchen befürchtete, zuzunehmen; mit dem Band kontrollierte sie, ob ihre Taille auch nicht dicker wurde. In Max Wallets Bericht aus dem Jahre 1895 über zwei Fälle von Anorexia nervosa ging es um das gleiche Thema, und diesmal waren auch Altersgenossinnen im Spiel. Ein 17jähriges Mädchen verweigerte die Nahrung, weil sie »fürchtete, ein bißchen zu stämmig zu wirken«, und eine 15jährige hörte auf zu essen, als sie »den Eindruck hatte, zu dick zu sein, nachdem sie gesehen hatte, wie ihre Freundinnen sich zum Abnehmen zwangen«.[2]

Solche Verhaltensweisen wurden von Ärzten gern als »Koketterie« und einfältige »Marotten« weiblicher Jugendlicher abgetan.[3] Die Ärzte im 19. Jahrhundert stellten keinerlei Zusammenhang zwischen der Anorexia und dem kulturellen Umfeld des viktorianischen Mädchens her. Die Einstellung der Frauen und Mädchen dieser Epoche zu Appetit, Nahrung und Essen sowie die kulturellen Kategorien von dick und dünn wurden als mögliche Auslöser der Krankheit ausgeklammert. Erst im 20. Jahrhundert hat sich in der Medizin der Gedanke durchgesetzt, daß die Gesellschaft an der Entstehung psychologischer Störungen beteiligt ist und daß Verhalten und körperliche Symptome mit kulturellen Systemen in Beziehung stehen. Das ganze 19. Jahrhundert hindurch hatten formelhafte Begründungen der Entstehung der Anorexia nervosa für die meisten Ärzte Gültigkeit (zum Beispiel »heischten ihre Patientinnen Mitleid«, oder es handelte sich um einen »pervertierten Willen«). Es fand keine differenzierte Diskussion darüber statt, warum es überhaupt um Appetit und Essen ging. So sagen diese Erklärungsmodelle mehr über die Vorurteile der Ärzte hinsichtlich der Adoleszenz, des Geschlechts und der Hysterie aus als über die spezifische geistige Verfassung der Anorexiepatientin.

Angesichts der Aufmerksamkeit, die der Anorexia nervosa Ende des 19. Jahrhunderts in der englischen und amerikanischen Medizin zuteil wurde, wirkt die Tatsache, daß die Ärzte die Erklärungen der Anorektikerinnen – mögen sie auch noch so verschroben oder exaltiert gewesen sein – nicht dokumentierten, wie eine Provokation. Diese Unterlassung wirft eine Reihe von Fragen zum Verhältnis zwischen Arzt und Patientin auf und läßt auch die diagnostischen und therapeutischen Methoden des späten 19. Jahrhunderts in einem zweifelhaften Licht erscheinen. Was spielte sich in viktorianischen Behandlungszimmern zwischen Arzt, Patientin und Mutter ab? Was erwartete der Arzt von seinen jungen Patientinnen? Eine genaue Betrachtung der Zusammenhänge zwischen Kultur und Symptomatologie führt zu weiteren Fragen: Was brachte junge Frauen Ende des 19. Jahrhunderts dazu, trotz des Drucks seitens der Familie und unter ärztlicher Beobachtung standhaft die Nahrung zu verweigern? Welche Rolle spielten Nahrung und Essen in der weiblichen Identität des viktorianischen Zeitalters?

Im Behandlungszimmer

Um 1870 bestand eine ärztliche Untersuchung aus visueller Beobachtung und manueller Bewegung der Gliedmaßen; dazu wurde die Körpertemperatur gemessen und Blut und Urin untersucht. Das Abtasten des Körpers war damals noch neu und wurde nur von den besser ausgebildeten, fortschrittlicheren Ärzten durchgeführt. Wahrscheinlich lag es daran, daß manche Patienten noch nicht mit dieser Untersuchungsmethode vertraut waren und dem Abhören mit dem Stethoskop und dem Abtasten argwöhnisch gegenüberstanden. War die Patientin eine junge Frau, führten Ärzte, die sich in professioneller und gesellschaftlicher Hinsicht korrekt verhalten wollten, die Untersuchung im Beisein der Mutter und einer Sprechstundenhilfe durch. Die Sprechstundenhilfe schrieb die Ergebnisse auf, während der Arzt die Patientin, die die Unterwäsche anbehielt, abhörte und abtastete.

Die Vorgänge im Behandlungszimmer wurden von der neugewonnenen Überzeugung der damaligen Ärzte bestimmt, daß sich eine Krankheit durch verifizierbare äußere Anzeichen und Geräusche äußerte. Der Arzt interessierte sich mehr dafür, was der Körper verriet, als dafür, was die Patientin über ihre Krankheit zu sagen hatte. Gut ausgebildete Ärzte gingen sogar dazu über, die Aufnahme der Krankengeschichte als sekundär zu betrachten; was zählte, war die körperliche Untersuchung. Die Mediziner waren der Auffassung, daß der Bericht der Patientin über ihre Krankheit meist voreingenommen, unfundiert und unzuverlässig war. Man mißtraute also allen Äußerungen der Patientin, und launische heranwachsende Mädchen galten als besonders unglaubwürdige Informantinnen.

Die Folge war, daß sich der professionell korrekte Arzt an die Mutter des Mädchens wandte, wenn er etwas über die Krankengeschichte der Patientin und ihre gegenwärtigen Symptome erfahren wollte. Dieses Verhalten war in gesellschaftlichen Konventionen begründet; solange ein unverheiratetes Mädchen bei den Eltern wohnte, hatten diese die unbestrittene Autorität über sie. Also behandelte der Arzt, der schließlich im Dienst der Eltern stand, die junge Frau wie ein Kind. Im viktorianischen Behandlungszimmer wachte die Mutter demnach nicht nur über die ärztliche Untersuchung des Körpers ihrer Tochter, sondern auch über den Inhalt der Gespräche zwischen Arzt und Patientin.

Bei diesem Szenario, in dem Arzt, Mutter und Patientin jeweils die Rolle spielten, die die Gesellschaft von ihnen erwartete, wurde die häusliche Situation auf das Behandlungszimmer übertragen. Hauptgesprächspartner waren der Arzt und die Mutter; wieder beschäftigten sich zwei Erwachsene, ein Mann und eine Frau, mit dem geschwächten Körper des

Mädchens und seiner Nahrungsverweigerung. Wieder sagte man ihr, sie müsse essen. Und die passende Antwort war, entsprechend der Natur der ärztlichen Untersuchung und der elterlichen Erwartungen, daß sie nicht essen könne – die Nahrungsaufnahme verursache ihr auf nicht eindeutig definierbare Weise Schmerz. Wenn die Untersuchung keine organischen Störungen ergab, die diese Aussage gerechtfertigt hätten, stellte der Arzt seine Diagnose: Anorexia nervosa.

Es ist unwahrscheinlich, daß irgendein Arzt jemals die Mutter aus dem Zimmer geschickt und versucht hat, sich allein mit der Patientin zu unterhalten, um herauszufinden, was das Mädchen zu seiner Nahrungsverweigerung bewog. Dem standen sowohl die Anstandsregeln als auch die Auffassung entgegen, daß es sich bei der Patientin um eine abhängige Person handelte; außerdem war der Arzt an der Version des Mädchens nicht interessiert. Dieses Desinteresse müssen die jugendlichen Patientinnen gespürt haben. Eine genesene Anorektikerin sagte ihrem Arzt, sie habe während der Behandlung »gefühlt, daß Sie mich zum Schweigen bringen wollen«.[4]

Es ist durchaus denkbar, daß eine Anorektikerin in einer Gesellschaft, die von Frauen im allgemeinen Zurückhaltung verlangte, den gesellschaftlichen Konventionen Genüge tat, indem sie die Autorität der Mutter respektierte und sich in Schweigen hüllte. Auch ist es möglich, daß die junge Frau in ihrem halbnackten Zustand so verlegen war und sich so vor ihrem Arzt fürchtete, daß sie überhaupt nicht sprechen konnte. Eine weitere Erklärung wäre, daß die Patientin auf Fragen ausweichend antwortete. In mehreren veröffentlichten Fallbeschreibungen ist zu lesen, anorektische Mädchen seien »mürrisch«, »scheu« und »gereizt«. Das heißt, sie geizten wohl ebenso mit Worten wie mit der Nahrung.[5] Die Weigerung, mit den Eltern oder dem Arzt ein Gespräch zu führen, ging Hand in Hand mit der Weigerung zu essen. Das anorektische Mädchen benutzte sowohl seinen Appetit als auch seinen Körper als Ersatz für Rhetorik.

Wenn der Arzt festgestellt hatte, daß es keinen körperlichen Grund für die Nahrungsverweigerung der Patientin gab, verlor er möglicherweise die Geduld. Geschah dies, so wurde meist auf autoritäre Weise das Leben des Mädchens festen Regeln unterworfen: Sie wurde überreichlich gefüttert, gewogen und isoliert. Auf diesem Regiment basierte dann die Beziehung des Arztes zu seiner Patientin. Gespräche beschränkten sich, wenn sie überhaupt stattfanden, auf die Nahrungsmenge, die sie zu sich genommen hatte und auf die Gewichtszunahme. Arzt und Patientin verhielten sich, als wäre die Krankheit des Mädchens rein körperlich (und nicht emotional) bedingt, obgleich die charakteristische Diagnose genau das Gegenteil besagte. Der Arzt befaßte sich auch weiterhin ausschließlich mit dem

Körper des Mädchens und damit, daß sie zunehmen mußte. Alles andere hätte nur bedeutet, eine hysterische Jugendliche zu verhätscheln.

Manchmal vertrauten sich anorektische Patientinnen der Krankenschwester oder Altersgenossinnen an. Es gibt zwar nur wenige Belege dafür, aber einige Beispiele zeigen, daß die Anorektikerin des viktorianischen Zeitalters gewisse Aspekte ihres Hungerzwanges Menschen mitteilte, die sie als weniger bedrohlich und verständnisvoller empfand als den Arzt. Wenn sie auch nicht direkt mit ihnen darüber sprach, warum sie die Nahrung verweigerte, so machte sie doch Andeutungen, die ihr Verhalten zum Teil erklärten. Doch diese Hinweise wurden vom zuständigen Arzt meist übergangen.

Stationsschwestern und in der Pflege arbeitende Nonnen beispielsweise standen in unmittelbarem Kontakt zu den Patientinnen – sie fütterten sie regelmäßig, wuschen sie und überwachten sie von früh bis spät. In den 90er Jahren des vorigen Jahrhunderts warf ein französischer Arzt eine nervöse Mutter aus dem Krankenhaus, in dem ihre anorektische Tochter behandelt wurde, und setzte eine Nonne, *une réligieuse*, zur Pflege der ausgezehrten 15jährigen ein. Zunächst versetzte das »ungewohnte Verhalten ihrer Pflegerinnen« die Patientin in Angst und Schrecken; sie wurde, was das Essen anbelangte, noch widerspenstiger und sagte, sie wolle sterben. Nach drei Monaten Zwangsdiät, die aus Pfeilwurzel, Brot, Eiern und Kraftbrühe bestand, verließ das Mädchen die Rehabilitationsklinik »wohlgenährt« und fähig, ein gesundes, aktives Leben zu führen. Bei ihrer Entlassung verriet die Nonne, daß sie eine Reihe von Briefen der ehemaligen Patientin in ihrem Besitz habe, die »ein besonders aufschlußreiches Zeugnis über die Gründe ihrer Erkrankung« darstellten. Die an einen älteren männlichen Verwandten gerichteten Briefe enthüllten, daß die Nahrungsverweigerung der Patientin auf ihre romantische und »einzigartige Leidenschaft« für diesen Mann zurückzuführen war, der in Gegenwart des jungen Mädchens eine andere Frau bewundert hatte, die »außergewöhnlich schlank« war. Um ihm zu gefallen, begann das Mädchen zu hungern, lange Spaziergänge zu unternehmen und sich sehr eng zu schnüren. Ihrem Arzt jedoch erzählte sie niemals etwas über ihre Liebe zu dem Verwandten oder ihren Wunsch, schlank zu sein.[6]

Im Falle einer 20jährigen im St. George's Hospital in London leistete eine Krankenschwester ähnliche Detektivarbeit. Keiner der mit dem Fall befaßten Ärzte fand einen organischen Grund für die Nahrungsverweigerung der hysterischen Patientin, aber sie bemühten sich weiter, die Magenschmerzen, über die sie klagte, zu lindern. Die Stationsschwester jedoch hielt das Mädchen für eine Simulantin und berichtete den Ärzten: »Am 6. Dezember, während das Mädchen scheinbar leidend war, fuhr die

Königin (Victoria) auf dem Weg zur Inauguration von Blackfriar's Bridge am Krankenhaus vorbei; (das Mädchen) erhob sich im Bett, um sie vom Fenster aus zu sehen, obwohl sie wegen der Schmerzen vollkommen bewegungsunfähig hätte sein müssen.« Bei einer anderen Gelegenheit bekam sie Besuch von Freunden, und die Schwester sah, wie das angeblich entkräftete Mädchen im Bett saß und ein neues Kleid anprobierte.

Die gleiche Patientin, die den Ärzten erzählte, sie könne und wolle nicht essen, schloß verstohlen Freundschaft mit anderen Patientinnen, um sich ein paar Bissen von deren Essen geben zu lassen und heimlich zu verzehren. Die Schwester am St. George's Hospital fand eine Notiz des Mädchens, die auf ihr heimliches Essen hinwies:

Meine liebe Mrs. Evans – es hat mir sehr leid getan, daß Sie sich gestern die Mühe gemacht haben, mir so ein schönes Stück Butterbrot abzuschneiden. Ich hätte es genommen, aber alle haben gesehen, wie Sie es mir geschickt haben, und sie hätten dann alle darüber geredet. Aber ich wäre sehr froh, wenn sie mir ein schönes Stück Kruste abschneiden, in ein Stück Papier packen und mir schicken oder bringen könnten, so daß es niemand sieht, denn alle beobachten mich ständig.[7]

Zwar gaben die Informationen der Schwester über diese Patientin keinen Aufschluß darüber, warum das Mädchen nicht in Anwesenheit des Pflegepersonals essen wollte, aber sie bestätigten die Überzeugung der Ärzte, daß hysterische Jugendliche von Natur aus unehrlich waren. Diese Einstellung beeinflußte die Interaktion zwischen Ärzten und anorektischen Patientinnen mit Sicherheit negativ. Wenn man davon ausging, daß die Patientin sowieso verlogen war, mußte jede ihrer Erklärungen fragwürdig erscheinen.

Die Anorektikerin spürte, daß die Ärzte mit ihren Eltern gemeinsame Sache machten und ihr selbst gegenüber mißtrauisch waren; darum zog sie es gewöhnlich vor, ihre persönlichen Probleme nicht einer verständnislosen männlichen Autoritätsperson anzuvertrauen. Wenn sie sprach, dann meist über körperliche Beschwerden: Schmerzen nach dem Essen, einen übersäuerten Magen, Schluckschwierigkeiten, Blähungen. Eine Mischung aus Nachgiebigkeit, Angst und Wut ließen sie im wesentlichen stumm bleiben. Da sich ihre Beschäftigung mit ihrem Körper auf Vorstellungen gründete, die der Arzt als kindisch, ungehörig oder geschmacklos empfand, fühlte sie sich in ihrem Schweigen bestätigt. Im übrigen war die Wahrscheinlichkeit von Mißverständnissen oder peinlichen Situationen sowieso ziemlich groß, wenn ein Mädchen Männern oder Knaben persönliche Dinge anvertraute. In der bürgerlichen Welt des 19. Jahrhunderts war die Geschlechtertrennung immer noch fest verankert.[8] Folglich war es mit enormen emotionalen Risiken verbunden, dem Arzt sein Herz auszuschütten. Den meisten erwachsenen Männern war die Sprache, in der

Mädchen ihre Gefühle ausdrückten, fremd; sie kannten weder ihre Vokabeln noch ihr Symbole. Das Schweigen der viktorianischen Anorektikerin stand im Einklang mit ihrer Flucht in ein eher symbolisches als rhetorisches Verhalten.

Der irrationale Appetit

Ende des 19. Jahrhunderts legten heranwachsende Mädchen eine ganze Palette von gesundheitlichen Störungen an den Tag, die mit dem Essen und dem Appetit zu tun hatten, was die Diagnostizierung der Anorexia nervosa zusätzlich erschwerte. Es gab ein weites Spektrum von »heiklem Eßverhalten« bis zur Nahrungsverweigerung – in manchen Fällen bewegte sich die Symptomatik im Bereich des Normalen, zuweilen nahm sie pathologische Ausmaße an. Die Anorexia nervosa war zwar der Extremfall, fiel aber angesichts der Verhaltensweisen, die Ärzte bei jugendlichen Patientinnen beobachten konnten, nicht völlig aus dem Rahmen. Ein hellsichtiger Arzt unseres Jahrhunderts schrieb über die Ursachen der Anorexia nervosa in der Ära William Gulls: »Die Lebensumstände waren ein idealer Nährboden für solche Störungen«.[9]

Die Gesundheit junger Frauen wurde definitiv dadurch beeinflußt, daß für das weibliche Geschlecht im allgemeinen Krankheit und Schwächezustände in Mode waren.[10] Die kränklichen Frauen und Töchter des Bürgertums waren die besten Kundinnen der Medizin. Denn in der viktorianischen Gesellschaft mußten unglückliche Frauen (und Männer) körperliche Beschwerden vorbringen, um die priviligierte »Krankenrolle« spielen zu dürfen. Da die häufigsten Krankheiten dieser Zeit mit »Auszehrung« einhergingen, ist es nicht erstaunlich, daß Abmagerung durch Nichtessen ein wichtiges Symptom wurde. Auszehrung entsprach dem Zeitgeist.

Bei Frauen gingen Schwäche und spärliches Essen normalerweise Hand in Hand. Diese Kombination war bekannt genug, um als Stoff für einen satirischen Roman zu dienen. In *The Female Sufferer; or, Chapters from Life's Comedy* stellte Augustus Hoppin das untätige Leben einer bettlägerigen Kranken aus der Mittelschicht satirisch dar, die trotz ihrer ach so schweren Leiden von ihrem Krankenzimmer aus ein reges gesellschaftliches Leben führte. Das stilisierte Eßverhalten dieser »nervös Erschöpften« spielte im Porträt des Autors eine zentrale Rolle. Sie nahm köstliche Speisen wie »ausgesuchte Früchte und Gelees«, »ein Stückchen Gebäck«, »einen Froschschenkel auf Toast« nur zu sich, um »ihre erschöpften Nerven zu beruhigen«, nicht etwa, weil sie hungrig war. Von Zeit zu Zeit jedoch überkam die Patientin ein Heißhunger auf »Delikatessen« wie Hochzeitstorte, Pfirsiche mit Sahne oder frischgeschnittene Melone. Hoppin zufolge gab es noch einen anderen Typus unter den leidenden Frauen, die nämlich, die angeblich »vor Gram« verhungerten. »Nun, an Entkräftung zu sterben ist schließlich auch etwas, oder?« sagte einer der Bewunderer, die um das Krankenbett herumstanden. Ein anderer erwiderte: »Mit der Entkräftung hat sie gerade erst angefangen, aber sie zu Ende zu bringen, wäre für die Dame zu anstrengend.«[11]

Heranwachsende Mädchen folgten einfach den Verhaltensmustern erwachsener Frauen und imitierten sie. Aus diesem Grund drängte man die Mütter, etwas gegen die Vorliebe ihrer Töchter für Auszehrung und Schwäche zu unternehmen. In *Eve's Daughters; or, Common Sense for Maid, Wife and Mother* gab Marion Harland den Eltern folgende Ratschläge:

Zeigen Sie keine Nachsicht für das blasse Gefühlsblendwerk, das über romantische Kränklichkeit schwafelt. Reagieren sie auf den Wunsch (des Mädchens), ihre gegenwärtige blendende Gesundheit mit dem Zustand der bleichen, matten Maid zu vertauschen, vielmehr mit leisem Spott. Gleiches gilt für die »Faszination« der schleichenden Schwindsucht und die »Sensation« eines frühen Todes durch ein Blutgefäß, das über einem Spitzentaschentuch zerplatzt, welches von einem verzweifelten Elternteil oder einem aufgewühlten Geliebten auf ihren Lilienmund gepreßt wird. All das ist pathetisch und vulgär … Gebieten Sie ihr, diesen Unsinn den niedrig gesinnten *parvenues* zu überlassen, die vortäuschen wollen, Damen zu sein, und die, weil Schwächen lieber imitiert werden als Tugenden, die Fehler der Höhergestellten nachahmen und überzeugt sind, gelernt zu haben, »wie man es macht«.[12]

Die Amerikanerin Harland nannte den »Kult der Zerbrechlichkeit« einen »nationalen Fluch«.

Zwei bei Mädchen besonders häufige Krankheiten, Dyspepsie und Chlorose (Bleichsucht), gingen mit wählerischem Eßverhalten einher und waren leicht mit Anorexia nervosa zu verwechseln. Die Dyspepsie, eine Form der chronischen Verdauungsstörung mit Unwohlsein nach dem Essen, war unter Erwachsenen der Mittelklasse und ihren Töchtern weit verbreitet. Ärzte hatten es oft mit dyspeptischen Jugendlichen zu tun; in Ratgebern wurde beschrieben, wie sie zu Hause zu behandeln seien; Gesundheitsreformer nahmen sie zum Anlaß, um für eine Veränderung der amerikanischen Eßgewohnheiten zu plädieren; und selbst für Romanschriftsteller gehörte die Dyspeptikerin so sehr zum häuslichen Inventar, daß sie sie in ihren Gesellschaftsportraits schilderten.[13] Die Dyspeptikerin litt nicht an einer besonderen organischen Erkrankung; ihr Magen war einfach so empfindlich, daß normales Essen ausgeschlossen war. Zwar waren dyspeptische Frauen manchmal extrem mager, den Berichten der Ärzte zufolge waren einige jedoch auch korpulent. Jedenfalls zeigte die Dyspepsie manchmal das gleiche Erscheinungsbild wie die Anorexia nervosa. Ein Arzt zum Beispiel beschrieb seine jungen dyspeptischen Patientinnen als Menschen, »die mit einer rigiden Diät anfangen und diese auf übertriebene Weise einhalten. Selbstbeobachtung, Autosuggestion und die Tatsache, daß sie dauernd auf ihre Nahrung achten, sie klassifizieren und alles verweigern, was sie nicht verdauen zu können glauben, führen dazu, daß sie schließlich mit unglaublich kleinen Mengen Essen auskommen können«.[14]

Die Chlorose, eine nach der grünlichen Farbe, die die Haut der Patientin annahm, benannte Form der Anämie, war das charakteristische Leiden der jungen Mädchen des viktorianischen Zeitalters. Obgleich die Chlorose niemals präzise definiert und von anderen Krankheiten abgegrenzt wurde, war sie eindeutig eher eine Mädchen- als eine Jungenkrankheit. Zu den Symptomen gehörten Mattigkeit, Kurzatmigkeit, Dyspepsie, Kopfschmerzen und kapriziöses oder wählerisches Eßverhalten; manchmal blieb auch die Menstruation aus. Mädchen, die an Chlorose litten, verloren meist auch an Gewicht, weil sie wenig aßen und Aversionen gegen bestimmte Nahrungsmittel, insbesondere Fleisch, entwickelten. (Heute entspricht die Eisenmangelanämie der älteren Diagnose von Chlorose.)

Die Ärzte der viktorianischen Ära neigten der Meinung zu, alle jungen Mädchen seien potentiell chlorotisch. »Jedes Mädchen durchlebt auf dem Weg von der Jugend zur Reife eine Phase, in der es chlorosegefährdet ist ... Vielleicht kommt kein Mädchen ganz daran vorbei.«[15] Anders als bei der Anorexia nervosa gestaltete sich die Behandlung dieser häufigen Krankheit relativ einfach: Große Dosen von Eisensalzen und eine Ruhezeit zu Hause wurden verordnet. Infolgedessen beunruhigte die Chlorose die Eltern nicht sonderlich; man glaubte vielmehr, sie gehöre zu einer normalen Entwicklung. Viele Ärzte und Familien schworen auch auf Stärkungsmittel, die den Appetit anregen, für rote Wangen sorgen und latente Schwindsucht heilen sollten. »Junge Mädchen schwinden dahin« war die Überschrift einer bekannten Anzeige für »Dr. William's Pink Pills for Pale People« (rosa Pillen für bleiche Menschen), ein Medikament, das auf den durch die Chlorose entstandenen Markt abzielte.[16] Große Mengen Medikamente wurden an Familien verkauft, die bei einer Heranwachsenden immer dann Chlorose vermuteten, wenn sie matt, schlecht gelaunt oder appetitlos war. Es war durchaus möglich, daß Patientinnen, bei denen man später Anorexia nervosa diagnostizierte, im Anfangsstadium für dyspeptisch oder chlorotisch gehalten wurden. Die Beschreibungen des klinischen Bildes bei nachgewiesener Dyspepsie, Chlorose und Anorexie stimmten in vielen Punkten überein, was die Vermutung nahelegt, daß die Diagnosen sich gelegentlich überschnitten.

Insgesamt betrachtet erwecken diese Krankheiten den Eindruck, daß ungewöhnliches Eßverhalten und verminderter Appetit bei jungen Frauen häufiger auftraten als in jeder anderen Bevölkerungsgruppe. Gängige Ansichten über die weibliche Physiologie und sexuelle Entwicklung lagen den Erwartungen des Arztes und seiner klinischen Behandlung zugrunde. Die Ärzte glaubten, daß Frauen zu gastrischen Störungen neigten, weil ihr Verdauungssystem empfindlicher sei. Körperfunktionen wurden damals häufig mit Hilfe von Metaphern aus der Maschinenwelt beschrieben; so verglich man den Magen des Mannes mit einer Maschine zum Zerstoßen von Quarz – er brauchte grobe, solide Nahrung. Die Funktion des weiblichen Magens hingegen konnte zusammenbrechen, wenn ihm die gleichen Materialien zugeführt wurden. Der weibliche Verdauungsapparat erforderte weiche, leichte und flüssige Nahrung.

Nach Meinung der Ärzte traten bei der im Prozeß der sexuellen Reifung befindlichen jungen Frau extravagante und seltsame Nahrungswünsche auf. »Die schnelle Entwicklung der Leidenschaften und des Geistes läßt Geschmack und Appetit oftmals kapriziös werden«, schrieb ein Arzt Mitte des 19. Jahrhunderts.[17] Demnach konnte also auch die normale sexuelle Entwicklung ein Ungleichgewicht schaffen, das wie bei Dyspepsie und Chlorose zu Unregelmäßigkeiten im Eßverhalten führte. Die junge Frau mit »krankhaften Gelüsten« gehörte zum festen Inventar der medizinischen und Ratgeberliteratur des viktorianischen Zeitalters. Es waren Geschichten über »von Sehnsucht erfüllte Maiden« im Umlauf, die »Abfälle aßen, Hafermehl kauten, Kabel lutschten, Kreide leckten, Wachs knabberten, Kohle kratzten, Wände abschälten und Kies gruben«.[18] Die moderne Medizin bringt die Eisenmangelanämie mit dem Essen von wenig nahrhaften Produkten in Zusammenhang. Für die viktorianischen Ärzte war diese Mangelernährung ein Beweis dafür, daß das junge Mädchen vollkommen außer Kontrolle geraten war und daß der Prozeß der sexuellen Entwicklung Heißhunger und gefährliche Gelüste auslösen konnte.

In diesem Zusammenhang wiesen die Ärzte darauf hin, daß selbst bei normalen weiblichen Jugendlichen eine Vorliebe für scharf gewürzte und stimulierende Nahrungsmittel zu beobachten sei. In der gesamten medizinischen und Ratgeberliteratur wird ein übermäßiger Appetit oder ein Appetit auf ungewöhnliche Speisen als Beweis für eine gefährliche Sexualität gewertet. Mary Wood-Allen wandte sich mit der Warnung an junge Leserinnen, daß Mädchen, die masturbierten, »einen unnatürlichen Appetit entwickeln werden und es sie bisweilen nach Senf, Pfeffer, Essig und Gewürzen, Nelken, Lehm, Salz, Kreide, Kohle oder ähnlichem gelüstet«.[19]

Da der Appetit als ein Barometer der Sexualität galt, beschäftigten sich Mütter wie Töchter mit seinem Ausdruck und seiner Kontrolle. Der Mutter oblag es, den Appetit ihrer Tochter so zu schulen, daß er ein Höchstmaß an moralischem und ästhetischem Empfinden verriet. Von einer guten Mutter wurde erwartet, daß sie diese Lage in den Griff bekam, bevor sie zu einem medizinischen oder sozialen Problem wurde.

Kein Nahrungsmittel (außer dem Alkohol) stellte für viktorianische Frauen und Mädchen ein größeres moralisches Problem dar als Fleisch. Man ging davon aus, daß das Fleisch von Tieren die Blut- und Fettproduktion und die Leidenschaft stimulierte. Ärzte und Patientinnen waren sich darüber einig, daß Fleisch die sexuelle Entwicklung und Aktivität anregte. Lucien Warner beispielsweise, ein damals populärer Verfasser von medizinischen Werken, vertrat die Ansicht, daß der Verzehr von Fleisch in der Jugend die Entwicklung der Brüste und anderer Sexualmerkmale beschleunigen könne; ebenso könne eine Einschränkung des Fleischkonsums eine frühreife oder zügellose Sexualität und eine allzu starke Menstruationsblutung eindämmen. »Wenn die Tendenz zur Frühreife in der Menstruation besteht oder wenn der Organismus sehr robust und plethorisch ist, sollte der Fleischverzehr stark eingeschränkt werden. Ist hingegen das Mädchen von schwerfälligem Temperament und stellt sich die Menstruation spät ein, sollte reichlich Fleisch gegeben werden.«[20] Exzessiver Fleischkonsum wurde mit jugendlicher Verrücktheit und Nymphomanie in Verbindung gebracht.[21] Eine stimulierende Diät mit Fleisch und Gewürzen wurde nur für Mädchen empfohlen, deren Leidenschaften »ungenügend« entwickelt zu sein schienen.

Alle Berichte stimmen dahingehend überein, daß junge Mädchen sehr wenig Fleisch aßen – eine Tatsache, die sicherlich zur Entstehung von Chlorose oder Eisenmangelanämie beitrug. Viele lehnten Fleisch sogar offen ab, auch wenn sie sich nicht den ideologischen Grundsätzen der Gesundheitsreformer verschrieben hatten, welche die vegetarische Lebensweise predigten.[22] Fleischvermeidung wäre somit der treffendste Ausdruck für dieses Verhaltensmuster. Nach den Worten von E. Lloyd Jones »essen junge Mädchen gern Kekse, Kartoffeln und ähnliches, während sie Fleisch meist meiden; wenn sie es doch essen, so bevorzugen sie die durchgebratenen äußeren Stücke«. Ein anderer Arzt berichtete über eine Unterhaltung mit einer Patientin, in der dasselbe Problem zur Sprache kam. »Oh, ich mag Torten und Marmelade, aber Fleisch kann ich nicht ausstehen«, sagte die junge Frau dem Hausarzt. Eine »Abneigung gegen jegliche

Art von Fleisch« war damals charakteristisch für viele jugendliche Patientinnen des pennsylvanischen Arztes.[23]

Wenn es nötig wurde, Fleisch zu essen (zum Beispiel, weil ein Arzt es empfohlen hatte), so war das ein bemerkenswertes Ereignis. Oft wurde der Fleischverzehr wegen seiner Heilwirkung zwar hingenommen, als moralischer und ästhetischer Akt jedoch verachtet. So schrieb zum Beispiel die 18jährige Nellie Browne an ihre Mutter, daß eine gesundheitlich labile Klassenkameradin (Laura) ebenso wie ihre eigene Schwester Alice gezwungen worden war, ihre Eßgewohnheiten zu ändern:

> Es tut mir sehr leid, zu hören, daß Alice so krank gewesen ist. Sag ihr, sie muß Fleisch essen, wenn sie gesund werden will. Laura ißt *drei*mal am Tag Fleisch. – Sie sagt, sie braucht es. – *Wenn Laura Fleisch essen kann, dann kann Alice das bestimmt auch.* Wenn Laura es *drei*mal am Tag braucht, so braucht es Alice *sechs*mal. (Kursiv im Original)[24]

Nachdem er auf die unter seinen jugendlichen Patientinnen »häufige Abneigung gegen Fleisch« eingegangen war, schrieb Clifford Allbutt: »Die Mädchen behaupten, ihnen würde schon übel, wenn ein heißes Fleischgericht nur ins Zimmer gebracht werde.«[25]

Offensichtlich war in diesem Milieu Nahrung nicht einfach eine Nährstoffquelle oder ein Mittel, um den Hunger zu stillen; sie war integraler Bestandteil der individuellen Identität. Besonders bei Frauen drückte die Art zu Essen grundlegende Charakterzüge aus.

»Eine Frau sollte niemals beim Essen gesehen werden«

In der viktorianischen Gesellschaft waren Nahrung und Weiblichkeit auf eine Weise verknüpft, die restriktivem Eßverhalten bei priviligierten jungen Frauen Vorschub leistete. Die bürgerliche Gesellschaft löste im Zusammenhang mit Nahrung und Essen Ängste aus – besonders bei Frauen. Wo Nahrung reichlich vorhanden war und man die Häuslichkeit hoch in Ehren hielt, wurde das Essen zu einer emotionsgeladenen gesellschaftlichen Angelegenheit. Für junge Frauen war es besonders schwierig, Appetit zu äußern, da sie ihn gleichzeitig als Zeichen von Sexualität und als mangelnde Selbstbeherrschung interpretierten. Essen war bedeutungsvoll, weil Nahrung mit dem Selbst analog gesetzt wurde. Die Auswahl von Nahrungsmitteln war eine Form des Selbstausdrucks und stand sowohl mit kulturellen und gesellschaftlichen Gedanken als auch mit physiologischen Bedürfnissen in Zusammenhang. Der Anthropologe Claude Lévi-Strauss drückte es folgendermaßen aus: »Die Dinge müssen nicht nur gut zu essen sein, sondern auch gut zu denken.«[26]

Das weibliche Unbehagen der Nahrung und dem Essen gegenüber zog sich wie ein roter Faden durch die viktorianische Kultur.[27] Daß die Nahrungsaufnahme an sich ein natürlicher Vorgang war, stellte besonders für junge Frauen der Mittelschicht, die nach Höherem strebten und darum bemüht waren, ihren eigenen guten Geschmack zu entwickeln, ein Problem dar. Nahrung und Essen bereiteten deshalb solche Schwierigkeiten, weil sie in einem notwendigen Zusammenhang mit Verdauung und Ausscheidung sowie mit Sexualität standen. Ein Arzt erklärte, daß eine seiner anorektischen Patientinnen »sich weigerte zu essen, weil sie befürchtete, während der Verdauung könne sich ihr Gesicht röten und dem Professor, dessen Vorlesungen sie nach den Mahlzeiten besuchte, weniger angenehm erscheinen«.[28] Eine Frau, die aß, mußte notwendigerweise Urin und Stuhl ausscheiden. Die Beschäftigung mit diesen körperlichen Unfeinheiten erklärt, warum Verstopfung zum Weiblichkeitsideal der viktorianischen Zeit gehörte. (Auch bei Anorexia nervosa war sie fast immer ein Symptom.) Einige Frauen »brüsteten sich damit, daß der natürliche Drang bei ihnen nur ein oder zwei Mal pro Woche auftrat«.[29]

Nahrung und Essen waren auch noch mit anderen Unannehmlichkeiten verbunden. Viele Frauen brachten – aus gutem Grund – Essen mit Arbeit und Plackerei in Zusammenhang. Die Essenszubereitung war im bürgerlichen Haushalt, wo die Familie nicht mehr aus einem gemeinsamen Suppentopf aß, eine zeitraubende und anstrengende Angelegenheit. Es wurde ein aus einzelnen Gerichten bestehendes Menü serviert. Wohlhabende Frauen konnten die Zubereitung der Speisen fast völlig an Köche, Bäcker, Küchengehilfen, Serviermädchen und Butler delegieren und sich so der täglichen Mühen entledigen. Die Frauen der Mittelschicht jedoch waren nicht in der Lage, eine solche Distanz zwischen sich und dem Essen herzustellen.

Ratgeber ermahnten die Frauen, »sich der Küche nicht zu schämen«, aber dennoch versuchten viele, sich sowohl von der Nahrung als auch von den Frauen der Arbeiterklasse, die zur Vor- und Zubereitung der Speisen angestellt wurden, abzugrenzen. Einige Frauen hatten sogar das Bedürfnis, sich im wesentlichen über ihre Abneigung gegen Nahrung zu definieren. Eine junge »Lehrerin« zum Beispiel »betrachtete es als ihrer Position unangemessen, irgend etwas über das Abendessen zu wissen, bevor es auf dem Tisch stand ... (Sie) schämte sich der Hausarbeit und ... impfte ihren Schülerinnen dasselbe falsche Schamgefühl ein«.[30]

Außerdem fürchteten Frauen die Nahrung, weil sie mit Völlerei und einem häßlichen Körper in Verbindung gebracht wurde. In Ratgebern wie dem 1875 erschienenen *Health Fragments; or, Steps toward a True Life* empfahl man Frauen, darauf zu achten, was und wieviel sie aßen. Das

Autorenpaar George und Susan Everett schrieb: »Der Hang zur Gefräßigkeit und Völlerei ist der äußeren Erscheinung abträglich. Sie werden sich selten irren, wenn sie davon ausgehen, daß eine schöne, selbstsichere Frau streng auf die Nahrung achtet, die ihren Körper formt und ihre Wangen färbt.« Sarah Josepha Hale, die einflußreiche Herausgeberin von *Godey's Lady's Book*, die die amerikanischen häuslichen Umgangsformen mitbestimmte, warnte Frauen, es sei immer vulgär, sich den Teller vollzuladen.[31]

Zurückhaltendes, mäßiges Essen galt als Versicherung gegen Häßlichkeit und Liebesverlust. Vor allem die Mädchen wies man an: »Achte streng auf deinen Appetit. Nimm nicht immer die leckersten Sachen, sondern sei frugal und einfach in deinem Geschmack«.[32] Jungen Frauen sagte man unverblümt, »starke Esser« entwickelten nicht nur eine dicke Haut, sondern sie hätten auch auffällige Schönheitsfehler und geplatzte Blutgefäße auf der Nase. Gefräßigkeit nehme auch den Augen ihre Strahlkraft und lasse die Lippen dick werden, aufspringen und ihre rote Farbe verlieren. »Der Mund der Gefräßigen läßt uns an Kabeljau denken, niemals an Küsse.« Eine Frau, deren Mund einer Rosenknospe glich, hatte nach der gängigen Meinung einen »ätherischen Appetit«. Man erzählte sich, daß Frau von Stein »Goethes Liebe verlor, weil sie Würstchen aß und starken Kaffee trank und deshalb ihre Schönheit einbüßte.« Man sagte, daß Frauen wie von Stein, die sich den Freuden des Appetits hingaben, »einen gewissen unspirituellen oder tierischen Ausdruck« annahmen, der ihre niedrigen Instinkte verriet. »(Wir) sind niemals wahrer Vornehmheit in der Gestalt eines starken Essers begegnet«, schrieben die Everetts.[33]

Der Genuß von Nahrungsmitteln, die als stimulierend oder anregend galten, wurde nicht nur als Zeichen einer zügellosen Sinnlichkeit betrachtet, sondern manchmal auch als Zeichen sozialer Aggression. Frauen konnte der Fleischverzehr leicht als unpassende Verhaltensweise ausgelegt werden: Sie nahmen ein männliches Vorrecht in Anspruch. Das Eßverhalten von Frauen war für Männer eine Quelle der Erregung – und zwar deshalb, weil sie das Essen als ein Symbol für Sexualität verstanden. Überdies galten Frauen, die es nach Wildbret verlangte, als aggressiv und unersättlich. Besonders erboste es die Oberschicht, wenn eine Frau die Unverschämtheit hatte, »um das Fett zu bitten – ein Beweis dafür, zu welcher Verderbtheit Frauen in der Lage wären, gäbe es nicht strenge gesellschaftliche Einschränkungen«.[34]

Weil Nahrung und Essen mit so vielfältigen Bedeutungen beladen waren, wurden die Tischmanieren zu einem wichtigen Aspekt der gesellschaftlichen Figur einer Frau. Indem sie bestimmte Konventionen verarbeiteten, hielten Schriftsteller des 19. Jahrhunderts die entscheidende Bedeutung fest, die Nahrung und Essen im Milieu der Frauen aus der Mittelschicht hatten. Die Ehrfurcht vor dem Mahl im Kreise der Familie machte, so erkannten zum Beispiel Jane Austen und Anthony Trollope, die Mahlzeit zu einer Bühne, wo sich der einzelne und die Gruppe entsetzlich blamieren konnten. Diese Autoren beschrieben zahlreiche Beispiele von jungen Frauen, deren Leben und Glück vom Verhalten am Eßtisch abhingen. In Jane Austens *Mansfield Park* (1814) zum Beispiel ist die Protagonistin Fanny Price entsetzt bei der Vorstellung, mit ihrem aus gutem Hause stammenden Freier im Kreise ihrer Familie zu essen und »all ihre Unzulänglichkeiten zu sehen«. Fanny machte sich nicht nur über den niedrigeren Standard der häuslichen Küche Gedanken, sondern auch über die ärgerliche Tendenz ihrer Schwester, »hemmungslos« zu essen.[35] Tischmanieren verrieten oftmals die wirkliche soziale Herkunft eines Menschen. Mark Twain benutzt diese Konvention zur Hervorhebung des Klassenunterschiedes in der berühmten Szene in *The Prince and the Pauper* (1881), in der der Nachahmer des Prinzen aus seiner Fingerschale trinkt.[36]

Bei Frauen war die Tendenz weitverbreitet, sich darüber Gedanken zu machen, wie sie auf vornehme Art essen konnten; in verschiedenen Romanen kommt dies auf unterschiedliche Weise zum Ausdruck. In Elizabeth Gaskells *Cranford* wurden die bürgerlichen Frauen des Ortes verunsichert, indem man ihnen schwierig zu essende Speisen servierte – in diesem Falle Erbsen und Orangen. Eine Frau »seufzte angesichts der zarten jungen Erbsen, ließ sie aber unberührt auf einer Seite ihres Tellers liegen«; anderenfalls hätte sie versuchen müssen, sie aufzuspießen, oder riskiert, daß sie von der Gabel fielen. Sie wußte, daß sie nicht so »unvornehm« sein konnte, sie mit dem Messer auf die Gabel zu schaufeln. Ebenso stellten Orangen eine Schwierigkeit für die anständigen Frauen der Mittelschicht von *Cranford* dar:

Wenn Orangen auf den Tisch kamen, spielte sich etwas Seltsames ab. Miß Jenkyns mochte die Frucht nicht schneiden; sie hatte beobachtet, daß dann der Saft wer weiß wohin rann; saugen (allerdings glaube ich, daß sie einen verschleiernderen Ausdruck verwendet hat) war eigentlich die einzige Methode, wie man Orangen genießen konnte; aber das wiederum rief die unliebsame Assoziation mit einer häufig von kleinen Babys durchgeführten Zeremonie hervor; so pflegten also in der Orangenzeit Miß Jenkyns und Miß Matty aufzustehen, sich jede stillschweigend mit einer Orange zu bewaffnen und sich in die Privatheit ihrer eigenen Zimmer zurückzuziehen, um genußvoll Orangen auszusaugen.[37]

Überhaupt war das heimliche Essen nichts Ungewöhnliches bei denen, die sich dem absurden Diktum verschrieben, daß »eine Frau niemals beim Essen gesehen werden sollte«. Diese Behauptung, die George Eliot dem berühmten Poeten Lord Byron zuschrieb, war die Quintessenz der viktorianischen Imperative bezüglich Nahrung und Geschlecht.[38]

In der gesamten Populärliteratur des viktorianischen Zeitalters distanzierten sich gute Frauen immer und immer wieder vom Akt des Essens, indem sie ihr Interesse an Nahrung – abgesehen von ihrem ästhetischen Aspekt – dementierten. »Ich selbst esse sehr wenig«, erklärte bei Trollope eine anständige Gastgeberin, »aber ich sehe die Dinge gern schön angerichtet.«[39] Anscheinend übernahmen die viktorianischen Mädchen das ästhetische Empfinden ihrer Mütter, denn sie zeigten außerordentliches Interesse für das Aussehen und die Farbe ihrer Nahrung, für die Wirkung feinen Porzellans und Leinens und für angenehme Rahmenbedingungen. Eine 1904 erstellte Studie über die Psychologie des Essens bei Jugendlichen ergab, daß Jungen den größten Wert auf Gesellschaft bei Tisch legten, während bei Mädchen die Betonung auf »Zeremonie« und »Ausstattung« lag.[40] Die Hervorhebung der ästhetischen Aspekte des Essens schien die negativen Implikationen der Teilnahme am Eß- und Verdauungsprozeß auf ein Minimum zu reduzieren.

Aber die viktorianischen Frauen lehnten einen Bezug zum Essen aus einer Reihe von weiteren Gründen ab. Dem viktorianischen Weiblichkeitsideal entsprach die Frau, die die Seele über den Körper stellte. Die vornehme Frau reagierte nicht länger auf die niederen sinnlichen Erfahrungen von Geschmack und Geruch, sondern auf die höheren Sinne – Sehen und Hören –, die sie für moralische und ästhetische Zwecke einsetzte. Einer der überzeugendsten Beweise für eine spirituelle Gesinnung war ein schlanker Körper – das heißt, ein Körper, der die Zurückweisung aller fleischlichen Gelüste symbolisierte. Hunger zu verspüren war in jedem Falle ein gesellschaftlicher Fauxpas. Verweigerung wurde eine Art moralischer Sicherheit und der Verzicht auf attraktive Speisen ein Mittel, um in der moralischen Hierarchie aufzusteigen.

Der Appetit war demnach ein Barometer für den moralischen Zustand einer Frau. Kontrolliertes Essen war äußerst erstrebenswert, wenn nicht gar notwendig, und junge Frauen, die diese Selbstkontrolle nicht aufbrachten, wurden zur Zielscheibe des Spotts. »Das Mädchen, das ungeniert Butterbrot, Milch, Beefsteak und Kartoffeln verzehrt und dabei gedeiht, wird häufig insgeheim verhöhnt oder offen verspottet, obwohl doch die Zeiten und auch die Menschen heute vernünftiger sind.«[41] Angesichts der intensiven Beschäftigung mit der Appetitkontrolle ist es nicht weiter überraschend, daß sich manche Frauen mit bekannten Persönlichkeiten identifizierten, deren Biographien den Triumph des Geistes über das Fleisch verkörperten. In diesem Zusammenhang waren es besonders zwei Menschen, die für die romantische und mittelalterliche Tradition standen und die beeinflußten, wie junge Frauen über diese Frage dachten: Lord Byron und Katharina von Siena. Beide hatten die Auffassung vertreten, daß Magerkeit moralisch erstrebenswert sei.

Lord Byron (1788-1824) war der viktorianischen Leserschaft als Autor der äußerst beliebten epischen Gedichte *Childe Harold* und *Don Juan* vertraut; sein Leben und Werk standen für die Kraft der romantischen Bewegung, und so hatte er bis in die zweite Hälfte des Jahrhunderts hinein großen kulturellen Einfluß.[42] Junge Frauen, die sich der romantischen Empfindsamkeit nahe fühlten, fanden in Byrons Gedichten eine Quelle der Inspiration. *Childe Harold*, eine detaillierte Schilderung der Sinnsuche eines Jugendlichen, sprach die tiefsten Bereiche der Seele an und half seinen Leserinnen, die »grelle Welt« zu transzendieren. Für viele – zum Beispiel auch für Trollopes Lizzie Eustace – war Byron »der junge Dichter, der alles verstand«.[43]

Zwar wirkte Byrons stürmisches Liebesleben auf manche erregend, auf andere abstoßend, aber die Kämpfe zwischen Körper und Geist, die in ihm tobten, stießen besonders bei Frauen auf reges Interesse: Byron hungerte seinen Körper aus, um seinen Geist wach zu halten. Er lebte tagelang von Keksen und Sodawasser und nahm keine tierische Nahrung zu sich. Den von Bekannten geschriebenen Memoiren zufolge hatte er eine »starke Abneigung gegen Fett«; seiner Meinung nach symbolisierte Fett Lethargie, Trägheit und Dummheit. Byron befürchtete seine Kreativität zu verlieren, wenn er gewöhnliche Nahrung zu sich nahm. Nur durch Abstinenz konnte er seinen Geist beweglich halten und stärken. Kurz gesagt, Byron war das Inbild der vornehmen Überschlankheit, und seine Empfindlichkeit gegen Fett wurde von ganzen Legionen junger Frauen übernommen.

Die Erwachsenen im allgemeinen und die Ärzte im besonderen beklagten Byrons Einfluß auf die Jugend der viktorianischen Ära. Nicht nur, daß der Byronismus Melancholie und emotionaler Labilität Vorschub leistete, er wirkte sich auch auf die Eßgewohnheiten von Mädchen aus. Dem Amerikaner George Beard zufolge »leben unsere jungen Damen während ihrer Jugend in einem halbverhungerten Zustand«, vor Angst, die Abscheu der Schüler von Lord Byron auf sich zu ziehen.[44] Die jugendliche Anhängerschaft Byrons lehnte wie ihr Vorbild jede Art von Fett ab, was sich den Ratgebern zufolge negativ auf ihre Gesundheit auswirkte. »Wenn (ein Mädchen) pummelig ist, so empfindet sie dies als ein Verbrechen gegen Vornehmheit und Ästhetik; und sie betet, ernsthaft oder nicht, um eine Krankheit, die sie niederwirft.«[45] Auch andere Ärzte erwähnten die geläufige romantische Assoziation von spärlichem Essen, einem schlanken Körper und der »Vornehmheit des Geistes«. Beard jedoch gab nicht nur den Romantikern die Schuld an den modernen Eßgewohnheiten, sondern verurteilte auch den Einfluß der calvinistischen Doktrin. Kultivierte Menschen, so sagte er, äßen zu wenig, weil sie dem alten Glauben anhingen, daß »Sattheit ein Anzeichen für Sünde sei«.[46]

Frauen, die sich dem Übersinnlichen verschrieben hatten, diente die Enthaltsamkeit mittelalterlicher Katholiken – besonders die der Katharina von Siena – als Vorbild für ihr mäßiges Essen. Zwar stellten protestantische viktorianische Schriftsteller Katharinas Asketismus als eine gefährliche Form der Selbstkasteiung dar, aber dennoch bewunderte man die spirituelle Intensität, die sie in ihrem Fasten leitete. Viktorianische Schriftsteller benutzten die Biographie der heiligen Katharina, um zu zeigen, wie das Selbst sich an ein höheres moralisches oder spirituelles Ziel verlieren kann. Diese Botschaft wurde besonders für Mädchen für relevant gehalten, da Eigenliebe als eines der entscheidenden Merkmale der weiblichen Jugendlichen galt.[47] Katharina von Siena war ein Beispiel einer Frau, die spirituelle über körperliche Bedürfnisse stellte, was sie für andere Frauen durchaus interessant machen konnte.

Dieser unterschwellige asketische Imperativ fiel dem klügsten Beobachter religiösen Verhaltens dieser Zeit, William James, sehr wohl auf. In *The Varieties of Religious Experience* merkte der Philosoph und Psychologe aus Harvard zu Recht an, daß alte religiöse Gewohnheiten wie »Elend« und »Krankheit« in Verruf geraten seien. Menschen, die sich »harten und schmerzhaften« Entbehrungen unterzogen, galten in der modernen Zeit als »anormal«. Es fiel James jedoch auf, daß junge Frauen am ehesten der sterbenden Tradition des religiösen Asketismus verhaftet blieben. Zwar war ihm klar, daß asketisches Verhalten viele Gründe haben konnte (er nannte sie »unterschiedliche psychologische Niveaus«), strich aber doch heraus, daß die Mädchen sich wohl am ehesten mit Heiligen identifizieren würden. Mädchen schienen am meisten daran interessiert zu sein, die Ziele der von James so genannten Heiligkeit zu erreichen, das heißt, die gewöhnlichen Begierden des Fleisches zu besiegen, Reinheit zu erlangen und aus Opfern Genuß zu ziehen.[48]

Jugendliche Asketinnen versuchten, sich wie Heilige zu verhalten und auch so auszusehen. In *The Morgesons* (1862) definierte Veronika, eine junge Kranke und Dyspeptikerin, ihre Heiligkeit über eine Diät, die aus Tee und trockenem Toast bestand. Sie schnitt sich das Haar kurz wie eine Büßerin, wusch sich ständig die Hände mit Lavendelwasser, als vollzöge sie ein Absolutionsritual, und hing in ihrem Schlafzimmer ein Bild auf, das die Märtyrerin Sankt Cäcilie mit weißen Rosen im Haar darstellte.[49] Obgleich Veronika Protestantin war, verehrte sie die heilige Cäcilie wegen ihrer Spiritualität. Viele Romanschriftsteller verknüpften Asketismus sowohl mit körperlicher Schönheit als auch mit spiritueller Vollkommenheit. Kurz gesagt glichen schöne Frauen oftmals »Heiligen« und umgekehrt. Trollope zum Beispiel beschrieb einen jungen Mann, der »sich sofort darüber im klaren war, daß sie die schönste junge Frau war, die er je gesehen hatte. Sie hatte dunkle Augen und vollkommen geschwungene Augenbrauen und ein Gesicht, das – sei es wegen seiner Farbe, wegen seiner feinen Züge oder wegen seiner Schönheit, als Vorbild für jede Heilige oder Märtyrerin hätte dienen können.«[50]

In den letzten Jahrzehnten des 19. Jahrhunderts symbolisierte ein schlanker Körper mehr als nur Erhabenheit des Geistes und Reinheit der Seele. Schlankheit war bei Frauen auch Zeichen des gesellschaftlichen Status. In diesem Phänomen, das Thorstein Veblen in *The Theory of the Leisure Class* beschrieb, kündigte sich das Verschwinden der traditionellen Einstellung an, daß der Körperumfang der Frau den Wohlstand des Mannes anzeigte. Jetzt war eher das Gegenteil der Fall: Eine schlanke, zerbrechliche Frau war genau deshalb Statussymbol und Schönheitsideal, weil sie unfähig war, produktive (oder reproduktive) Arbeit zu leisten. Dem Körperbild wurde ein größerer Wert beigemessen als der Körperfunktion.[51] Veblen zufolge war eine schlanke Frau das Sinnbild des untätigen Idylls der begüterten Klassen.

Um die Jahrhundertwende zog die gesellschaftliche Elite bereits schlanke, zarte Frauen vor, um sich symbolisch von der Arbeiterklasse abzusetzen. Infolgedessen unterwarfen sich Frauen, die gesellschaftlich aufsteigen wollten, dem Schlankheitsideal und den damit zusammenhängenden Maximen: kärglicher Appetit und kleine Häppchen. Durch eingeschränktes Essen und einengende Kleidung (das Korsett) veränderten Frauen ihren Körper im Namen der Vornehmheit.

Begüterte Frauen waren die ersten, die Diät hielten, um ihren Appetit zu zügeln – und sie fingen damit vor der sexuellen Revolution und dem Wandel der Mode in den 20er und 30er Jahren an. Um 1890 bemerkte Veblen bereits, daß privilegierte Frauen »daran dachten, ihr Aussehen zu verändern, um so eher dem aufgezwungenen Geschmack der Zeit zu entsprechen«.[52] Veblen dokumentierte damit die Existenz eines bedenklichen geschlechts- und klassenspezifischen Imperativs, der aus der gesellschaftlichen Schichtenbildung entstanden war. In der bürgerlichen Gesellschaft wurde es für Frauen eine Notwendigkeit, ihren Appetit zu kontrollieren, um so ihren Körper zur Chiffre der richtigen sozialen Botschaften zu machen.[53] Der Appetit wurde von einem biologischen Trieb zu einem gesellschaftlichen und emotionalen Instrument.

Historische Quellen legen nahe, daß viele Frauen einen guten Grund hatten, mit ihrer Nahrung und ihrem Appetit zu jonglieren: Einer stämmigen Frau wurde gesellschaftlich ein niedrigerer Status zugeschrieben;

sie galt als unvornehm, wenn nicht gar vulgär. Also aßen statusbewußte Frauen immer häufiger lieber weniger als mehr. Von allen Seiten, selbst von der Familie, wurde Druck auf die Frauen ausgeübt: Sie mußten schlank sein, um vornehm zu wirken. »Auch die Mutter betrachtete eine stämmige Figur und runde Backen als Zeichen von Vulgarität.«[54] Eva Williams zum Beispiel, die zur Behandlung ihrer Anorexia nervosa 1895 ins London Hospital eingeliefert wurde, erzählte ihren Freunden, daß ihre Mutter sich über ihre Molligkeit beklagt habe.

Ein kontrollierter Appetit und eine schwache Gesundheit waren die zwei Wege zum gehobenen Frausein. Ratgeber, die sich an Eltern heran-wachsender Töchter richteten, sprachen häufig davon, daß junge Frauen sparsam äßen, da sie Gesundheit und Körperfett mit gesellschaftlichem Abstieg assoziierten. Im Jahre 1863 beklagte Hester Pendleton, eine ame-rikanische Schriftstellerin, die auch über die Erblichkeit in der menschli-chen Entwicklung geschrieben hatte, daß der natürliche Reifungsprozeß junger Frauen durch dieses populäre Gedankengut gefährdet sei. »Der Ge-schmack einiger Menschen ist so weit pervertiert«, schrieb Pendleton, »daß eine schwache Gesundheit als Zeichen von Vornehmheit gewertet wird und daß Töchter das Gefühl haben, wegen ihrer zu guten Gesund-heit mißbilligt zu werden.«[55] Mit Gesundheit war in diesem Fall ein kräf-tiger Körper gemeint, der für die Verfechter der modischen zarten Weib-lichkeit zum Problem wurde. Ein Schriftsteller fühlte sich gar bemüßigt zu betonten: »Für körperliche Gesundheit ist das Wort ›plump‹ niemals der passende Ausdruck. Es ist nicht ungehobelt, mit Appetit zu essen, gut zu schlafen und das Leben freudig in Herz und Gliedern pulsieren zu fühlen.«[56]

Es stellte also eine Beleidigung dar, von einer Frau zu sagen, sie sei robust. Diese Konvention verewigte Anthony Trollope in *Can You For-give Her?* (1864). Nach einem Nachtspaziergang durch den Park wird die vornehme, aber verarmte junge Heldin des Romans, Alice Vavasour, von einem männlichen Gast kritisiert, weil sie sich gegenüber der schwachen Gesundheit ihrer Begleiterin und Gastgeberin Lady Glencora Palliser unsensibel gezeigt hat. Die junge und schöne Lady Glencora hatte sich bei dem mitternächtlichen Spaziergang erkältet, Alice hingegen nicht. Der kri-tische Gentleman zog sofort seine gesellschaftlichen Schlüsse daraus, daß Alice nach der Eskapade *nicht* erkrankte, und er verwendete ihre Ge-sundheit gegen sie: »Alice wußte, daß man sie zu robust fand, ... aber sie ertrug es schweigend. Bauernjungen und Melkmädchen sind robust, und die Anschuldigung wog schwer.«[57] Die gleichen Assoziationen spielten 30 Jahre später im Leben amerikanischer Mädchen der Mittelschicht eine wichtige Rolle. Marion Harland beobachtete, die typische junge Frau

»würde Schande über sich bringen und bei ihrem vornehmen Freundinnen an Ansehen verlieren, wenn sie äße wie ein Bauernjunge«.[58]

In ihrem Bemühen, sich gegen Bauernjungen und Milchmädchen – gegen die arbeitende und ländliche Jugend also – abzusetzen, versuchten bürgerliche Töchter, zierlich, schlank und vor allem dekorativ auszusehen. Indem sie nur kleinste Mengen Nahrung zu sich nahmen, konnten junge Frauen sich von Sexualität und Fruchtbarkeit distanzieren und gleichzeitig eine unzweideutige Klassenidentität erreichen. Der schlanke Körper implizierte nicht nur Asexualität und einen gehobenen gesellschaftlichen Status, er drückte auch Intelligenz, Sensibilität und Moral aus. Durch Appetitskontrolle vermochten viktorianische Mädchen eine Vielzahl emotionaler, ästhetischer und kassenspezifischer Gefühle auszudrücken.

Um 1900 war Schlanksein besonders unter wohlhabenden weiblichen Jugendlichen ein Muß. Albutt schrieb im Jahre 1905: »Viele junge Frauen verfallen in eine panische Angst vor Übergewicht, wenn ihr Körper sich zu entwickeln beginnt; sie schränken dann nicht nur ihre Nahrungsaufnahme ein, sondern schlucken sogar Essig und andere vermeintliche Mittel gegen Fettleibigkeit«.[59] Das Phänomen der jugendlichen Nahrungsbeschränkung war so weit verbreitet, daß ein Ratgeberschreiber Müttern erklärte: »Es ist ein glücklicher und beachtlicher Umstand, wenn (Ihre Tochter) in ihrem weichen Hirn nicht den Gedanken nährt, daß ein gesunder Appetit auf gutes kräftiges Essen ›kein bißchen schön‹, sondern ›einfach viel zu vulgär‹ ist.«[60]

Weil Nahrung im bürgerlichen Haushalt leicht zugänglich war, stand sie auch als Mittel zur Manipulation zur Verfügung. Mädchen – selten Jungen – der Mittelschicht setzten Nahrung als Symbolsprache ein, weil die Kultur zwischen Nahrung und Weiblichkeit einen wichtigen Zusammenhang sah und das Bedürfnis des Mädchens nach Selbstausdruck außerhalb der Familie durch besorgte Eltern und gesellschaftliche Konventionen stark eingeschränkt war. Außerdem gingen Ärzte und Eltern sowieso davon aus, daß heranwachsende Mädchen beim Essen wählerisch und bescheiden seien. Junge Frauen, die nach einer Sprache suchten, in der sie etwas über sich selbst aussagen konnten, verfielen auf das Essen und ihren Körper. Manche Mädchen aus der Mittelschicht – damals wie heute – begannen durch die Leugnung des Appetits ein Ideal weiblicher Perfektion und moralischer Überlegenheit auszudrücken. Die Tatsache, daß Nahrungsenthaltung und Diäten sogar unter gesunden Mädchen so beliebt sind, legt nahe, daß der Appetit in der bürgerlichen Gesellschaft eine wichtige Ausdrucksform war (und ist), durch die die Frau ihre Identität definieren konnte. Dieser Kontext bereitete den Nährboden für die Anorexia nervosa.

176

8.

Hormone und Psychotherapie

Im 20. Jahrhundert entstanden neue Therapien zur Behandlung der Anorexia nervosa, bei denen weitere medizinische Theorien und Ansätze mit einbezogen wurden. Da die Mediziner des 19. Jahrhunderts die Frage nach der Ätiologie noch nicht beantwortet hatten, entwickelten sich im 20. Jahrhundert eine Vielzahl von Behandlungsstrategien, die neue Tendenzen in Medizin und Psychiatrie widerspiegelten. Zur Zeit des Zweiten Weltkriegs wurde Anorexiepatientinnen zwar immer noch eine kalorienreiche Diät (à la William Gull) verabreicht, aber sie bekamen häufig auch – oral oder als Injektion – Hormonextrakte, die auf den Nahrungsstoffwechsel wirken und den Appetit anregen sollten. Damals wurde es auch üblich, bei anorektischen Patientinnen Vaginalabstriche vorzunehmen, durch synthetisches Östrogen die Menstruation wieder in Gang zu setzen und die Psyche nach sexuellen Vorstellungen zu durchforsten.

Zwischen 1900 und 1940 wurden zwei verschiedene und weitgehend isolierte Forschungs- und Behandlungsmodelle auf Anorexiepatientinnen angewandt, von denen das eine biologisch, das andere psychoanalytisch orientiert war. Dazu kam in den 30er Jahren die psychosomatische Bewegung, die zwar interessante Ansätze lieferte, sich allerdings nicht durchsetzen konnte. Psychiatern verhieß die Psychosomatik eine wachsende Bedeutung ihres Fachbereiches, weil sie die geheimnisvollen Zusammenhänge zwischen psychischen und biologischen Faktoren in der Entstehung der Krankheit aufdeckte. Obgleich sich die Behandlung der Anorexia nervosa im 20. Jahrhundert aus den obengenannten Ansätzen (dem biologischen, dem psychoanalytischen und dem psychosomatischen) entwickelte, sah die Realität selten so klar aus, wie es diese Kategorien nahelegen. Die meisten Ärzte gingen eklektisch vor, und nur wenige hielten sich an einen rein somatischen oder psychotherapeutischen Ansatz.

Aufgrund der vielen therapeutischen Herangehensweisen herrschte auch Verwirrung dahingehend, inwieweit man den Begriff Anorexia nervosa überhaupt als klinische Klassifikation anwenden konnte. Zu Anfang des 20. Jahrhunderts stellten Ärzte diese Diagnose bei völlig verschiedenen Patientengruppen, nicht nur bei weiblichen Jugendlichen oder jungen Frauen, die eigentlich das klassische Klientel darstellten. So entstand ein neuer Typus von AnorektikerInnen, nämlich ausgezehrte Erwachsene mit Schilddrüsenerkrankungen, kleine Kinder, die unter Appetitlosigkeit litten und erwachsene Schizophrene, deren Nahrungsverweigerung ein Sekundärsymptom ihrer Krankheit war.[1] Grund für diese Erweiterung der Klassifizierung war in erster Linie die Tendenz in der Psychiatrie, ihre Nosologie eher auf äußerliche Verhaltensmerkmale (etwa der Nahrungsverweigerung) aufzubauen als auf einer spezifischen Ätiologie. Hinzu kommt, daß die Klassifizierung eines Symptoms von der Interpretation des jeweiligen Mediziners abhängig ist und insofern sowohl Krankheitsdefinitionen als auch Patientengruppen keine festen Größen darstellen. Daraus resultierte, daß der Begriff »Anorexia nervosa« im 20. Jahrhundert immer wieder verschieden benutzt und auf viele verschiedene Patientengruppen angewandt wurde. Ich möchte hier jedoch hauptsächlich auf die Entwicklung von Behandlungskonzepten eingehen, die bei weiblichen Jugendlichen und jungen Frauen angewandt wurden, die immer noch am anfälligsten für diese Krankheit sind.

Körpersäfte

Wissenschaftliche und medizinische Entdeckungen in den 90er Jahren des vergangenen Jahrhunderts bereiteten den Boden für eine neue Art der Anorexiebehandlung, die auf einem biologischen Modell basierte. In diesem letzten Jahrzehnt des 19. Jahrhunderts experimentierten französische, britische und amerikanische Ärzte mit der Organotherapie, einer Behandlungsweise, die auf dem Prinzip fußte, daß Krankheit durch die Entfernung oder Fehlfunktion von Organen oder Drüsen entstand. Organotherapeuten wie der französische Physiologe und Neurologe C. E. Brown-Séquard (1827-1914) waren besonders am therapeutischen Potential der von den Drüsen produzierten »Organsäfte« interessiert. Sie vertraten die Auffassung, daß viele verschiedene Krankheiten und körperliche Prozesse (unter anderem das Altern) durch flüssige Extrakte aus dem Gewebe der entsprechenden tierischen oder menschlichen Organe behandelt werden könnten. Die Organotherapie des späten 19. Jahrhunderts folgte einer

»einfachen« Forschungsformel: Man entferne die Drüse, beobachte die somit verlorene Funktion dieses Organs, vergleiche die Symptome mit denen einer bekannten Krankheit und stelle die Funktion entweder durch Organverpflanzung oder durch die Verabreichung von Extrakten wieder her.[2]

Die aus Hoden, Geschlechtsdrüsen, Nieren, Bauchspeicheldrüse, Hydrophyse, Nebenniere und Gefäßdrüsen extrahierten Säfte galten als therapeutische Wirkstoffe bei bestimmten Krankheiten. Im Jahre 1905 führte Ernest Starling, Professor für Physiologie am University College in London, den Begriff »Hormon« als Bezeichnung für die chemischen Mittlersubstanzen im Blut ein. Im expandierenden Bereich der Endokrinologie wurde der Isolierung einzelner Hormone ein immer größerer Stellenwert beigemessen.

Die Erkenntnisse über die Bedeutung von Hormonen und ihres potentiellen klinischen Nutzens führten zu einem Wandel in der Behandlung der Anorexia nervosa. Amerikanische und britische Ärzte verschrieben nicht nur Drüsenextrakte als Therapie bei bestimmten Krankheiten, sondern sie benutzten Hormone auch als Mittel zur Diagnose von Krankheiten, deren Ätiologie unbekannt war, deren Pathologie jedoch mit einem bestimmten Organ zusammenhing. Es scheint so, daß Ärzte eher geneigt waren, diese Extrakte zur Behandlung von Frauen einzusetzen. George Corner, einem Endokrinologen und Historiker auf diesem Gebiet, zufolge wurden in der klinischen Praxis des frühen 20. Jahrhunderts viele »unzureichend definierte Extrakte an hysterischen Frauen und entkräfteten Mädchen« getestet.[3] Gestützt wird diese Behauptung auch dadurch, daß die Anorexia nervosa sowohl auf Hypophysen- als auch auf Schilddrüsenfehlfunktion zurückgeführt wurde.

Im Jahre 1914 veröffentlichte Morris Simmonds, ein Pathologe an der Universität Hamburg, die klinische Beschreibung einer Form der Auszehrung oder hypophysenbedingten Entkräftung, deren Ursache er in einer Schädigung des vorderen Hypophysenlappens sah. Simmonds hatte diese Entdeckung bei einer Autopsie gemacht. Voraussetzung für seine Beobachtung war das neue Interesse an Drüsen, und möglich geworden war sie durch die vor kurzem erzielten Fortschritte in der Mikroskopie.[4] In der klinischen Praxis war Simmonds Krankheitsbeschreibung jedoch wenig von Nutzen, da die Diagnose am lebenden Menschen nie mit Sicherheit gestellt werden konnte. Trotzdem führte die Vorstellung, daß die Störung durch eine erkrankte Drüse ausgelöst wurde, dazu, daß man in Fällen unerklärlicher Auszehrung gerne zur Diagnose Simmondsche Krankheit griff.

Im Einklang mit den Methoden der Organotherapie wurde Patienten, die stark an Gewicht verloren, Hypophysenextrakt verabreicht – egal, ob andere Anzeichen eines Hypophysenversagens erkennbar waren oder nicht. Die Ärzte stellten fest, daß Patienten mit Anorexia nervosa und solche mit der Simmondschen Krankheit eine Reihe von gemeinsamen Symptomen aufwiesen. Wenn eine hochkalorische Diät bei einem grundlos abgemagerten Patienten eine Gewichtszunahme bewirkte, war es wahrscheinlich, daß er nicht an einer Hypophysenunterfunktion litt. Dennoch fiel es praktischen Ärzten in den folgenden dreißig Jahren nicht leicht, die Simmondsche Krankheit – eine relativ seltene Hypophysenunterfunktion – von der Anorexia nervosa zu unterscheiden. Im Jahre 1942 kam schließlich eine Zusammenfassung der bislang erschienenen Literatur zur Simmondschen Krankheit zu dem Schluß, daß von 595 erwähnten Fällen nur 101 eindeutig zu belegen waren. Bei vielen angeblichen Fällen von Simmondscher Krankheit handelte es sich in Wirklichkeit um eine fehldiagnostische Anorexia nervosa; und viele ausgezehrte junge Frauen wurden mit Hypophysenextrakt behandelt, obwohl bei ihnen keine besondere Drüsenunterfunktion festzustellen war.

In der Zeit zwischen den beiden Weltkriegen wurde auch eine Schilddrüsenunterfunktion für das Auftreten der Anorexia nervosa verantwortlich gemacht. Im Jahre 1930 berichtete der Arzt John Mayo Berkman (1898-1978) – ein Neffe von William J. Mayo und Charles H. Mayo, die die erste und größte Gemeinschaftspraxis des Landes gegründet hatten – über die seit einem Jahrzehnt in der Mayo-Klinik in Rochester, Minnesota gesammelten klinischen Erfahrungen mit der Krankheit.[5] Als medizinisches Mekka des Mittelwestens zog die Mayo-Klinik PatientInnen von nah und fern an; viele von ihnen hatten bereits erfolglos Hilfe gegen unerklärliche Auszehrung und Appetitlosigkeit gesucht.

In Briefen an die Ärzte der Mayo-Klinik ist zu lesen, wie sehr langes Hungern die Familien der Betroffenen in Besorgnis versetzte und daß ein großer Bedarf an einer wirksameren Behandlung und einer präziseren Diagnose bestand. 1920 wandte sich ein Immobilienmakler in einem Schreiben an die »Mayo-Ärzte«; er berichtete über seine 15jährige Tochter, die die High-School hatte verlassen müssen, weil sie durch einen Gewichtsverlust von über 13 Kilo zu sehr geschwächt war: »Meine Tochter hat einen sehr schwachen Magen, und das ist sicher einer der Hauptgründe. Manchmal ist sie sehr nervös und erregt, sie hat sich nicht mehr unter Kontrolle; dann wieder ist ihr Zustand viel besser. Ich habe mich an mehrere Ärzte gewandt, die mir jetzt sagen, es handele sich nur um einen Fall von Hysterie ... Könnten Sie mir raten, wie ich mit diesem Problem umgehen soll?« 1929 schrieb eine verwitwete Mutter aus Attica, Indiana, über ihr einziges Kind, bei dem schon bald darauf in der Mayo-Klinik Anorexie diagnostiziert werden sollte: »Ich habe eine 15jährige Tochter, deren Zustand sich in den letzten fünf Monaten immer weiter verschlechtert hat. Sie hat vollkommen den Appetit verloren, und nur wenn man sie zwingt, nimmt sie ein bißchen Nahrung zu sich. Ich habe es mit einigen der besten Ärzte hier aus der Umgebung versucht. Sie alle nennen es Anämie ... Sie scheint gut bei Kräften zu sein, aber nichts kann ihren Appetit wecken. Glauben Sie, Sie könnten etwas für sie tun, wenn ich sie zu Ihnen bringe?« Nach der Einweisung seiner Schwester in das Krankenhaus, wo sie wegen Anorexie behandelt werden sollte, schrieb ein besorgter Bruder fast wöchentlich an den Arzt: »Könnten Sie mich bitte wissen lassen, ob sie zugenommen hat?«[6]

Da sie davon ausgingen, daß die Schilddrüse und das Körpergewicht miteinander in Beziehung standen, definierten und behandelten die Ärzte der Mayo-Klinik die Anorexia nervosa wie eine allgemeine Stoffwechselstörung. Ihrer Meinung nach handelte es sich dabei um ein weitverbreitetes Krankheitsbild, das bei Männern und Frauen, Alten und Jungen auftrat. Die Auffassung, daß sich mit dem Begriff Anorexia nervosa eine weitgefaßte Kategorie von Stoffwechselstörungen bezeichnen ließ, zeigt sich auch in der Sprache, in der die Fallbeschreibungen der Mayo-Ärzte abgefaßt wurden; oft wurde berichtet, die Patientin habe »*eine* Anorexia nervosa«. (Hervorhebung der Autorin)

Technologische Innovationen führten dazu, daß sich die Medizin verstärkt auf die Schilddrüse konzentrierte. Zur Zeit des ersten Weltkriegs waren die Ärzte bereits in der Lage, die Schilddrüsenfunktion mittels eines tragbaren Atmungsapparats zu messen, der von Francis Gano Benedict (1870-1915), dem Direktor des Boston Nutrition Laboratory und Experten auf dem Gebiet der Wärmemessung bei Tieren, entwickelt worden war. Folglich ermittelte der Arzt bei einer Anorektikerin meist zuallererst den Stoffwechselgrundumsatz (basal metabolism rate = BMR). Wenn der BMR sich außerhalb des normalen Spektrums von -15 bis +5 Prozent bewegte, wurde Schilddrüsenextrakt verordnet; die Dosierung hing vom Ausmaß der Schilddrüseninsuffizienz ab. Die Mayo-Ärzte fanden heraus, daß der BMR bei vielen ihrer ausgezehrten Patientinnen vermindert (statt erhöht) war – eine Folge der Unterernährung und Auszehrung. John Mayo Berkman argumentierte, in Fällen von Anorexia nervosa »wirkte ein niedriger BMR als eine Art Schutzmechanismus, denn wenn der Stoffwechsel normal bliebe, würden diese Patientinnen irgendwann sterben ...«.[7]

Basierend auf ihrer Auffassung vom Zusammenhang zwischen Schilddrüseninsuffizienz und einem niedrigen BMR empfahlen die Ärzte der Mayo-Klinik eine Substitutionstherapie – genauer gesagt, die Gabe von Thyroxin oder getrocknetem Schilddrüsenhormon. Das Problem bei Anorexiepatientinnen war jedoch, daß eine gesteigerte Stoffwechselaktivität als Folge der Hormongaben den Gewichtsverlust dramatisch verstärken konnte. Also mußten die Ärzte bei der Behandlung der Anorexia nervosa zweigleisig fahren: Einerseits verordneten sie nach den neuesten Erkenntnissen der Wissenschaft Schilddrüsenhormone, andererseits griffen sie auf die altbewährte nahrhafte Diät zurück. Die Kombination dieser beiden Behandlungsmethoden war entscheidend und die Vorgehensweise im wesentlichen mechanistisch; Aufgabe des Arztes war es, ein Gleichgewicht zwischen dem Energieverbrauch des Körpers und seiner Nährstoffaufnahme herzustellen.

Dieses Ziel war nicht leicht zu erreichen, und die Folgen konnte man nur schwer absehen. »Wir können nicht sagen, wie erfolgreich wir bei der Behandlung des Falles sein werden«, teilte ein ehrlicher Mediziner den Eltern eines anorektischen Mädchens mit, das Schilddrüsenextrakt einnahm.

Im allgemeinen wurden Anorexiepatientinnen mindestens zwei Wochen in der Klinik behalten, wo die Dosis des Schilddrüsenpräparats und die Nahrungsaufnahme überwacht wurden. Wenn der BMR eine normale Höhe erreicht hatte und eine deutliche Gewichtszunahme zu verzeichnen war, wurde die Patientin entweder nach Hause entlassen oder in Einrichtungen in der Stadt Rochester untergebracht, wo ihr Eßverhalten von einem Ernährungswissenschaftler in einer von Mayos speziellen »Diätküchen« Tag für Tag überwacht wurde. In manchen Fällen war die Stoffwechseltherapie erfolgreich. Andere Patientinnen wurden entlassen, obwohl sie nur minimal an Gewicht zugenommen hatten und der BMR nicht nennenswert gestiegen war.

Die Ärzte der Mayo-Klinik gaben offen zu, daß sie keine eindeutigen Aussagen zu den Ursachen der Anorexia nervosa machen konnten. Auch hinsichtlich der Ergebnisse der Schilddrüsentherapie waren sie vorsichtig und empfahlen sie den Eltern lediglich als die beste der zur Verfügung stehenden Möglichkeiten. Obgleich die Mayo-Ärzte dem biologischen Krankheitsmodell treu blieben und die medizinische Intervention der psychologischen Behandlung vorzogen, erkannten sie dennoch an, daß auch »psychische Probleme« oder »nervös bedingte Ursachen« bei der Anorexia nervosa eine Rolle spielten. Trotzdem war nur eine Handvoll der 117 von Berkman besprochenen Fälle psychiatrisch behandelt worden.

Während der 20er und bis weit in die 30er Jahre hinein zogen viele Ärzte bei der Behandlung der Anorexia nervosa endokrinologische den psychotherapeutischen Modellen vor. Ihr Glaube an die Endokrinologie ließ sie bei der Therapie der Anorexia nervosa (und vieler anderer mentaler Störungen) mit natürlichen und synthetischen Hormonen wie Insulin, Antuitrin und Östrogen experimentieren.[8] Ab 1936 wuchs jedoch bei einigen Ärzten die Skepsis. John Ryle, ein bedeutender britischer Mediziner und Professor an der Universität Cambridge, stellte fest, daß »die Ärzte, die sich von der Endokrinologie haben ködern lassen«, die Ursache der Anorexia nervosa weder »in einem Mangel an körpereigenem Sekret noch in einer Unausgewogenheit« gefunden hatten. Ryle schrieb: »Meiner Ansicht nach gibt es keine Begründung für die Anwendung von Schilddrüsenpräparaten ... oder für Insulingaben zur Appetitsteigerung und besserer Verwertung aufgenommener Kohlehydrate. Ebensowenig läßt sich die Verabreichung von Eierstockhormonen rechtfertigen.« Für Ryle war Anorexia nervosa nichts weiter als »eine seelische Störung«, die mit langen Hungerperioden einherging.[9]

Auch in den Vereinigten Staaten begann man die Vorherrschaft der Endokrinologie in Frage zu stellen. Eine Studie über die Anorexia nervosa im *Journal of the American Medical Association* aus dem Jahre 1939 schloß mit den Worten: »Es gibt für diese Krankheit keine spezifische endokrine Therapie, aber da die Patientinnen zur Hysterie neigen, werden sie oftmals zeitweise auf die Suggestivkraft eines mit ärztlicher Zuversicht angewandten speziellen Extrakts ansprechen. Eine solche Behandlung sollte jedoch vermieden werden, da bleibende Erfolge mit größerer Wahrscheinlichkeit erzielt werden, wenn man ohne künstliche Hilfsmittel arbeitet.«[10] Um 1940 stellten Erklärungsversuche, die der Schilddrüse, der Hypophyse oder der Bauchspeicheldrüse »die Schuld gaben«, niemand mehr zufrieden, denn in der Mitte unseres Jahrhunderts wurde die Anorexia nervosa von der Psychiatrie als »psychische Störung« neu definiert.

Die Entdeckung der Sexualität

Obgleich die meisten Anstaltsärzte des 19. Jahrhunderts sich darüber im klaren waren, daß die Unglücklichen, die Melancholiker und die Wahnsinnigen oft aufhörten zu essen, versuchte kaum je einer, die psychologische Bedeutung eines solchen Symptoms zu erforschen. Zwar wiesen einige klinische Berichte darauf hin, daß bei der Anorexia nervosa starke Emotionen im Spiel waren, aber dennoch klammerten sich die meisten Ärzte hartnäckig an eine Behandlung des Körpers. In der Phase vor der Entstehung der dynamischen Psychiatrie war kaum ein Arzt daran interessiert, das Verhalten seiner Patientin durch frühkindliche oder pubertäre Erfahrungen zu erklären. Erst die Psychiatrie entwickelte therapeutische Ansätze, die das Individuum und seine Krankengeschichte in den Vordergrund rückten. So ist es eigentlich der dynamischen Psychiatrie zu verdanken, daß die Medizin begann, sich mit entwicklungsgeschichtlichen Erklärungsmodellen zu befassen.

Im letzten Jahrzehnt des 19. Jahrhunderts begannen Ärzte, die dynamische Psychiatrie praktizierten, sich mit der Lebensgeschichte des einzelnen Patienten und den emotionalen oder psychogenen Ursachen von Nervenkrankheiten eingehend zu befassen.[11] Unter den führenden Ärzten auf diesem neuen Gebiet hatten Sigmund Freud (1856-1939) und Pierre Janet (1859-1947) den größten Einfluß auf die Auffassung von der Anorexia nervosa und ihrer Behandlung. Freud und Janet waren die ersten, die zwar auf unterschiedliche, aber doch im wesentlichen vergleichbare Weise einen Zusammenhang zwischen Appetit und Sexualität herstellten.

Freud, der die Betrachtung des Unbewußten zu systematisieren versuchte, wies auf einen spezifischen psychodynamischen Mechanismus in der Ätiologie der Anorexia nervosa hin. Im Jahre 1895 schrieb er: »Die berühmte Anorexia nervosa der jungen Mädchen scheint mir ... eine Melancholie bei unentwickelter Sexualität zu sein«.[12] In Freuds Werk wird die Anorexia nervosa nur flüchtig erwähnt, aber seine kurze Analyse der Krankheit verwies auf seine weitere Theorie und hatte einen starken Einfluß auf folgende Generationen von ÄrztInnen und PatientInnen. Obwohl er die Krankheit auf konventionelle Weise als »Eßneurose« klassifizierte, stellte Freud die wichtige konzeptionelle Frage, die nie zuvor gestellt worden war: Was *bedeutet* die Appetitlosigkeit der Anorektikerin?

Die revolutionäre Betonung, die Freud auf die Kindheit des Individuums legte, gab der Nahrung, dem ersten Objekt von Sehnsucht und Begierde, eine besondere Bedeutung. Freuds Theorie zufolge waren alle Formen des Appetits Ausdruck der Libido oder des Sexualtriebs. Essen oder Nichtessen standen also für die grundlegenden Sexualtriebe oder deren Abwesenheit. Freud glaubte, die Anorektikerin esse deshalb nicht, weil Nahrung und Sex ihr Ekel einflößten; aufgrund früher gebildeter Assoziationen habe Nahrung eine symbolische Bedeutung angenommen, die sie widerlich machte. Es ist wichtig anzumerken, daß Freud bei der Anorexia nervosa eine wirkliche Abneigung gegen Nahrung annahm und nicht an eine zwanghafte Kontrolle des Hungers glaubte.

Freuds Deutung der Anorexia nervosa als neurotisches Verhalten, das ein Zeichen für eine unentwickelte oder unterdrückte Sexualität war, fußte auf seinem bedeutenden Konzept der Konversionshysterie – jener chronischen emotionalen Konflikte also, die sich in körperliche Symptome verwandeln können. Nach der Freudschen Theorie wurden sowohl Körper als auch Geist von nicht ausgedrückten Emotionen beeinträchtigt. Deshalb stellte die Psychotherapie das Gespräch mit dem Patienten als Weg zur Heilung nervöser Störungen in den Vordergrund. In seiner Auffassung, daß zwischen der Anorexia nervosa und ungelösten sexuellen Problemen ein Zusammenhang bestand, war Freud ein Pionier: Noch niemand vor ihm hatte explizit die Anorexie und die Sexualität miteinander in Verbindung gebracht.

Obgleich Freud bereits im Jahre 1895 darauf hingewiesen hatte, welche Rolle unterdrückte Emotionen bei der Entstehung der Anorexia nervosa spielten, dauerte es noch fast ein halbes Jahrhundert, bis sich eine ausgereifte psychosexuelle Interpretationsweise durchsetzen konnte. In den Vereinigten Staaten sahen sich die Ärzte auch durch das Werk von Pierre Janet, dem angesehenen Direktor des psychologischen Labors der Salpêtière-Klinik in Paris und bedeutenden Verfechter der dynamischen Psychiatrie, mit dem psychodynamischen Interpretationsansatz konfrontiert.[13] Zwischen 1870 und 1900 hatten schon einige französische Ärzte (wie zum Beispiel Charles Lasègue) verschiedene Nervenkrankheiten erforscht und klassifiziert und sich dabei eher an psychogene als an strikt physiologische Modelle gehalten. Janet, der bei Charcot studiert hatte, war auf diesem Gebiet zu einigem Ruhm gelangt und wurde deshalb 1906 eingeladen, in der medizinischen Fakultät von Harvard Vorlesungen über das allgemeine Thema der Hysterie zu halten. Von seinen insgesamt fünfzehn Vorträgen beschäftigte sich einer mit der Anorexia nervosa. Eingangs erklärte Janet, daß die Anorexia nervosa zwar »schwierig zu interpretieren« sei, jedoch definitiv auf einer »tiefgehenden psychologischen Störung« beruhe, »die sich in der Nahrungsverweigerung nur äußerlich ausdrückt«.[14]

Janet betrachtete, ebenso wie Freud, Appetitmangel oder -kontrolle als äußere Manifestation der emotionalen Probleme, die ihm zugrunde lagen. Allerdings war Janet nicht gewillt, die Aussagen seiner Patientinnen, sie hätten »keinen Appetit«, wörtlich zu nehmen. Im Unterschied zu Freud legte er die Betonung eher auf die Appetitkontrolle als auf eine tatsächliche Abneigung gegen Nahrung. Nahrungsverweigerung, so behauptete er, könne eine willentliche und bewußt gewählte Strategie sein. Als Beweis für diese These beschrieb er, wie manche anorektische Mädchen ihren Appetit regulierten, indem sie sich »wahren Folterqualen« unterwarfen, »um dem Bedürfnis nach Nahrung nicht nachzugeben«; er beschrieb auch das meist nächtliche »heimliche Essen« von Nahrungsabfällen oder »verunreinigten Lebensmitteln«. Janet zufolge war die chronische Nahrungsverweigerung der eigentlich hungrigen Anorektikerin das Ergebnis einer Selbsttäuschung oder einer geistigen Störung, die zu einer Zwangsvorstellung wurde, die er *idée fixe* nannte.

Wie entstand jedoch die *idée fixe* bei der Anorexia nervosa? In seiner Vorlesung in Harvard arbeitete Janet nicht eine einzelne Ursache oder Zwangsvorstellung heraus. Vielmehr warf er seinem Lehrer Charcot, dem er sich entfremdet hatte, vor, »überall dieses rosafarbene Band zu suchen« und dem »Gedanken der Fettleibigkeit« zuviel Bedeutung beizumessen. Janet leugnete die Macht der Aversion gegen Fett jedoch nicht. Er zählte eine Reihe weiterer »wahnhafter Ideen« auf, die zu einer obsessiven Beschäftigung mit der Appetitkontrolle führten. Es gab junge Frauen, die sich weigerten zu essen, weil sie um ihren Magen besorgt waren und Schmerzen bei der Verdauung fürchteten; andere hatten »Skrupel« (vegetarischer Natur), die zu wählerischem Essen führten; bei wieder anderen spielten »Koketterien« eine Rolle – sie fürchteten sich vor Fettleibigkeit und kultivierten eine schwache Konstitution; wieder andere schließlich versuchten sich wegen eines schmerzlichen Erlebnisses (»einer vereitelten Hochzeit, eines Vorwurfs, eines Streits …«) freiwillig zu Tode zu hungern.[15]

In seiner Abhandlung über die emotionalen Wurzeln der Anorexia nervosa gab Janet einen kurzen, aber wichtigen Hinweis auf »wahnhafte Ideen, die sich auf Schamhaftigkeit begründen«. Mit Schamhaftigkeit bezeichnete er eine übertriebene emotionale Einstellung zu Sittlichkeit und Keuschheit, also zum eigenen Körper und zur Sexualität.[16] Im Jahre 1903 schrieb Janet einen wichtigen Text über den Charakter von Zwangsvorstellungen, bei denen die Körperscham eine Rolle spielte. In dieser Arbeit legte er überzeugende Fallstudien vor und zitierte wortgetreu Gespräche mit anorektischen Patientinnen, deren Gedanken um ihren Körper und dessen Funktionen kreisten und die an Schamgefühlen und Ängsten litten. Diesen jungen Frauen war ihr Körper peinlich; sie beschäftigten sich zwanghaft mit seinem Umfang und bemühten sich, »eine Menge kleiner Selbsttäuschungen« bezüglich Nahrung und Essen aufrechtzuerhalten. In den schwersten Fällen von Anorexia nervosa, so Janet, spielte diese unglückliche Beziehung des Mädchens zu seinem Körper eine Rolle.[17]

Die Körperscham zog sich als Motiv durch Janets 1903 erstellte Analyse des Falles von Nadia, einer anorektischen Bürgertochter um die 20, die Essen als unmoralisch und Fett als Erniedrigung betrachtete. (Janet sagte, Nadias Fall sei zu extrem, um als einfache Anorexia nervosa klassifiziert werden zu können.)

Jedoch illustriere ihre Geschichte das Grundmotiv, das sich wie ein roter Faden durch alle Fälle von Anorexia nervosa ziehe. Janet war wie andere gebildete Ärzte und Psychologen dieser Zeit mit den Phantasien von einem veränderten Körperbild vertraut, einem Symptom, das der heute als Schizophrenie bekannten Krankheit zugeordnet wird. Im Gespräch mit Janet sagte Nadia immer wieder: »Ich lege keinen besonderen Wert darauf, hübsch zu sein, aber ich würde mich schrecklich schämen, wenn ich mollig werden würde, das wäre schrecklich für mich. Wenn ich das Pech hätte, dick zu werden, würde ich mich nicht mehr zu zeigen wagen, weder zu Hause noch auf der Straße; ich würde mich zu sehr schämen.« Janet zufolge weigerte sich Nadia, in Gegenwart anderer Leute zu essen; sie ertrug das Geräusch ihres eigenen Kauens nicht; und nachdem sie zu Weihnachten ein paar Stück Schokolade gegessen hatte, schrieb sie ihrem Arzt ein Dutzend Briefe, in denen sie jede einzelne Süßigkeit beichtete, als handele es sich um ein Verbrechen. Für Nadia, erklärte Janet, war es genauso schlimm, wenn man sie bat zu essen, als wenn man sie gebeten hätte, »in der Öffentlichkeit zu urinieren«. »Sie sieht das Dicksein nicht nur mit Blick auf ihre Attraktivität«, schrieb Janet, »sondern es beinhaltet für sie etwas Unmoralisches.«

Janet ging hinsichtlich der Furcht vor Übergewicht weiter als Charcot und postulierte in Anlehnung an Freud, daß Appetit und Essen in der Psyche des Individuums eine symbolische Bedeutung hätten. Janets Text erstellte ein Profil von Nadias Persönlichkeit und der ganzen Bandbreite ihrer körperbezogenen »Leiden«. Seit ihrer frühen Kindheit hatte sich Nadia für zu dick gehalten; in der Pubertät wurde sie sich ihrer Beine, Hüften, Füße und Arme in übertriebenem Ausmaß bewußt, die sie entweder als zu dick oder als zu muskulös einstufte. Obwohl sie einen reinen Teint hatte, begann sich Nadia unzählige Pickel einzubilden, die unter ihrer Haut aufbrachen.

Die sexuelle Entwicklung schließlich führte zu einer vollkommenen Nahrungsverweigerung. »Als sie ihre Periode bekam, wurde sie fast verrückt«, berichtete Janet. Bis zu ihrem 20. Lebensjahr zupfte sich Nadia die Schamhaare aus, weil sie sie als »Schmuck einer Wilden« betrachtete. Als ihre Brüste und ihre Figur sich zu entwickeln begannen, versuchte sie ihre sexuelle Reife zu verbergen, indem sie weite, schlecht sitzende Kleidung trug; außerdem schnitt sie sich das Haar kurz. Janet betonte, daß dieses Verhalten nicht in einer »Inversion« (Bezeichnung für Homosexualität im 19. Jahrhundert) begründet lag, sondern in dem Wunsch, ihre Sexualität auszumerzen, das heißt, überhaupt keinen Körper zu haben. Nadia erzählte Janet: »Ich wollte nicht zunehmen oder wachsen oder wie eine Frau aussehen, weil ich immer ein kleines Mädchen bleiben wollte.«

In den Jahren zwischen 1895 und 1905 erkannten also zwei der wichtigsten Theoretiker der dynamischen Psychiatrie – Sigmund Freud und Pierre Janet – einen Zusammenhang zwischen der Anorexia nervosa und der psychosexuellen Entwicklung.[18] Gemeinsam legten Freud und Janet den Grundstein zu der modernen psychogenetischen Auffassung, daß anorektische Mädchen die Nahrung verweigern, um ihre Körper klein, dünn und kindlich zu halten und damit die normale sexuelle Entwicklung zu verzögern und einer erwachsenen Sexualität aus dem Weg zu gehen. Zwar waren sich Freud und Janet nicht darüber einig, ob die Anorektikerin ihren Appetit kontrollierte oder dieser nicht vorhanden war. Dennoch vertraten sie beide die Ansicht, die bei der Anorexia nervosa auftretende Nahrungsverweigerung stelle eine Form symbolischen Verhaltens dar, durch das die meist jungen Patientinnen etwas über Sexualität aussagten. Obwohl diese Gedanken neu und überzeugend waren, hatte die dynamische Psychiatrie fast 30 Jahre lang keine nachweisbare Auswirkung auf die klinische Behandlung von Anorexiepatientinnen. Die endokrinologischen Erklärungsmodelle erfreuten sich weiterhin großer Beliebtheit, und die Auffassung, daß es sich bei der Anorexia nervosa um eine psychosexuelle Störung handelte, lag bis in die 30er Jahre hinein auf Eis; erst dann floß sie dank des Einflusses der amerikanischen Psychiatrie in die klinische Praxis ein.

Die Schwangerschaftsphantasie

In den 30er Jahren konnte sich die Auffassung von der Anorexia nervosa als typisch weiblicher psychischer bzw. »neurotischer« Störung durchsetzen. Obgleich man weiter nach der biomedizinischen Methode behandelte, wurde die psychoanalytisch geprägte Psychotherapie immer beliebter. Interessanterweise lebte das Interesse der Psychiatrie an der »Magersucht« ausgerechnet dann wieder auf, als die schwerste bislang dagewesene Wirtschaftskrise die Nation erschütterte. Grund für die neue Bedeutung, die die Krankheit auf einmal gewann, war allerdings eher die theoretische Entwicklung in der Medizin als eine Zunahme von Anorexiefällen.

Daß sich sowohl in der Behandlung als auch in der Auffassung der Krankheit selbst Veränderungen vollziehen konnten, wurde von mindestens zwei Faktoren begünstigt: Erstens war das endokrinologische Modell nicht in der Lage gewesen, eine Behandlung mit gesichertem Erfolg zu entwickeln oder eine eindeutige Ursache zu ermitteln; und zweitens gewann die freudsche psychoanalytische Bewegung mit ihrem Schwerpunkt auf dem Unbewußten immer mehr Ansehen und Einfluß. Ein drittes Element war die neue psychologische Ausrichtung unter den Ärzten, die zu einem steigenden Interesse an der Rolle führte, die Emotionen bei der Entstehung von Krankheiten spielten. In den 30er Jahren stand die wissenschaftliche Erforschung der Gefühle und der körperlichen Veränderungen, die mit verschiedenen emotionalen Zuständen einhergingen, im

Zentrum einer neuen Richtung innerhalb der Medizin, der sogenannten Psychosomatik.

Nicht nur Psychiater, sondern Ärzte aller Fachrichtungen beschäftigten sich mit der psychosomatischen Medizin. Die Anhänger der psychosomatischen Bewegung verband ein gemeinsames Interesse an einem Ansatz, der Ätiologie und Therapie integrierte. Körper (soma) und Geist (psyche) wurden als eine Einheit betrachtet. Im Jahre 1935 veröffentlichte Helen Flanders Dunbar, eine psychoanalytisch geschulte Psychiaterin und bedeutende Theoretikerin auf dem Gebiet der Zusammenhänge zwischen Psyche und Soma, einen einflußreichen Text. *Emotions and Bodily Changes* (Gefühle und körperliche Veränderungen) lieferte der neuen Bewegung ein einheitliches theoretisches Rüstzeug. In ihrer Arbeit erörterte Dunbar die Anorexia nervosa unter dem Überbegriff der Ernährungsstörungen, wies aber gleichzeitig darauf hin, daß »Änderungen im Eßverhalten, die ernster Natur sind ... sich aus emotionalen Problemen entwickeln«.[19] Im Jahre 1939 kam dann eine neue Zeitschrift mit dem Titel *Psychosomatic Medicine* (PM) auf den Markt. In den ersten zwei Jahren veröffentlichte PM zwei lange Artikel über die Anorexia nervosa, eine Krankheit, die sich schon aufgrund der Verknüpfung von körperlichen Veränderungen und neurotischen Mechanismen für psychosomatische Studien geradezu anbot.[20] Bei Medizinern der 30er und 40er Jahre rief die Anorexia nervosa reges Interesse hervor, bot sie der Psychiatrie doch die Gelegenheit, die Stimmigkeit ihrer Erklärungsansätze und die Wirksamkeit ihrer Therapien unter Beweis zu stellen. Besonders in der Behandlung der Anorexia nervosa verhieß die psychosomatische Medizin eine Verständigung zwischen denjenigen, die bislang ausschließlich den ausgezehrten Körper behandelt, und denen, die sich nur mit dem gestörten Geist befaßt hatten.

In den 30er Jahren erkannte die Medizin zum erstenmal an, daß die Psychotherapie bei der Behandlung der Anorexia nervosa wichtige Erfolge erzielen konnte. 1932 erschien in der Zeitschrift *New England Journal of Medicine* ein Artikel des praktischen Arztes Fred Ellsworth Clow, der auch am Huggins Hospital in Wolfeboro, New Hampshire tätig war. Clow ging eklektisch vor und erklärte, im Umgang mit anorektischen Patientinnen gebe es drei grundlegende Techniken: Umgebungsveränderung, Zwangsernährung und Psychotherapie. Inzwischen empfahlen Ärzte der verschiedensten Fachrichtungen und Auffassungen eine psychologische Behandlung; viele unter ihnen, wie beispielsweise Clow, hatten einen eher naiv begründeten Glauben an die Wirksamkeit der »Sprech- und Zuhörbehandlung«. Sie waren nicht in der Lage, zu beschreiben, wie diese Therapie tatsächlich funktionierte.[21] Einige behaupteten, die Anorexia nervosa könne durch »einige offene Gespräche« geheilt werden.[22] Andere waren ganz offensichtlich nicht darüber im Bilde, wie lange eine Psychotherapie dauerte und welche Schwierigkeiten es dabei zu überwinden galt. Trotzdem stimmten die meisten Ärzte dahingehend überein, daß es für eine wirkliche Heilung der Anorexia nervosa, im Gegensatz zur bloßen Gewichtszunahme, notwendig war, die »psychologische Basis« der Krankheit offenzulegen.

Die meisten Psychiater versuchten es mit einem Ansatz, den wir heute »auf Einsicht beruhende Therapie« nennen. Dabei sollen regelmäßige Gespräche mit dem Arzt die Patientin dazu führen zu verstehen, daß ihre Einstellung zu Nahrung und Körper anormal ist und mit anderen Problemen in ihrem Leben zusammenhängt. Wiederholt betonten Ärzte die Notwendigkeit, die »dynamischen Faktoren der Persönlichkeit« aufzudecken oder »dynamisches Material« auszumachen, das dann »zur Einsicht führen« sollte; auf dieser Basis sollte dann eine Verhaltensänderung ermöglicht werden.[23] Mit »dynamisch« meinten die Ärzte intime persönliche Erfahrungen oder Vorstellungen sowohl bewußter als auch unbewußter Natur, die das neurotische Verhalten der Patientin auslösten. In den meisten Fällen wurden das entscheidende dynamische Material und die unbewußten Assoziationen, die die rigiden Einstellungen der Anorektikerin zu Essen und Nahrung hervorriefen, im Gesprächsverlauf durch die Fragen des Psychotherapeuten zutage gefördert. Das Endziel dieser Vorgehensweise war, die Patientin zu einem »Verständnis« zu bringen, das heißt, eine Erklärung für die Ursachen ihres Symptoms, der Nahrungsverweigerung, zu finden.

Nur wenige veröffentlichte Berichte erläuterten im Detail, wie die Psychotherapie sich Zugang zu dem dynamischen Material verschaffte oder wie die Patientin zu einem verhaltensverändernden Verständnis gebracht wurde. Dennoch wies für viele Ärzte einiges darauf hin, daß so etwas wie eine klassische anorektische Persönlichkeit existierte. Auf der Basis psychotherapeutischer Gespräche mit anorektischen Frauen begannen Ärzte ihre Erfahrungen zu sammeln und darauf aufbauend ein Persönlichkeitsprofil zu erstellen: »Die meisten von ihnen (den Anorektikerinnen) sind intelligent, manche sogar hochintelligent; alle sind sehr sensibel. Meist sind sie impulsiv, eigenwillig, emotional instabil und in sich gekehrt ... Einerseits leiden sie unter Minderwertigkeitsgefühlen, andererseits unter Geltungsdrang und Herrschsucht.«[24]

In Fallbeschreibungen aus den 30er Jahren hieß es, daß sich Anorexiepatientinnen vor allem aus wohlhabenden Schulmädchen und jungen berufstätigen Frauen der Mittelschicht rekrutierten. Zwischen dem Schulbesuch und dem Ausbruch der Krankheit wurde kein Zusammenhang festgestellt. Allerdings ergaben die psychotherapeutischen Gespräche, daß anorektische Mädchen oft ausgezeichnete, aber übermäßig ehrgeizige Schülerinnen waren. Obwohl Psychiater Anorektikerinnen in viele verschiedene Kategorien einordneten (als Psychoneurotikerinnen mit Angstzuständen, zwanghaften, depressiven oder schizophrenen Merkmalen), wurden den Patientinnen in den 40er Jahren am häufigsten obsessivzwanghafte Persönlichkeitsmerkmale zugeschrieben: Perfektionismus, Engstirnigkeit, übertriebene Gewissenhaftigkeit, Reinlichkeit, Übergenauigkeit und Sparsamkeit.[25] Diese Interpretation legte zwar nahe, daß die Anorektikerin an einer ernsten Persönlichkeitsstörung litt, trug aber wenig zur Erklärung des primären und besorgniserregendsten Verhaltenssymptoms, der Nahrungsverweigerung, bei.

Psychiater, die sich an Freud und Janet orientierten, sahen – wie sollte es anders sein? – einen Zusammenhang zwischen Nahrungsverweigerung und sexuellem Verlangen. Eine der ersten und vollständigsten Abhandlungen über die Entdeckung eines psychosexuellen Mechanismus bei Anorexia nervosa stellte ein 1939 von George H. Alexander verfaßter Bericht dar. Alexander, der an der psychiatrischen Butler-Klinik in Providence, Rhode Island tätig war, beschrieb den Fall einer 1,60 m großen 15-Jährigen, die ins Krankenhaus eingewiesen wurde, nachdem sie innerhalb eines knappen Jahres von 59 auf 33 Kilo abgemagert war. Die Tochter einer angesehenen italoamerikanischen Familie, die schon mehrfach für ihre schulischen Leistungen ausgezeichnet worden war, weigerte sich, mehr als eine Tasse Kaffee und ein paar harter Kekse täglich zu sich zu nehmen.[26]

Zwar behauptete die Patientin, sie habe angefangen zu fasten, weil sie sich zu dick fand, aber Alexander glaubte ihr das nicht. »Offensichtlich hatte die Patientin schon zu Anfang nicht die Einstellung zu ihrem Körper und zur Nahrung, die ein gewöhnlicher übergewichtiger Mensch, der mit einer Diät beginnt, an den Tag legt.« Der Psychiater widmete dem Gefühlsleben des Mädchens und den Familienbeziehungen besondere Aufmerksamkeit. Es fiel ihm auf, daß sie »ihren Eltern und besonders ihrer Mutter gegenüber immer reizbarer wurde«, weil sie der Meinung war, ihre Mutter »kümmere sich zu sehr um ihr Wohlergehen und ihre Zufriedenheit«. Zu Hause verhielt sich die Patientin sehr unfreundlich; wenn man sie drängte zu essen, reagierte sie gereizt und widerspenstig; sie warf Nahrung aus dem Fenster; und sie durchlebte stürmische Phasen, in denen sie sich »selbst bezichtigte und weinte«, weil sie ihren Eltern solche Sorgen bereitete. Alexander schloß aus der Fallgeschichte: »Logischerweise könnte man annehmen, daß Körperfett und Nahrung für sie irgendeine unklare, aber machtvolle emotionale Bedeutung hatten. Mit anderen Worten, für ihr Unbewußtes symbolisierte Fett etwas, dessen sie sich entledigen wollte, und Nahrung stellte eine Gefahr dar, die die Erfüllung dieses Wunsches möglicherweise verhinderte.«

Obwohl Alexander das Verhalten seiner Patientin vom Standpunkt des Psychiaters aus beurteilte, versuchte er mit seiner Behandlung zunächst einmal, eine Gewichtszunahme zu erreichen und einen Energieverlust zu vermeiden. Ins Bett verbannt, nahm das Mädchen alle zwei Stunden kleine Mengen Milch und Sahne zu sich. Diese Anlehnung an die Therapien des 19. Jahrhunderts wurde durch die Gabe von Insulin in kleinen Dosen (dreimal am Tag) ergänzt, das den Appetit anregen sollte. Danach bekam sie ein wenig mit Laktose angereicherten Fruchsaft. Man erklärte der mißtrauischen Patientin, diese flüssige Nahrung sei ein »Lösungsmittel« für die Medizin, die ihren Appetit steigern würde. Deswegen mußte man ihr auch mit jeder Mahlzeit Plazebokapseln verabreichen. In einem gewissen Maße funktionierte das Täuschungsmanöver. Innerhalb eines Monats nahm die ausgezehrte Patientin drei Kilo zu, aber sie wurde gleichzeitig immer unruhiger in ihrem Gefängnis und ärgerte sich über die fortgesetzte Beobachtung durch die Schwestern, die bezweifelten, ob sie ihre Nahrung wirklich zu sich nahm. Nachdem sie ihre Mutter überredet hatte, sie nach Hause zu holen, wurde die Patientin keine 24 Stunden später in die Klinik zurückgebracht, weil sie weiterhin die Nahrung verweigerte.

Im zweiten Behandlungsmonat griff Alexander zu einem ganzen Arsenal von Drüsenextrakten, deren Dosierung er schrittweise steigerte: Schilddrüsenhormon, Folikelhormon, Antuitrin S, Nebennierenhormon und Schilddrüstenextrakt. Zusätzlich zu einer Diät von 2000 bis 3000 Kalorien täglich erhielt die Patientin Aminosäuren, Lebertran, Fruchtsäfte mit Laktose und Vitaminzusätze. Nach vier Monaten wog das Mädchen trotz endokriner Therapie und gesteigerter Nahrungszufuhr 35 Kilo; also nur zwei Kilo mehr als bei seiner Einlieferung.

An diesem Punkt gelangte Alexander zu der Überzeugung, daß es Zeit war, alle endokrinen Therapien abzubrechen und die Patientin als Fall von Anorexia nervosa mit eindeutig psychogenen Ursachen zu behandeln. Das Mädchen sollte neben der regelmäßigen Psychotherapie nur Vitamingaben und eine hochkalorische Diät erhalten. Später schrieb Alexander: »Die Reaktion auf diese Veränderung war prompt und beinahe dramatisch ... ihr Appetit besserte sich sofort.« Am Ende des sechsten Monats wog das Mädchen 40 Kilo; am Ende des siebten Monats 43,5. Am Ende des achten Monats, als sie bereits 62 Kilo wog, stellte Alexander erfreut fest: »Durch ihre stark veränderte körperliche Erscheinung und ihre angenehme Art unterschied sich die Patientin zu diesem Zeitpunkt völlig von dem ausgezehrten, störrischen, reizbaren und unzufriedenen Wesen, das sie nur drei

Monate zuvor noch gewesen war.« Abschließend bemerkte er: »Man kann wohl guten Gewissens sagen, daß die Psychotherapie im allgemeinen die Behandlung stärker beeinflußt als Drüsenextrakte.«

Wie aber hatte die Psychotherapie diese tiefgreifenden geistigen und körperlichen Veränderungen bewirkt? Anders als viele Ärzte seiner Zeit ging Alexander auch auf den tatsächlichen Behandlungsverlauf ein. Seine Patientin war durch 68 einstündige Sitzungen mit einem »psychoanalytisch ausgebildeten Arzt« geheilt worden. Alexander strich jedoch heraus, daß er sich keiner speziellen Form der Analyse verschreiben wollte: »Keine psychotherapeutische Richtung wird bevorzugt.« Statt dessen sollten in der Anorexietherapie verschiedene Standardtechniken zur Anwendung kommen, um das dynamische Material zutage zu fördern: »Suggestion, Überzeugung, Umerziehung, freies Assoziieren und das sogenannte einfache ›Abladen‹.«[27] (Letzteres bedeutet, daß man die Patientin ermutigt, ihren Gedanken freien Lauf zu lassen und alles zu sagen, was ihr in den Sinn kommt, ohne daß sie sich gezwungen fühlt, ihre Gefühle und Vorstellungen zu rechtfertigen.)

Alexander empfahl, daß der mit der Psychotherapie betraute Arzt sich von »allem, was mit der Behandlung des organischen Aspekts der Krankheit zu tun hat«, fernhalten sollte. So könne man seiner Ansicht nach die Transferenz – also den Identifikationsprozeß der Patientin mit dem Analytiker – am besten fördern. Außerdem würden die Themen Nahrung und Nahrungsaufnahme aus dem Therapiegespräch herausgehalten, wodurch die in der biomedizinischen Behandlung angewandten Belohnungs- oder Bestrafungssysteme keinen Eingang in die Interaktion zwischen Patientin und Therapeut fänden. Zu allererst mußte der Therapeut das Vertrauen der Patientin gewinnen, damit es ihr leichter fiel, sich zu öffnen. Schließlich war es seine vordringlichste Aufgabe, der Patientin »die symbolische Bedeutung, die Körperfett und Nahrung für sie hatten, zu verdeutlichen«.

Innerhalb von vier Monaten durchlief Alexanders Anorexiepatientin drei verschiedene Stadien, die schließlich dazu führten, daß sie ihre Problematik verstand und wieder Nahrung zu sich nahm. Im ersten Stadium »erwähnte die Patientin Nahrung hauptsächlich im Zusammenhang mit Wut« auf die Eltern und das Krankenhauspersonal. Daß man sie zum Essen zwang, empfand sie als ungerecht, ja sogar grausam. Im Laufe der Therapie versuchte sie den Arzt zu ihrem Verbündeten zu machen, damit er ihren Diätplan veränderte oder umwarf; als das mißlang, entwickelte sie ein feindseliges, widerspenstiges und unkooperatives Verhalten.

Nachdem die Patientin begonnen hatte, über ihre eigene Lebensgeschichte und insbesondere über ihre »Sensibilität« für die körperlichen Veränderungen in der Pubertät zu sprechen, trat der psychotherapeutische

Prozeß in eine entscheidende zweite Phase. In diesem Stadium erhielt der Psychotherapeut langsam erste Einblicke in das dynamische Material, das der Schlüssel zur Neurose der Patientin war. Die abgemagerte junge Frau schämte sich nicht mehr ihrer Tränen, wenn sie wütend auf den Therapeuten war, und sie saß manchmal während der ganzen Sitzung schweigend da. Allerdings teilte sie auch viel über sich mit und sprach unter anderem davon, daß all ihre Gedanken um ihren Bauch kreisten. So gestand sie, daß ein Fettansatz am Bauch in ihr viel größere Ängste auslöste als die Entwicklung von Hüften und Brüsten.

Für den Arzt war mit dieser intimen Enthüllung die psychologische Lösung dieser Fallgeschichte erreicht. In der Therapie äußerte die Patientin dem Bericht nach die Vermutung, daß ihre Nahrungsverweigerung angefangen habe, nachdem eine ihrer Klassenkameradinnen schwanger geworden sei und daraufhin die Schule verlassen mußte. Obwohl ihr Verstand ihr sagte, daß sie gar nicht schwanger sein konnte, weil sie niemals Geschlechtsverkehr gehabt hatte, »begann sie zu befürchten, auf irgendeine geheimnisvolle Weise schwanger geworden zu sein«. Diese von Alexander so genannte irrationale Schwangerschaftsphantasie wurde auch von einer beiläufigen Bemerkung der Mutter geschürt, sie solle doch einen Hüftgürtel tragen. Ein weiterer Grund war das Aussetzen ihrer Menstruation (eine Folge des Gewichtsverlusts). »Bei der Bearbeitung dieses Materials«, schrieb Alexander, »verriet sie schließlich, warum sie mit einer Diät begonnen hatte.« Alexander machte letztendlich eine Furcht vor Schwangerschaft – nicht die Familiensituation oder Schlankheitswahn – für den Ausbruch der Anorexia nervosa verantwortlich. »Es ist offensichtlich«, schrieb er, »daß die Fettpolster am Unterbauch für die Patientin ein Symbol für den Schwangerschaftsbauch waren.« »Nahrung« wiederum »wurde zum Symbol für den gefährlichen Stoff, der schwanger macht, und war deshalb zu meiden.« Nachdem die Patientin diese Angst einmal artikuliert und verstanden hatte, begann die dritte Behandlungsphase. Binnen kürzester Zeit entwickelte die Patientin ein freundliches Verhalten, entspannte sich und war gewillt, sich ihren Hunger einzugestehen; fast unmittelbar danach fing sie freiwillig an, regelmäßig zu essen.

Dieser Bericht eines Falles aus der Butler-Klinik, den George Alexander im Jahre 1939 verfaßte, war der erste in einer Reihe von zunehmend komplexeren psychiatrischen Abhandlungen über die Rolle von psychosexuellen Dysfunktionen bei der Entstehung der Anorexia nervosa. Während der 40er und 50er Jahre und bis in die 60er Jahre hinein berichteten Psychotherapeuten, daß anorektische Frauen die Nahrungsaufnahme mit einer Schwängerung gleichsetzten und Fettleibigkeit als Schwangerschaft betrachteten.[28] Nachdem sich diese im wesentlichen freudianische Gleichsetzung von Nahrung und Sexualität erst einmal durchgesetzt hatte, beeinflußte sie die Fragen, die Psychiater im Therapiegespräch stellten, ebenso wie die bevorzugte Behandlungsstrategie. Die Sexualität der Anorektikerin (oder ihr Fehlen) rückte in den Vordergrund. Zwischen 1940 und 1960 wurden Anorektikerinnen eine unterdrückte Sexualität und eine puritanische Einstellung zugeschrieben: man berichtete, daß vulgäre Geschichten sie in Verlegenheit brachten; daß sie es vorzogen zu lesen, anstatt mit Jungen auszugehen; daß sie behaupteten, niemals zu masturbieren; und daß sie unerwünschte Annäherungsversuche oder Berührungen durch das andere Geschlecht als traumatisch empfanden. Eine jugendliche Anorektikerin verachtete ihren Körper so sehr, daß sie »in einem unförmigen Regenmantel, der ihr vom Hals bis zu den Knöcheln reichte«, an den Strand ging. In einer Zusammenfassung aus dem Jahre 1940, die über ein Dutzend Anorexiefälle am New York Hospital und der Payne-Whitney Psychiatric Clinic behandelte, merkten die Autoren an: »Die Aussagen der Patientinnen selbst wiesen auf einen starken Widerwillen gegen Sexualität hin ... In allen unseren Fällen hatte eine ungenügend angepaßte heterosexuelle Entwicklung stattgefunden.«[29]

In ihren frühen Schriften, in denen sie die Anorektikerin als eine junge Frau mit unterdrückter Sexualität beschrieben, hatten Freud und Janet einer Flut von medizinischen und psychologischen Studien vorgegriffen – eine den gesellschaftlichen Normen entsprechende Heterosexualität sollte im 20. Jahrhundert zur Meßlatte werden, anhand derer die erfolgreiche Anpassung einer jungen Frau beurteilt wurde. Inzwischen hatten sich die Ansichten über junge Mädchen geändert, und ein gewisses »romantisches« Interesse am anderen Geschlecht galt als erwünscht. Ein gesundes Mädchen durfte nicht »männlich« wirken und hatte eine starke Gefühlsbindung an eine beste Freundin zu vermeiden.[30] Besonders betont wurde die Wichtigkeit der Heterosexualität im Werk von G. Stanley Hall (1844-1924), einem einflußreichen Psychologen an der Clark-Universität. Er machte den Gedanken populär, daß emotionale Verwirrung in der Jugend unvermeidlich sei, da sie eine Folge des biologischen Prozesses der sexuellen Reifung darstellte.[31] Halls Theorie zufolge waren junge Mädchen besonders empfänglich für Außeneinflüsse, die den »natürlichen« Verlauf der heterosexuellen und allgemeinen körperlichen Entwicklung umlenken oder umkehren konnten. Hall und anderen Psychotherapeuten, Ärzten und Sexualforschern war besonders daran gelegen, daß junge Mädchen ihr volles reproduktives Potential entfalteten, einen körperlichen Entwicklungszustand also, der sich an gerundeten Brüsten und Hüften und im Ansetzen von Fettpolstern ablesen ließ. Selbstverständlich wies die Anorektikerin diese erwünschten Körperformen nicht auf, oder sie versuchte, sie zu verändern. Ihr Körper war mit Sicherheit nicht fruchtbar, und wenn sie nicht geheilt wurde, war sie für ein Leben als Ehefrau oder Mutter nicht geeignet. Obwohl man die Anorektikerin nicht als Lesbierin ansah, verstand man ihren kindlichen Körper als eine Verweigerung der Heterosexualität – eine Frage, die in der Zeit zwischen den Weltkriegen große Beachtung fand.

Da man die Diagnose Anorexia nervosa immer weiter faßte, so daß schließlich auch einige Formen der Schizophrenie darunterfielen, galt sie bald als schwere Erkrankung. Einige der von Psychotherapeuten der 40er Jahre als anorektisch definierten Patientinnen wiesen wahnhafte Züge auf: den Berichten zufolge befürchteten manche, von Sperma schwanger zu werden, das Jungen auf Stühlen zurückgelassen hatten. Andere wiederum verweigerten breiartige Speisen, weil diese sie an Samenflüssigkeit erinnerten.[32] Allerdings war die Geschichte mit psychiatrischen Projektionen von Koitusfurcht noch nicht am Ende. Anorektikerinnen galten auch als in hysterischer Weise exhibitionistisch und verführerisch, und zumindest *ein* Krankenbericht legte nahe, daß es sich bei der Betroffenen um eine potentielle Prostituierte handelte, deren Appetitlosigkeit ein unbewußter Abwehrmechanismus gegen Promiskuität war.[33] Einige Psychiater behaupteten auch, daß Anorektikerinnen aufgrund von Fellatio-Phantasien zwangsernährt werden wollten.[34]

Auch die freudianischen Theorien über unerfüllte ödipale Wünsche kamen in der klinischen Deutung der Anorexia nervosa zum Tragen. Der Analytiker einer Patientin, die die Nahrung verweigerte und erbrach, wann immer sie mit Männern aß, kam zu dem Schluß:

Die organischen Dysfunktionen sind anscheinend somatische Manifestationen einer höchst komplexen Persönlichkeitsstörung, deren Ursache schwere frühkindliche emotionale Konflikte sind, besonders im oralen Bereich. Die äußerst wichtige spezifische Psychodynamik des Erbrechens scheint eine symbolische Ablehnung und Wiederherstellung des väterlichen Phallus zu sein, oral eingebettet in einen Versuch, in ihrer passiven Abhängigkeit von der Mutter einzig zu sein.[35]

Eine andere Abhandlung beschrieb eine kaum 24 Kilo schwere 14jährige, die von ihrem Vater zu Hause über ein Jahr lang zwangsernährt worden war. Im Krankenhaus wurde sie von verschiedenen Ärzten gefüttert, eine Situation, die ihr mißfiel. Ihr Psychiater stellte fest: »Sie sagte, daß ›nur Papa es herunterbringt, ohne daß es weh tut‹, und nahm die Nahrung mit passivem Widerwillen auf, während sie eindeutige Beckenbewegungen vollführte.«[36]

Für orthodoxe Psychoanalytiker war die Anorexia nervosa eindeutig eine qualvolle Neuinszenierung der kindlichen Beziehung zu Mutter und Vater. Wie sich in Krankenberichten aus den 40er Jahren zeigt, boten die

Fallgeschichten – sobald man auch schizophrene Patienten in die Diagnose einbezog – der orthodoxen Psychoanalyse ein breites interpretatorisches Betätigungsfeld; es wimmelte geradezu von symbolischen Auslegungen: Schokolade (Kot), Würsten (Phallus) und Mandeln (Hoden). Obwohl Freud selbst simplifizierende Eins-zu-Eins-Interpretationen von Objekt und Bedeutung ablehnte, wurden der Zusammenhang zwischen Nahrung und Sexualität und insbesondere die Phallusphantasien auf plumpe Weise überbetont. In einer Vorlesung vor der Chicago Psychoanalytic Society im April 1940 wertete Jules H. Masserman es als einen großen psychoanalytischen Durchbruch, daß seine anorektische Patientin endlich gestand, daß »sie die Phantasie hatte, den Penis des Analytikers zu essen«.[37] Es gab tatsächlich kaum einen Psychiater, der ehrlich zugab, daß »für diesen Komplex (die Schwangerschaftsphantasien) explizit relevantes Material in der Analyse nicht auftauchte«. Hilde Bruch, die bekannteste Autorität auf dem Gebiet der Anorexia nervosa, stellte fest, daß die Suche nach oralen Schwängerungsphantasien die klinische Behandlung in dieser Zeit »dominierte«.[38]

Eine entscheidende Veränderung der therapeutischen Ansätze in der Zeit vor den 1960er Jahren wird im Licht medizinischer Entwicklung verständlich. Bereits in den 30er und 40er Jahren waren Ärzte zunehmend geneigt, den inneren und äußeren Geschlechtsorganen der Patientin Beachtung zu schenken und mit verschiedenen Behandlungsmethoden zu experimentieren. Das lag zum einen an der Freudschen Einschätzung der Anorexia nervosa als Form der sexuellen Dysfunktion und zum zweiten an den Fortschritten auf dem Gebiet der Sexualendokrinologie. In den späten 30er Jahren ermöglichten es außerdem eine Reihe neuer diagnostischer und therapeutischer Techniken, die Geschlechtsorgane der Anorektikerin genauer unter die Lupe zu nehmen; Vaginalabstriche zur Messung der Follikularaktivität, Biopsien der Gebärmutterschleimhaut und Verabreichung synthetischer Östrogene, die den Eisprung und die Entwicklung der sekundären Geschlechtsmerkmale zu stimulieren vermochten.

Diese diagnostischen Techniken bestätigten den Ärzten in den 30er und 40er Jahren, daß die angebliche sexuelle Fehlanpassung der Anorektikerin ihre Ursache in Störungen der inneren und äußeren Geschlechtsorgane hatte. Außer der Amenorrhöe stießen die Mediziner noch auf weitere körperliche Symptome, die ihrer Ansicht nach nicht als Folge der Mangelernährung, sondern als Beweis für das Vorhandensein einer psychosexuellen Dysfunktion zu werten waren: »unterentwickelte« oder kleine Genitalien und »atrophische« Brüste und Geschlechtsorgane.[39] Der Begriff »atrophische Geschlechtsorgane« bedeutete eine Rückbildung durch Nichtgebrauch; und tatsächlich wies die Vagina der Anorektikerin keine

Anzeichen von Vitalität auf. Ein Bericht des New York Hospital aus dem Jahre 1940 bestätigte, daß in allen Fällen von Anorexia nervosa, bei denen ein Vaginalabstrich durchgeführt worden war, auch Atrophie diagnostiziert worden sei. In einem Fallbericht in PM hieß es, der Vaginalabstrich der jugendlichen Anorektikerin bei der Einlieferung in die Klinik sei »atrophisch« gewesen wie bei »Frauen in der Menopause und Kastraten«.[40]

Der neue therapeutische Ansatz richtete sein Augenmerk also verstärkt auf die Fortpflanzungsorgane der Betroffenen und nicht mehr auf ihren Magen-Darm-Trakt. Um den Verlauf des Menstruationszyklus zu ermitteln und festzustellen, in wieweit er sich reaktivieren ließ, nahmen Ärzte bei den Betroffenen täglich einen Vaginalabstrich vor. Ergab dieser eine verzögerte Tätigkeit der Eierstöcke, griff man zu synthetischen Östrogenen – zum Beispiel Estradiol –, um die entsprechenden Prozesse im Organismus des Mädchens auszulösen. Man ging davon aus, daß Östrogene die Fehlfunktionen im Eierstock beseitigen konnten, die auf die psychische Verfassung der Anorektikerin zurückzuführen war.[41] Allerdings gab es auch Mediziner, die auf die psychischen Nebenwirkungen dieser Behandlungsweise hinwiesen: Die Patientinnen wurden unglücklich und launisch – und zwar genau deswegen, weil die Hormone sexuelle Gefühle auslösten und besonders lebhafte Schwangerschaftsphantasien hervorriefen. Einem New Yorker Psychiater zufolge fühlte sich die Anorektikerin wohler, wenn »sich ihr Genitaltrakt in einem ruhenden, kindlicheren und weniger differenzierten Zustand der Sexualität befindet, der ihrem kindlichen Geisteszustand entspricht«.[42]

Die Freudsche These, die die Anorexia nervosa als psychosexuelle Dysfunktion begriff, wurde in den 30er und 40er Jahren von der psychosomatischen Medizin aufgegriffen, deren Schwerpunkt die Beziehung zwischen Körper und Seele war. In einem Fallbericht aus dem Jahre 1939 hieß es, Anorexia nervosa sei »exemplarisch für einen ganz einfach verlaufenden Prozeß, in dem Persönlichkeitsstörungen direkt mit somatischen Funktionen zusammenhängen«.[43] Da sich, angeregt durch die psychosomatische Medizin, eine ganzheitliche Behandlung immer mehr durchsetzte, beschäftigten sich die Ärzte zunehmend mit dem Körper der Anorektikerin, wo sie eine greifbare Bestätigung für Freuds These von der unterdrückten oder infantilen Sexualität zu finden hofften. Daß man in der Behandlung der Anorexia nervosa diesen Weg einschlagen würde, war angesichts der durch Endokrinologie, dynamische Psychiatrie und psychosomatische Medizin ausgelösten neuen Denkansätze unvermeidlich.

Der Versuch, die Anorexia nervosa mit einer einzigen psychodynamischen Formel zu erklären, war von vornherein zum Scheitern verurteilt; die Störung war zu komplex und zeigte kein statisches Krankheitsbild.

Einige betrachteten die Anorexia nervosa als chronische Erkrankung, andere hielten sie für lediglich episodisch. Im Krankheitsverlauf durchlebten Anorektikerinnen einschneidende psychologische Veränderungen, sowohl was den Grad ihrer Auszehrung als auch was ihre Interaktionsmuster anbelangte.[44] Da es nicht in allen Fällen von Anorexia nervosa zu ausgeprägten Schwangerschaftsphantasien kam, wollten sich viele Psychoanalytiker nicht auf ein monokausales Erklärungsmodell verlassen. Außerdem stand fest, daß die klassische Anorexia nervosa zwar fast ausschließlich bei weiblichen Jugendlichen auftrat, sich eine chronische Nahrungsverweigerung jedoch auch bei Kindern, sexuell aktiven oder verheirateten Frauen und bei Männern entwickeln konnte. Das Auftreten dieser neuen Gruppen von Betroffenen führte gemeinsam mit den zunehmend differenzierteren psychiatrischen Denkansätzen dazu, daß die rein orale Deutung der Anorexia nervosa an Bedeutung verlor.

Nach dem zweiten Weltkrieg setzte sich in der Psychiatrie eine neue Sichtweise durch, die sich vor allem auf das Werk von Hilde Bruch stützte. Eßstörungen wurden nun als breitergefaßtes und komplexes Problemfeld gesehen, und man begann den Zusammenhängen zwischen dem Eßverhalten einer Patientin und ihrer Entwicklungsgeschichte Bedeutung beizumessen. Die Einleitung des Buches *Eating Disorders* (1973), in dem Hilde Bruch drei Jahrzehnte der Arbeit mit Appetitstörungen verarbeitet, beginnt mit den Worten:

Dieses Buch beschäftigt sich mit Menschen, die versuchen, ihnen unlösbar erscheinende Konflikte zu beseitigen oder zu verschleiern, indem sie die biologische Funktion der Nahrungsaufnahme mißbrauchen. Nahrung bietet sich zu einem solchen Zweck geradezu an, weil das Essen von Geburt an immer eng mit interpersonalen Erfahrungen verbunden ist und seine physischen und psychischen Aspekte sich nicht ohne weiteres voneinander trennen lassen. Auch für gesunde Menschen ist Nahrung niemals rein biologisch. Es gibt keine menschliche Gesellschaft, die rational mit der Nahrung in ihrer Umgebung umgeht und nur ißt, was verfügbar, eßbar und nahrhaft ist. Nahrung ist mit Wertvorstellungen und Ideologien, Religiosität und gesellschaftlichem Prestige beladen.[45]

In ihrem gesamten Werk betonte Bruch, daß die Gründe für Eßstörungen in der Persönlichkeitsentwicklung des Individuums und in dessen Familienstrukturen zu suchen seien. Diese prädestinierten den Patienten dazu, auf seine Probleme zu reagieren, indem er zu wenig oder zu viel aß. Zum erstenmal galt die Aufmerksamkeit der Ärzte der Frage, wie die betreffende Familie mit Nahrung umging. Zwischen Patientinnen, die sich überaßen, und solchen, die durch Nahrungsverweigerung ihr Leben in Gefahr brachten, gab es einen Zusammenhang – sie waren Teile des gleichen therapeutischen Puzzles. Obwohl die Anorexia nervosa und Fettleibigkeit im Bereich der Eßstörungen die beiden Extreme darstellten, gehörten dem neuen psychiatrischen Evangelium zufolge beide in die Hände eines Facharztes.[46]

Auch Aussagen der Patientinnen über Nahrung und den Körper gaben dem psychiatrischen Denken in den Nachkriegsjahren eine wichtige neue Richtung. Bruchs Fallberichte wiesen darauf hin, daß sich die Betroffenen nun anders zu ihrer Krankheit äußerten: Inzwischen sprachen die Patientinnen nicht mehr von ihrer Angst vor der Sexualität, sondern wiederholten gebetsmühlenhaft, daß sie sich »zu dick« fühlten und unbedingt abnehmen wollten. Obgleich die ewige Litanei über das Diäthalten stets als Rationalisierung tiefer emotionaler Bedürfnisse gewertet wurde, begann die Psychiatrie in den 60er Jahren der Tatsache Beachtung zu schenken, daß die Anorektikerin Tag für Tag nur über Nahrung und Essen nachdachte. Die Ärzte bemerkten jetzt, daß der Wunsch, schlank zu sein, an eine intensive Beschäftigung mit Nahrung gekoppelt war, die sich im Kochen für andere, im ritualisierten Verzehr winziger Mengen, im zwanghaften Lesen von Speisekarten und in Tagträumen von ausgefallenen Gerichten äußerte. Mit anderen Worten: Nahrung nahm bei Anorektikerinnen einen ebenso großen Stellenwert ein wie bei Übergewichtigen.

Allmählich erkannte die Psychiatrie, daß »Anorexia nervosa« eine falsche Bezeichnung für die Krankheit war, da es sich nicht – wie der Name nahelegt – um Appetitverlust handelte, sondern um Appetitkontrolle. Die klassische Anorektikerin tat nur so, als habe sie keinen Appetit; in Wirklichkeit bestand ihr Leben aus einem andauernden Kampf, den natürlichen Hunger zu leugnen und ihr Körpergewicht immer weiter zu reduzieren. Die moderne psychiatrische Literatur sah schließlich die Verweigerung als Kern der Störung an und kam zu dem Schluß, daß die »bewußte und hartnäckige Entschlossenheit, sich auszuhungern, obwohl ein starkes Interesse an Nahrung vorliegt«, die Anorexia nervosa von anderen Formen psychisch bedingter Fehlernährung und Gewichtsverlust unterscheidet.[47] Aus einer Reihe von psychischen und kulturellen Gründen verschrieb sich die zeitgenössische Anorektikerin dem absoluten Verzicht und der Selbstaufgabe und drückte diese durch die verbreitete Handlungsweise des Diäthaltens aus.

9.

Modernes Diätverhalten

In unserer heutigen Gesellschaft setzen sich junge Frauen häufig dem Diäthalten aus, weil dies eine weitverbreitete und vielbewunderte Form des kulturellen Ausdrucks darstellt. Zwar wird eine Krankheit wie die Anorexia nervosa nicht durch das Diäthalten allein ausgelöst, aber auf der Basis des Umstandes, daß Diät und Appetitkontrolle im Leben von Frauen eine zentrale Rolle spielen, läßt sich die unverhältnismäßig hohe Zahl von Anorektikerinnen im Amerika des ausgehenden 20. Jahrhunderts erklären. Welche kulturellen Kräfte haben also im 20. Jahrhundert zum gehäuften Auftreten der Anorexia nervosa beigetragen?

Ganz offensichtlich hat das veränderte ästhetische Empfinden dabei eine tragende Rolle gespielt. Im 20. Jahrhundert wurde die Schönheit einer Frau erstmals nicht mehr nach ihrem Gesicht, sondern nach ihrem Körper beurteilt. Infolgedessen gewann das Diäthalten, das in Leben und Kultur der Frauen bis dahin nur eine Randerscheinung gewesen war, nun zunehmend an Bedeutung. In der modernen Welt stellt eine Diät einen Versuch dar, den Körperumfang zu reduzieren, um so einem äußerlichen Schönheitsideal – im Gegensatz zur spirituellen Schönheit – zu entsprechen.[1] Schon in den 20er Jahren bestimmte das Diäthalten das Leben mancher amerikanischen Frau. Zu dieser Zeit etablierten sich auch die wichtigsten Größen der amerikanischen Schönheitskultur: die Mode- und die Kosmetikindustrie, Schönheitswettbewerbe, der Beruf des Mannequins und das Kino.[2] Mit dem Einzug der Schönheitsideologie in die amerikanische Populärkultur bemühten sich immer mehr Frauen aller Schichten und Lebensalter, dem neuen und immer schlankeren Ideal zu entsprechen.

Es überrascht nicht weiter, daß die medizinische Fachliteratur des 20. Jahrhunderts nur unzureichend auf die Geburt dieses folgenreichen kulturellen Imperativs eingeht. Als das Diäthalten von Frauen Anfang des 20. Jahrhunderts erstmals wahrgenommen wurde, tat man es häufig als eine Modetorheit oder als Gefahr für die Fortpflanzungsfähigkeit ab. »Folgen Sie nicht blind einem Schönheitsideal, das Ihre Gesundheit und sogar Ihre Aussichten auf Mutterschaft gefährdet«, riet Wendell C. Phillips, der ehemalige Vorsitzende der American Medical Association.[3]

Um 1925 betrachteten es Ärzte als einen wichtigen Teil vorbeugender Medizin, Frauen vor Abmagerungskuren zu warnen, da sie beobachteten, daß sehr viele amerikanische Frauen »unklug und fanatisch« Diät hielten, um eine Figur wie eine Bohnenstange zu bekommen.[4] Weil der »Schlankheitswahn« sich in den 20er Jahren immer schneller ausbreitete, wetterten die Ärzte gegen populäre pseudowissenschaftliche Diätprogramme, die eine Gewichtsreduktion versprachen.

Für Mediziner war das Diäthalten eine Angelegenheit der Stoffwechselforschung, und nicht ein Test für Geschäftstüchtigkeit und Psychologie. Natürlich rieten die Ärzte von Diäten ohne professionelle medizinische Überwachung ab, da diese ein ernsthaftes Gesundheitsrisiko darstellten.[5] Dabei übersahen sie jedoch, daß Appetitkontrolle für viele Frauen bereits zum Lebensinhalt geworden war. Moderne Diäthaltende begannen oder unterbrachen Bemühungen zur Gewichtsreduktion als Antwort auf herrschende ästhetische Standards und private emotionale Bedürfnisse, weniger als Antwort auf die Gebote der wissenschaftlichen Medizin. Diäthaltende Frauen waren in einen Prozeß der fortwährenden Beurteilung ihres Körpers verstrickt, und die Wissenschaft des frühen 20. Jahrhunderts rechtfertigte dieses Verhalten noch zusätzlich.

Sterblichkeit und Gesundheit

Im 20. Jahrhundert wurde Dicksein kaum mehr als Zeichen von Reichtum und Gesundheit betrachtet. Zwischen 1900 und 1920 begannen sowohl die Schulmedizin als auch die Versicherungsgesellschaften für einen idealen Körpertypus zu werben, der entschieden schlanker war als 50 Jahre zuvor. Um die Jahrhundertwende hatten die meisten Menschen kleine Fettpolster noch als Vorteil angesehen, da sie im Krankheitsfall die Abwehr verbesserten. Dünnsein zeugte also von einer schwachen Gesundheit und galt sogar als Symptom gefürchteter Krankheiten wie der Tuberkulose. Allerdings wurde auch starkes Übergewicht – nicht zu verwechseln mit Molligkeit – als krankhaft betrachtet. Ende des 19. Jahrhunderts erörterten Gesundheitsratgeber ausführlich die Nachteile beider Extreme. Zwischen 1900 und 1920 erschienen die ersten medizinisch-versicherungsstatistischen Gewichts- und Gesundheitstabellen, auf deren

Grundlage die Ärzte Übergewicht zu einem ernstzunehmenden Gesundheitsrisiko erklärten.

Daß sich Mediziner nun zunehmend für das Körpergewicht interessierten, lag nicht zuletzt an den Erkenntnissen der Versicherungsgesellschaften. Diese waren natürlich ständig auf der Suche nach Kriterien, die eine Beurteilung potentieller Kunden ermöglichten. Schon seit Mitte des 19. Jahrhunderts galt das Körpergewicht bei Versicherungen als Risikoindikator. Obgleich man am liebsten »Normalgewichtige« versicherte, ließ sich vor 1900 die Ansicht, daß bei übergewichtigen Menschen die Sterblichkeitsrate höher war als bei normalgewichtigten, nicht statistisch begründen.

Nach der Jahrhundertwende wurde die Hypothese, daß Übergewicht die Lebenserwartung herabsetzte, durch Analysen von Ärzten und Statistikern bestätigt. So vertrat zum Beispiel Louis E. Dublin in seiner vierzigjährigen Laufbahn bei der Metropolitan Life Insurance Company, wo er als »Hausintellektueller« und Publizist für den Aufgabenbereich öffentliche Gesundheit und Vorsorgemedizin arbeitete, nachdrücklich die Auffassung, Übergewicht sei eher eine Belastung als eine Reserve. Um 1905 ersetzte Dublin seine Standardtabelle der Normalgewichtswerte durch eine Tabelle der »Idealgewichtswerte«, derzufolge Männer wie Frauen nach dem frühen Erwachsenenalter weniger wiegen sollten, als für ihre Größe normal war. Seine Tabellen wurden in populären Zeitschriften veröffentlicht, wie z. B. *McCIuu's*, und wurden unter Ärzten mit klinischer Praxis verbreitet.[6]

Dublins Maximen wurden von der medizinischen Welt wohlwollend aufgenommen. Ärzte, die sich in populärwissenschaftlichen Schriften zu Gesundheitsthemen äußerten, zitierten seine statistischen Belege als Beweis des allgemeingültigen Axioms, daß Übergewicht der auslösende Faktor bei einer großen Zahl von Krankheiten sei; darunter fielen Herzkrankheiten, Angina Pektoris, Arteriosklerose, Diabetes, Bluthochdruck, Gehirnblutungen, Schlaganfall, Gicht, Nierenentzündung und Unfruchtbarkeit der Frau.[7] In den 20er Jahren warnten Gesundheitsratgeber für die Familie vor Übergewicht und boten gleichzeitig Diätvorschläge an. Morris Fishbein, Arzt und Herausgeber des *Journal of the American Medical Association*, empfahl, daß Menschen nur so viel Nahrung zu sich nehmen sollten, um die Energiezufuhr für einen Tag sicherzustellen. Auch Clarence Lieb, Arzt am Peter Bent Brigham Hospital in Boston, äußerte sich in diesem Sinne – »Übergewicht sollte wie eine Krankheit behandelt werden«. Infolgedessen fühlte er sich verpflichtet, in seinen Patienten »die Furcht vor dem Dicksein zu wecken«.[8]

Die medizinische Erkenntnis, daß das Körpergewicht für die Gesundheit von Bedeutung war, wirkte sich auf den Ablauf der ärztlichen Untersuchung aus. Zwar war es schon seit längerer Zeit üblich, daß Ärzte ihre Patienten wogen, jetzt aber wurden sie angehalten, routinemäßig das »gegenwärtige« oder »übliche« Gewicht zu notieren und den Patienten über sein nach Dublins Tabelle wünschenswertes Idealgewicht zu informieren. Zwischen 1900 und 1910 wollten immer mehr Amerikaner ihr genaues Gewicht wissen, das durch Wiegen in der Arztpraxis oder zu Hause festgestellt wurde.

Im Behandlungszimmer des frühen 20. Jahrhunderts erlebten die Patienten zum ersten Mal die unmittelbare Wirkung der Standardisierung des menschlichen Körpers. Gewichtstabellen, die sich nur auf die Körpergröße bezogen, ließen individuelle und ethnische Verschiedenheiten außer acht. Vielmehr schufen die neuen Tabellen ein abstraktes Ideal, das nur indirekt auf den individuellen Körper anwendbar war. Trotzdem setzten sich Dublins Zahlen durch und behielten lange Zeit ihren Einfluß. Erst in den 80er Jahren übten Ärzte Kritik an der angeblichen Allgemeingültigkeit von Dublins Tabellen und merkten an, daß sie »als absoluter Standard menschlicher Normalität akzeptiert worden sind«.[9] Viele Menschen nahmen sich das Idealgewicht zu Herzen und versuchten, ihren Körper zu verändern. Im Jahre 1927 beobachtete Fishbein: »Die Öffentlichkeit hat in gewisser Weise den Gedanken verinnerlicht, daß die menschliche Figur standardisierbar sei«.[10]

Auch Kinderärzte trugen zur Verbreitung der Gewichtsnormen bei. Ursprünglich gründete sich der Ruf der Kinderheilkunde auf ihr Fachwissen in Ernährungsfragen; zu einer Zeit, in der die Kindersterblichkeit hoch war und eine große Zahl dieser Todesfälle auf gastrische und Verdauungsstörungen zurückgeführt werden konnte, war dies eine wichtige Qualifikation. Den Informationsschriften von Kinderärzten wie Thomas Morgan Rotch (1849-1914) und Luther Emmett Holt (1855-1924) konnten Mütter der Mittelschicht ausgeklügelte Ernährungspläne für ihre Kinder entnehmen.[11]

Aber Kinderärzte beschäftigten sich zu Beginn des 20. Jahrhunderts auch mit Eßstörungen und Gewichtsproblemen bei älteren Kindern. Bereits in den 30er Jahren befaßte sich eine umfangreiche Literatur mit dem Thema, wie mit Kindern umzugehen sei, die nicht genug aßen.[12] Dem Kinderarzt Joseph Brennemann aus Chicago zufolge riefen die Gewichtstabellen für Kinder in der Zeit nach 1910 große Besorgnis unter den Eltern der Mittelschicht hervor, was wiederum bei einer ganzen Reihe von Jungen und Mädchen zu Eßstörungen führte. Brennemann, der sich sehr für die psychologischen Aspekte der Ernährung in der Kindheit interessierte, vertrat die Auffassung, daß gebildete Mütter der Mittelschicht am häufigsten versuchten, ihre Kinder den »Gewichts- und Größentabellen anzupassen … die in all den Büchern über Säuglingspflege, in den meisten Kindergärten und in den Praxen fast aller Kinderärzte zu finden sind«. Die in seinen Augen typische Familie der Mittelschicht war dauernd mit der Waage und mit dem Problem beschäftigt, wie die Kinder zu ernähren seien. Er behauptete sogar, daß 85 Prozent der in einer Vorstadtpraxis behandelten Kinder nicht aßen. Implizit gab Brennemann den Müttern die Schuld daran, die, wie er sagte, dazu neigten, »nachts wachzuliegen und eine Diät wie ein Evangelium zu entwerfen«.[13]

Daß dem Körpergewicht immer größere Bedeutung beigemessen wurde, hatte neben der zunehmenden Verbreitung medizinisch-versicherungsstatistischer Tabellen und dem Einfluß der Kinderärzte noch eine Reihe von weiteren Gründen. Die neue Hauswirtschaftslehre eröffnete vielen Frauen der Mittelschicht die Möglichkeit einer Berufstätigkeit, und manche machten sogar Karriere; besonders beliebt waren die aufkommenden Berufsfelder der Ernährungswissenschaft und Diätetik, deren Ursprung auf das 19. Jahrhundert zurückgeht.[14] In diesen neuen Berufen nahmen die Frauen den Haushaltskanon des 19. Jahrhunderts auf und veränderten ihn – Hausarbeit wurde zur Hauswirtschaftslehre. Der Anspruch, Hausarbeit möglichst effizient zu organisieren, wurde auf den Körper übertragen. Auch von ihm wurde Effizienz erwartet.

Hauswirtschaftlerinnen und Ernährungswissenschaftlerinnen dieser Zeit redeten den Hausfrauen der Mittelschicht ein, daß sowohl Unter- als auch Übergewicht eine Folge falschen Kochens und falscher Ernährung seien. Übergewicht war beunruhigend, weil es als ein klares Anzeichen physischer Ineffizienz betrachtet wurde. Dick wurde man, weil man zu viel aß – das war Verschwendung – oder weil man Lebensmittel verzehrte, die nicht unmittelbar in Energie umgesetzt werden konnten; ein dicker Körper brauchte mehr Zeit und Kraft, um seine Arbeit zu verrichten. Während die Hauswirtschaftsliteratur das Übergewicht bei Frauen nicht stigmatisierte, wies sie der Frau und Mutter doch die Verantwortung dafür zu, ob die Familienmitglieder dick oder schlank waren. Aufgrund der Tatsache, daß die moderne Hausfrau die Familienküche normalerweise allein und ohne Haushaltshilfe führte, hatte sie eine besondere Beziehung zu den Körpern derjenigen, die sie mit Nahrung versorgte.[15]

Die Hauswirtschaftlerinnen arbeiteten mit Feuereifer daran, durch das Studium der sogenannten Ernährungswissenschaft eine bessere Gesellschaft zu schaffen. Durch Tausende von Büchern und Pamphleten, Seminaren in der Stadt und auf dem Land, die vom Landwirtschaftsministerium gefördert wurden, und durch staatliche Programme brachte man amerikanischen Frauen die Grundlagen der Lebensmittelchemie und der

Stoffwechselvorgänge bei. Im Mittelpunkt des Lehrplans stand das Wissen um die wichtigsten Nahrungsmittelgruppen und ihre Bestandteile; diese Informationen wurden 1895 durch eine von Wilbur O. Atwater, Chemieprofessor an der Wesleyan University, verfaßte Schrift, die als booklet Nr. 142 vom Landwirtschaftsministerium herausgegeben wurde, erstmals einem Massenpublikum zugänglich gemacht. Atwaters berühmte Schrift enthielt nicht nur eine Standarddiät, sondern auch Tabellen über die Zusammensetzung von Nahrungsmitteln, die amerikanische Hausfrauen mit einem neuen Vokabular vertraut machten: Proteine, Kohlehydrate und Fett. Atwaters Tabellen legten den Grundstein für die aufkommende Ernährungswissenschaft. Er machte auch die Kalorie als neue Maßeinheit für Wärme und Nahrung bekannt.[16] Die Klassifizierung von Lebensmitteln und Nährstoffen wurde zur wichtigsten methodologischen Vorgehensweise in den Berufsfeldern Ernährungswissenschaften und Diätetik. Die Hausfrauen der Mittelschicht mußten ein ganz neues Mengensystem lernen, meistern und in ihr Ideal von Häuslichkeit und Mutterschaft integrieren. Beliebte Zeitschriften – wie zum Beispiel das *Ladies' Home Journal* – stellten Ernährungswissenschaftlerinnen an, die regelmäßig Artikel für bürgerliche Frauen schrieben, die ihren Familien etwas Gutes tun wollten, indem sie sie wissenschaftlich korrekt ernährten.[17]

Viele Frauen der Mittelschicht engagierten sich damals auch in der Bewegung zur Förderung der öffentlichen Gesundheit, die versuchte, der Kindersterblichkeit durch verbesserte Ernährung und Vorsorgemedizin entgegenzutreten. An öffentlichen Schulen wurden die Kinder regelmäßig gewogen. Eltern der Mittelschicht legten viel Wert darauf, normalgewichtige Kinder zu haben, da Untergewicht bei Kindern auf eine niedrigere soziale Schicht schließen ließ und als Zeichen von Fehlernährung und Krankheit galt. Obgleich man bis in die 40er Jahre hinein vor allem dem Untergewicht Beachtung schenkte, rückte allmählich auch der Körperumfang ins öffentliche Interesse, und man hielt es – abhängig von Schicht, Alter und Geschlecht – für notwendig, ihn zu kontrollieren und zu beeinflussen.

Die moderne amerikanische Frau begrüßte die Ernährungswissenschaft als einen speziell weiblichen Beitrag zur Gesundheit ihrer Familie und der Nation, und die Kinderärzte waren normalerweise die Verbündeten der Frauen. Als Mütter und Hausfrauen ebenso wie als professionelle Diätetikerinnen betrachteten Frauen ihren eigenen Körper und den ihrer Lieben als Meßlatte für ihre Kompetenz: Zu dicke oder zu schlanke Körper warfen ein schlechtes Licht auf ihre ernährungstechnischen Fähigkeiten. In der Welt der Ernährungswissenschaft waren die Auswahl und der Genuß von Nahrungsmitteln nicht mehr ein informeller Prozeß, der von den Jahreszeiten, dem individuellen Geschmack und dem Geldbeutel abhängig war. Jetzt bestimmten im Namen von Wissenschaft und Gesundheit starre Regeln die Ernährung, und Frauen fühlten sich moralisch verpflichtet, diesen Katechismus zu verinnerlichen. Auf diese Weise trug die Feminisierung der Ernährungswissenschaft dazu bei, daß Frauen eine größere Sensibilität für den Körper entwickelten.

Schönheit und Schuld

Bereits in den Anfangsjahrzehnten des 20. Jahrhunderts wurde es – schon ehe die ersten kurzberockten Charleston-Mädchen auftraten – immer deutlicher, in welchem Maße Frauen mit ihrem Körpergewicht kämpften und daß der Kampf immer persönlicher wurde. Obgleich die zeitgenössische Ideologie von beiden Geschlechtern verlangte, Verantwortung für ihren Körper zu übernehmen, verinnerlichten Frauen diesen Anspruch in einer Weise, die Männern fern lag. Im viktorianischen Zeitalter hatten manche Leute sich zwar der Doktrin verschrieben, daß »Sattheit Sünde war«, aber dennoch warf man einer Frau normalerweise nicht mangelnde Selbstkontrolle vor, wenn ihr Körper üppige Formen aufwies. Zu Beginn des 20. Jahrhunderts hingegen galt Übergewicht bei Frauen nicht nur als körperliche Beeinträchtigung. Vielmehr betrachtete man solche Frauen als charakterschwach und drängte sie in eine gesellschaftliche Außenseiterrolle.

Anfang des Jahrhunderts begannen die amerikanischen Frauen der Oberschicht ihr Körpergewicht ernst zu nehmen, da Fett sie von der Welt der Haute Couture ausschloß. Seit Mitte des 19. Jahrhunderts reisten reiche Amerikanerinnen – die Frauen von J. P. Morgan, Cornelius Vanderbilt und Harry Harkness Flagler zum Beispiel – nach Paris, um die neuesten Kreationen der Modeschöpfer zu erstehen. Der Couturier war nicht einfach ein Schneider, der für eine einzelne Frau Kleidungsstücke nach Maß anfertigte; vielmehr entwarf er seine Kollektionen für ein abstraktes Geschöpf – die elegante Frau. Um mit der Mode zu gehen und diese Kleidung tragen zu können, mußte sich der Körper der Frau dem Kleid anpassen, und nicht das Kleid dem Körper, wie das bei herkömmlichen Maßschneidern der Fall gewesen war.[18]

Im Jahre 1908 revolutionierte Paul Poiret die Damenmodewelt mit einer neuen schlanken, geraden Silhouette. Poirets Stil ersetzte die Wespentaille und die Betonung von Hüften und Gesäß durch eine hochtaillierte, flachbrüstige Empire-Linie. Die »Umstrukturierung«, der Poiret den weiblichen Körper unterwarf, hielt bis in die 20er Jahre hinein an, als in seiner Kollektion lange schlauchartige Kleider auftauchten, über denen Tuniken in verschiedenen Längen getragen wurden. Fast sofort kauften modebewußte Frauen neue Unterwäsche, die Poirets Modelle erst tragbar machte; so wurde zum Beispiel das traditionelle »Stundenglas-Korsett« mit einem Hüftgürtel aus Gummi vertauscht, der die Hüften schmaler erscheinen ließ.

Nach dem ersten Weltkrieg folgten stilbewußte Amerikanerinnen weiterhin dem Modediktat der Franzosen. Im Jahre 1922 machte Gabrielle Chanel Jeanne Lanvins Hemd, ein geradegeschnittenes Kleid mit einem einfachen U-Boot-Ausschnitt, zur Uniform des neuen Frauentyps der 20er Jahre. Chanel versetzte die Taille auf Hüfthöhe und fing an, mehr Bein zu zeigen: 1922 rutschten ihre Rocksäume auf halbe Wadenhöhe, und zwischen 1926 und 1927 hörte der ideale Rock knapp unter dem Knie auf. Um in Chanels modischem kleinen Kleid gut auszusehen, mußte die Trägerin nicht nur auf ihre Beine achten, sondern auch auf eine insgesamt ansehnliche Figur.[19] Frauen, die sich im Stil der 20er Jahre kleideten, drückten ihre Brüste mit Büstenhaltern platt, die aus Schulterträgern und einem einzigen Stück Stoff bestanden, das den Körper vom Brustkorb bis zur Taille einschloß. 1914 schrieb ein französischer Arzt über die neuen Dimensionen des weiblichen Körpers: »Heutzutage ist es nicht mehr Mode, korpulent zu sein; vielmehr sollte man eine zarte, graziöse Figur haben. Und wieder einmal ist der Arzt aufgerufen, sich für die Frage weiblicher Ästhetik zu interessieren.«[20]

Die schmale Linie der französischen Mode wurde von Amerikas blühender Bekleidungsindustrie aufgenommen und gefördert.[21] Die Produktion von Konfektionskleidung nahm in den ersten beiden Jahrzehnten des 20. Jahrhunderts mit rasender Geschwindigkeit zu. Auch Chanels Hemdkleid diente der Textilindustrie als Vorlage. Wegen seines einfachen Schnitts war das Hemd leicht nachzumachen und zu produzieren – so läßt sich auch erklären, daß es so schnell zur Uniform der 20er Jahre avancierte. Einer Ausgabe von *Vogue* aus dem Jahre 1923 zufolge demokratisierte die amerikanische Konfektionsindustrie erfolgreich die französische Mode. »Heutzutage ist die Pariser Mode ein Faktor, der im Leben von Frauen aller Schichten ein Rolle spielt, von der niedrigsten bis zur höchsten.«[22]

Um Konfektionskleidung leichter vermarkten zu können, führte die Industrie in den 20er Jahren Standardgrößen ein – eine Neuerung, die dem individuellen Körperumfang eine stärkere Bedeutung verlieh und der Vorstellung Vorschub leistete, daß sich die Körpergröße tatsächlich standardisieren ließe. Das Einkaufen von Konfektionskleidung in den überfüllten Kaufhäusern dieser Zeit förderte bei Frauen die Unzufriedenheit mit ihrem Körperumfang.[23] Bei einem Schneider konnte man theoretisch für jeden Körper jedes Modell erstehen; auf Kleidungsstücke von der Stange mußte man bisweilen verzichten, obwohl sie einem gefielen – weil sie nämlich nicht paßten. (Von Frauen wurde für die Änderung des Konfektionskleidungsstückes ein Aufpreis verlangt, von Männern nicht.) Frauen, die nicht über eine makellose Figur verfügten, empfanden dies oft als belastend und peinlich, was sich nicht leicht vor den Begleitern beim Einkauf oder vor den Verkäufern verheimlichen ließ. Die Erlebnisse in den Umkleidekabinen der Kaufhäuser lösten bei Frauen und Mädchen, denen die elegante Kleidung nicht paßte, eine Vielzahl neuer Ängste aus. So macht eine Anzeige für eine Abmagerungskur aus dem Jahre 1924 deutlich, in welchem Maße die Kleidergröße das Diätverhalten und das Nachdenken über den eigenen Körper beeinflußte; eine vorher übergewichtige Frau äußerte darin: »Mein Herz schlug höher, wenn ich daran dachte, daß ich eines der schicken Konfektionskleider aus dem Kaufhaus würde anziehen können.«[24]

Die Entwicklung der Konfektionsgrößen hatte also einen unerwarteten Nebeneffekt, da diese in den potentiellen Kundinnen, denen der Markt ansonsten grenzenlose Befriedigung durch den Erwerb käuflicher Güter verhieß, eher Frustrationen hervorrief. Da viele Hersteller eleganter Damenkleidung keine großen Größen anboten, waren mollige Frauen doppelt benachteiligt: zum einen durch das moralische Stigma des Übergewichts, zum anderen, da die genormte Kleidungsproduktion es dicken Frauen unmöglich machte, mit der Mode zu gehen. Im Laufe des Jahrhunderts verschlechterte sich diese Situation noch. Parallel zum wachsenden Einfluß der Werbung begann sich die professionelle Modefotografie zu entwickeln, und die Modelle wurden immer schlanker – um die Verzerrung durch die Kamera auszugleichen und um der neuen Verkaufsmaxime zu entsprechen: daß moderne Mode an einem schlanken Körper am besten zur Geltung kam.[25]

Daß im Jahre 1918 in den Vereinigten Staaten der erste Diätratgeber erschien und ein Bestseller wurde, beweist, daß Frauen sich zunehmend um ihr Gewicht sorgten und daß Dicksein aus der Mode gekommen war. Das Buch *Diet and Health with a key to the Calories* von Lulu Hunt Peters wandte sich an eine weibliche Leserschaft und ging von der Annahme aus, die meisten Leserinnen wollten eher ab- als zunehmen. »Ich verstehe nicht, wie irgend jemand nicht schlank sein wollen kann«, schrieb Peters, eine Ärztin aus Los Angeles und frühere Vorsitzende des Public Health Committee der California Federation of Women's Clubs. Peters vertrat auch ein neues quantitatives Vokabular. »Sie sollten das Wort

Kalorie kennen und es mindestens so oft oder öfter benutzen wie die Wörter Meter, Liter und so weiter ... Sie werden also nach Kalorien essen. Anstatt zu sagen, eine Scheibe Brot oder ein Stück Kuchen, werden Sie sagen 100 Kalorien Brot, 350 Kalorien Kuchen.«[26]

Peters' Buch war so beliebt, weil es persönlich gehalten war und dem Zeitgeist entgegenkam. Daß es 1918 so viele Leserinnen ansprach, hing mit dem Krieg in Europa und der daraus resultierenden Lebensmittelknappheit zusammen. Peters erklärte ihren Leserinnen, es sei »wichtiger denn je, abzunehmen«, und empfahl die Bildung von örtlichen »Watch Your Weight Anti-Kaiser«-Seminaren. »Hunderttausende von Menschen in ganz Amerika horten Lebensmittel«, schrieb sie. »Sie haben große Mengen dieses wertvollen Gebrauchsgutes in ihrer eigenen Anatomie gelagert.« Auf humorvolle Weise stellte Peters ihr eigenes Kalorienzählen als patriotischen und menschenfreundlichen Akt dar:

Ich nehme ab, und das Geld, das ich spare, rettet ein Kind vor dem Verhungern ... Ich erkläre meinen Freundinnen, daß wir über jedes Hungergefühl, das wir verspüren, doppelt glücklich sein können, denn erstens ersparen wir kleinen Kindern viel schlimmere Hungergefühle, und zweitens verlieren wir jedesmal ein Pfund. Ein nagendes Hungergefühl ist ein Pfund überall auf der Welt, können wir sagen.[27]

Aber Peters erwies sich selbst nicht nur als informative und patriotische Ärztin. Vielmehr gestand sie, daß sie selbst einmal fast 100 Kilo gewogen hatte, und verstand von daher, daß dicke Frauen sich ihres Bauchs schämten und nur ungern ihr Gewicht preisgaben. Es war keine glückliche Situation für dicke Frauen. »Sie werden mit Mißtrauen, Argwohn und sogar Feindseligkeit betrachtet«, teilte sie ihren übergewichtigen Leserinnen mit.

Obgleich sie versuchte, die beim Abnehmen erlittenen Hungerqualen auf die leichte Schulter zu nehmen und ihr Buch mit lustigen Illustrationen schmückte, war Peters' Aussage klar: Das Diäthalten war ein einsamer Kampf, der Verzicht und seelische Qualen mit sich brachte. Manche Frauen kämpften wie sie selbst ein Leben lang.

Peters' Buch war eines der ersten, in denen das neue weltliche Bekenntnis zum körperlichen Verzicht artikuliert wurde: Die moderne Frau litt, um schön (schlank) zu sein, nicht aus Frömmigkeit. Peters' Sprache und Denken waren erfüllt von religiösen Vorstellungen von Versuchung und Sünde. Für die moderne diäthaltende Frau waren Süßigkeiten und insbesondere Schokolade der Inbegriff der Versuchung. Das Essen von Schokolade verstieß gegen den moralischen Kodex der Fastenden und gefährdete ihr Ideal, einen schlanken Körper. Peters machte zwar Scherze über ihre Gelüste (»Meine Vorstellung vom Himmel ist ein Ort, wo ich und meinesgleichen auf Wolken von Schlagsahne sitzen«), aber sie war trotzdem unerbittlich der Ansicht, daß man für jede Zügellosigkeit büßen müsse. »Wenn Sie glauben, Sie müßten sterben, wenn Sie nicht ein paar Schokoladentörtchen essen, veranstalten Sie eine *Orgie*«, riet sie. »Essen Sie zehn Stück oder mehr davon, aber *büßen* Sie dann mit einem 50-Kalorien-Abendessen aus Bouillon und Kräckern.« (Hervorhebung J. J. Brumberg)[28]

Obgleich der durch die Schokoladentörtchen angerichtete Schaden entweder durch Fasten oder durch eine noch strengere Diät ausgeglichen werden konnte, war Peters der Ansicht, daß es einen psychisch gesehen teuer zu stehen komme, wenn man der Versuchung nachgab und Süßigkeiten oder fette Nachspeisen vertilgte. Wie so viele moderne Diäthaltende befaßte sich auch Peters mit dem Thema der Schuld, die durch sparsames Essen wiedergutgemacht werden sollte: »Jedes angebliche Vergnügen an der Sünde (Essen) zieht mehr als sein Äquivalent in Leiden (Diäthalten) nach sich.« Aber bei der Appetitkontrolle ging es nicht nur darum zu lernen, die Belohnung hinauszuschieben, sie war auch eine Frage der Selbstachtung. »Sie werden oft in Versuchung geführt werden; dann müssen Sie sich entscheiden, ob Ihnen die 20 Minuten, in denen sie die überflüssigen Kalorien zu sich nehmen, wirklich soviel wert sind, oder ob Sie sich danach für die zwei oder drei verlorenen Tage und für Ihren Mangel an Willenskraft hassen werden.« Für Peters hing das Diäthalten ebensoviel mit dem Geist zusammen wie mit dem Körper. »Abnehmen hat sehr viel mit der Psyche zu tun«, schrieb sie scharfsinnig.[29] Und in der Tat wurden Appetit und Körpergewicht, die man einst als natürlich angesehen hatte, im Zuge der Popularisierung des Kalorienzählens zum Objekt der bewußten Kontrolle. Die Vorstellung, das Körpergewicht durch Kalorienreduktion bestimmen zu können, legte nahe, daß Übergewicht allein auf einen Mangel an Selbstkontrolle zurückgeführt wurde; eine Frau wurde nur dick, wenn es ihr an Willenskraft fehlte.[30]

Besonders populäre Schönheitsexperten neigten dazu, weibliches Diäthalten als moralische Frage zu behandeln – also gerade diejenigen Vertreter der Mode- und Kosmetikbranche, die ihr Geld mit wissenschaftlichen Ratschlägen verdienten, wie man schön wurde und blieb. Viele Kosmetikspezialistinnen des beginnenden 20. Jahrhunderts, darunter Grace Peckham Murray, Helena Rubenstein und Hazel Bishop, hatten Chemie studiert oder sich in medizinischen Fachbereichen wie der Dermatologie spezialisiert.[31] Die von ihnen kreierten Cremes und Lotionen sollten ebenso wie die elektrischen Massagegeräte, für die sie warben, die Erkenntnisse der modernen Chemie und Physiologie für die Beseitigung weiblicher Schönheitsfehler nutzen. Trotzdem konnten sich Frauen nicht ausschließlich auf die Wissenschaft verlassen. Die Schönheitsexpertinnen predigten auch das Bekenntnis zur Selbstverleugnung: Um schön zu sein, mußten die meisten Frauen leiden.

Da sie dicke Frauen als Affront gegen die Glaubensgrundsätze der Schönheitsideologie verstanden, wurden jene häufig wie Verbrecherinnen oder Kranke behandelt. Im Jahre 1902 spekulierte *Vogue*: »Nach den Anstrengungen zu schließen, die die Mehrzahl der Frauen unternimmt, um eine schlanke und grazile Gestalt zu bekommen, scheint Dicksein fast eine Art Verbrechen zu sein.« Um 1918 war die Botschaft bereits klarer: »Es gibt ein unverzeihliches Verbrechen gegen das moderne Schönheitsideal; man kann guten Gewissens eine beliebige Anzahl kleiner Verbrechen begehen, solange man sich nicht der Sünde schuldig macht, dick zu werden.« Um 1930 gab es kein Zurück mehr. Helena Rubenstein, eine Hohepriesterin dieses Glaubens, formulierte in *The Art of Feminine Beauty* die moralische und ästhetische Maxime, die das Leben der nachkommenden Frauengenerationen bestimmen sollte: »Überflüssiges Fett ist etwas Abscheuliches und steht nicht im Einklang mit den Prinzipien, auf denen unser Schönheitskonzept beruht.«[32]

Erfolg und Sicherheit

In den 20er Jahren wurde der Imperativ, Diät zu halten, nicht nur durch die Medizin und die Mode dieser Zeit gefördert, sondern auch durch die großen gesellschaftlichen Veränderungen im Leben der Frau. Nach dem ersten Weltkrieg erlebten die amerikanischen Frauen eine Art Revolution ihres sozialen und politischen Status, eine Revolution, die manche Ähnlichkeit zu derjenigen aufweist, die wir seit den 60er Jahren erleben. In beiden Fällen, in den 20er Jahren und in den letzten Jahrzehnten, gingen die gesellschaftlichen Veränderungen mit Wohlstand einher. Und in beiden Fällen forderte die Kultur verstärkt eine Reduktion des Körperumfangs. Dieses historische Phänomen bestätigt die These der Anthropologin Mary Douglas, derzufolge rasche soziale Veränderungen und die Aufhebung gesellschaftlicher Grenzen einer größeren innerlichen wie äußerlichen Kontrolle des Körpers Vorschub leisten. Kurz gesagt, Umwälzungen in der Körperpolitik haben auch Auswirkungen auf den Körper des einzelnen.[33]

Für Frauen waren die 20er Jahre eine Zeit des voreiligen Optimismus und vieler neuer persönlicher und materieller Möglichkeiten. Wohlstand lag in der Luft. Nicht nur, daß Frauen in den USA 1920 das Wahlrecht erhalten hatten, viele von ihnen arbeiteten inzwischen auch außer Haus. Nicht wenige amerikanische Mädchen besuchten weiterführende Schulen, und die Universitäten nahmen immer größere Zahlen von Studentinnen auf (wobei in dieser Gruppe eine breitere ethnische Vielfalt herrschte als je zuvor). Die Werbung und der Film trugen zur Entwicklung einer neuen Massenkultur bei, die Trends setzten und Waren an den Mann und an die Frau brachten, besonders unter der Jugend. Und viele junge Frauen – begeistert von der Aussicht auf mehr persönliche Freiheit und mehr Vergnügen – warfen den Ballast des viktorianischen Zeitalters ab und erklärten sich zu Reisenden auf der neuen Straße zu größerer sexueller Erfüllung und Gleichberechtigung mit dem Mann.[34]

In den schnelllebigen 20er Jahren wollten die meisten Frauen einen schlanken Körper haben, weil dieser positive Botschaften vermittelte. Ein solcher Körper war nicht nur modern, sondern auch eine Aussage zur gesellschaftlichen und sexuellen Orientierung eines Individuums. Eine schlanke Frau setzte sich von der molligen viktorianischen Matrone und ihren altmodischen Idealen – nährende und dienende Funktion und Selbstaufgabe – ab. Der Körper der »neuen Frau« war Sinnbild einer modernen Einstellung, nach der sie zu Höherem geboren war als der traditionellen Rolle als Hausfrau und Mutter.

Ironischerweise symbolisierte der neue schlanke Körper mit seinen kleinen Brüsten und schmalen Hüften eher eine gesteigerte als eine verringerte Sexualität. Obgleich Ärzte befürchteten, daß das Diäthalten für die weibliche Fortpflanzungsfähigkeit Folgen haben könne, strebte die neue Frau im Namen ihrer Sexualität eine gertenschlanke Figur an. Schlankheit war auch ein Symbol für die Ablösung der Frau von der Geschlechtertrennung im viktorianischen Zeitalter. Außerdem demonstrierte die »neue Frau« auf diese Weise, daß sie nicht asexuell war, wie es bis dato prüden verheirateten Frauen und unverheirateten Feministinnen unterstellt worden war.[35] Sexuelles Interesse und Experimentieren mit der eigenen Sexualität waren ein neuer Luxus, der teilweise durch neue Methoden der Geburtenkontrolle, wie zum Beispiel Diaphragma und Kondom, begünstigt wurde.[36] In einer Welt, in der sich Sexualität und Reproduktion trennen ließen, wurden ein schlanker Körper und die Bereitschaft, aufreizendere Kleidung zu tragen, als Zeichen eines steigenden sexuellen Selbstvertrauens, einer größeren Freiheit und größeren Genusses gewertet. Eine grazile weibliche Figur wurde zum ersten Mal zum entscheidenden Anzeichen und Symbol für heterosexuelles Interesse und Erfolg beim anderen Geschlecht.

Anfang des 20. Jahrhunderts drückte niemand diesen Gedanken klarer aus als Annette Kellerman, die junge australische Schwimmerin, die später ein Star des amerikanischen Stummfilms wurde.[37] In den neuen bewegten Bildern waren die Figur und graziöse Bewegungen besonders wichtig, weswegen Schlankheit gerade hier von Vorteil war. (Auch andere frühe weibliche Filmstars wie Irene Dunne, Clara Bow, Louise Brooks, Billie Burke und Lillian und Dorothy Gish waren alle ziemlich schlank.) Kellermans Berühmtheit gründete sich nicht nur auf ihre Leistungen im Schwimmen (sie gewann die Meisterschaft von New South Wales und stellte einen weiblichen Rekord am Ärmelkanal auf), sondern auch auf ihren perfekten Körper und ihre Bereitschaft, ihn zu zeigen. In dem Film *Daughter of the Gods* aus dem Jahre 1916 trat sie in einer Reihe von Szenen beinahe nackt in weinberankten Schwimmbecken, an Korallenriffs, in reißenden Flüssen und in dem phantastischen Harem eines Sultanspalastes auf. Was die *New York Times* Kellermans »neue Dimensionen in Nacktheit und Schwimmen« nannte, sprach breite Kreise an und symbolisierte die neue Freiheit der amerikanischen Frau in Benehmen und Moral.[38]

Kellerman war stolz auf ihren 1,60 m großen, 62 Kilo schweren Körper. Sie äußerte, Dudley A. Sargent, Sporttrainer in Harvard, sei der Ansicht, daß ihre Figur »den richtigen Proportionen näher käme, als er das jemals gesehen habe«. Obgleich Kellermans Maße (88-66-93) und Gewicht nach heutigen Maßstäben ziemlich üppig erscheinen, führte sie leidenschaftliche Feldzüge gegen das Fett. In *Physical Beauty*, einer Darstellung ihrer eigenen Schönheitsvorstellungen, erklärte sie:

»Dick« ist ein kurzes und häßliches Wort. Aber »Stämmigkeit«, »Molligkeit«, »Fleischigkeit«, »Übergewicht« und »Körperfülle« sind nur euphemistische Umschreibungen. Alle diese Wörter bedeuten dick und klingen mit zehn Buchstaben genauso plump, ungesund, häßlich und unbeholfen wie mit vier.[39]

Genau wie die Schönheitsexperten verschrieb sich Kellerman dem Credo der Selbstverleugnung und warb für »ständige Wachsamkeit ... als Preis für Gesundheit und Schönheit«.[40] Um etwaige Veränderungen des Körpers sofort zu entdecken, empfahl Kellerman tägliche Gymnastik in nacktem Zustand vor einem großen Spiegel.

Als Verfechterin der Körperkulturbewegung war Kellerman nur allzu gern bereit, den Frauenzeitschriften zu berichten, wie sie das Schwimmen als Mittel einsetzte, um körperliche Perfektion zu erreichen, und sie schrieb viele detaillierte Artikel darüber, warum und wie Mädchen schwimmen lernen sollten. In dieser Beziehung trugen sie und die Bewegung, für die sie eintrat, viel zur Entstehung des Frauensports bei.[41] Kellermans Zeitschriftenbeiträge enthielten immer eine Version der folgenden Anweisung: »Tragen Sie niemals mehr Kleidung als nötig. Sie schränken die Bewegungsfreiheit ein und belasten den Körper.« Die Tatsache, daß Kellerman die Frauen zum Schwimmen ermutigte, hatte eine unbeabsichtigte, aber wichtige Folge: Indem sie dafür plädierte, daß

Frauen sich ausziehen sollten, um besser schwimmen zu können, schuf Kellerman die Voraussetzungen dafür, daß der Badeanzug zu einem Symbol sexueller Attraktivität wurde.[42] Von den 20er Jahren an rückten bei Schönheitswettbewerben die Auftritte im Badeanzug immer mehr in den Mittelpunkt, was wiederum die Schlüsselrolle unterstrich, die dem Körper in der Definition weiblicher Schönheit zukam. Kellerman betonte diese Priorität, wenn sie die Figur für »sogar noch wichtiger« erklärte als das Gesicht.[43]

Das starke Interesse am weiblichen Körper wurzelte sowohl in einer gesellschaftlichen Unsicherheit als auch in dem von Körper-Kulturisten vertretenen Credo der Selbstbestätigung. Heterosexuelle Beziehungen waren in den 20er Jahren ebenso im Wandel begriffen wie heute. Das Streben nach einem schönen Körper war verbunden mit einer bedeutenden Dimension modernen gesellschaftlichen Wandels: der steigenden Scheidungsrate. Bis zum Ende der 20er Jahre hatten die Ehescheidungen stark zugenommen, was zeigte, daß sich die Erwartungen, die an die Ehe geknüpft wurden, verändert hatten.[44] Eine gute Ehe baute nicht mehr auf Pflicht und Verzicht auf, sondern auf persönlichem Glück und Zufriedenheit; Paare erwarteten von der ehelichen Liebe Romantik und Sexualität. Diese Entwicklung unterstrich Annette Kellermans Behauptung, daß viele Scheidungen darauf zurückzuführen seien, daß die Frau ihr Aussehen vernachlässigte. »In 7 von 10 Fällen hatte die Frau für ihren Mann die körperliche Anziehungskraft verloren«, schrieb sie.[45]

Eine strengere Kontrolle des weiblichen Körpers war Kellermans Antwort auf die wachsende Unsicherheit in der Familie. Anstatt die neuen Wertvorstellungen in der Ehe und die damit steigende Legitimierung männlicher sexueller Ansprüche in Frage zu stellen, hielt Kellerman die Frauen dazu an, mehr Zeit auf ihr Aussehen zu verwenden. Der Zügellosigkeit angeklagt, antwortete Kellerman unnachgiebig: »Die alte Lüge, daß es Sünde sei, wenn Frauen ihre Schönheit pflegen, zerstört mehr Familien als die Armut und tötet die Liebe öfter als Ehebruch. Das neue und wahre Evangelium vom Recht der Frau auf Schönheit wird mehr Ehen retten als alle Anti-Scheidungs-Litaneien, die je gepredigt worden sind.«[46] Kellerman stand mit ihrer Betonung der körperlichen Seiten der Ehe nicht allein. Filme wie *Old Wives für New* (1918) und *Why Change Your Wife?* (1920) von Cecil B. DeMille veranschaulichten visuell den Kontrast zwischen der ungepflegten Ehefrau und derjenigen, die das Aussehen als Schlüssel zur modernen Ehe verstand.[47]

Annette Kellerman formulierte ein grundlegendes Gebot für die Weiblichkeit im 20. Jahrhundert: Um einen Mann zu bekommen und zu halten, mußten sich Frauen ihre Jugend und ihre körperliche Attraktivität bewahren. Auch verheiratete Frauen waren solcher Sorgen nun nicht mehr ledig. Traditionelle weibliche Tugenden wie gute hausfrauliche Qualitäten und Warmherzigkeit waren keine Erfolgsgarantie mehr für die Ehe – ein schöner Körper hingegen schon. Kellerman erklärte: »Schönheit ist eine viel wirkungsvollere Antwort auf die Frage ›Wie halte ich meinen Mann‹ als all das Geschwätz aus der Zeitschrift *The Homely Ladies Journal* [dt: Journal für reizlose Frauen; Verballhornung des *Ladies Home Journal*. Anm. d. Übers.] über ›Takt‹, ›Mitgefühl‹, ›angewärmte Hausschuhe‹ und ›leckere Gerichte aus Resten‹.«[48] Tatsächlich war in den 20er Jahren die äußere Erscheinung wichtiger als der Charakter, da die sexuelle Anziehungskraft die seelischen Qualitäten als »schönste Zierde«[49] der Frau ersetzt hatte.

Einige Frauen betrachteten diese neue kulturelle Vorschrift mit gemischten Gefühlen. Zwar versprach sie ihnen die sexuelle Befreiung, brachte sie aber auch in eine psychische Zwickmühle, die an das religiöse Ringen der Calvinisten erinnert: Wie konnte man die Erlösung (das heißt, die Schönheit) erlangen? War Schönheit ein Seinszustand, der durch eigene Anstrengung und Verzicht zu erreichen war, oder war sie ein Gebrauchsgegenstand, den man kaufen konnte? Wenn man Schönheit käuflich erwerben konnte, so war Konsum nicht Zügellosigkeit, sondern eine Steigerung des eigenen Wertes. Wenn man sich Schönheit verdienen konnte, so konnte eine rechtschaffene Frau sie durch »gute Werke« erlangen: indem sie auf ihre Haut, ihr Haar und ihre Kleidung achtete, gesunden Sport betrieb und vor allem nicht zu viel aß.[50]

Nicht alle Frauen reagierten auf diesen Druck gelassen. Viele verinnerlichten den Gedanken, daß Körperumfang und -gestalt ihren Selbstwert bestimmten; viele waren davon überzeugt, daß eine Gewichtsabnahme nicht nur ihren Körper verändern, sondern auch eine geistige Wandlung herbeiführen würde. In den 20er Jahren war das Kalorienzählen überall auf dem Vormarsch, und einige Frauen flüchteten sich in bulimische Verhaltensweisen. Bei der Adult Weight Conference im Jahre 1926 berichtete ein bekannter Arzt: »Ich habe festgestellt, daß viele unserer modernen jungen Frauen es fertigbringen, ihren Kuchen zu essen und ihn trotzdem nicht zu sich zu nehmen [Anspielung auf das amerikanische Sprichwort »You can't have Your cake and eat it«; Anm. d. Übers.], indem sie nach einem reichlichen Essen durch Medikamente oder auf mechanische Weise Erbrechen herbeiführen.«[51] Anscheinend machten viele Frauen häufig Einläufe oder nahmen Abführmittel oder Jodid, um abzunehmen. Offensichtlich stand die neue Frau vor einem schwierigen Problem, nämlich der Frage, wie sie sich den Schönheitsanforderungen der modernen kapitalistischen Gesellschaft gegenüber verhalten sollte. Da Gewichtskontrolle als so wichtig für die Schönheit angesehen wurde, standen Frauen zunehmend auf Kriegsfuß mit ihrem Appetit.

Jünger und schlanker

Die Wirtschaftskrise und der zweite Weltkrieg machten es notwendig, daß die Frauen sich in den 30er und 40er Jahren mit wichtigeren externen, kollektiven Problemen des Überlebens, der Verteidigung und der Arbeit beschäftigten. Zwar erforderte die Mode in diesen Jahrzehnten auch weiterhin eine schlanke Silhouette, aber angesichts der Lebensmittelknappheit und des nationalen Notstands wäre eine Diät lächerlich und unpassend gewesen.[52] Die populäre Diätliteratur verschwand auch in dieser Zeit nie ganz aus den Regalen, doch die Diätindustrie konnte keinen Zuwachs mehr verzeichnen. Schließlich hatten die Menschen in dieser Zeit drängendere Probleme, wie zum Beispiel die Lebensmittelknappheit und die Infrastruktur. Frauen, die in der Kriegszeit für die wöchentliche Ration Butter und Zucker Schlange stehen mußten, haben Gerichte aus diesen schwer erhältlichen Bestandteilen sicherlich auch mit Genuß verspeist.

Trotz des politischen und wirtschaftlichen Notstands, der die Aufmerksamkeit vom Körper der einzelnen ablenkte, brachten die 40er Jahre eine kaum wahrnehmbare, aber wichtige Veränderung in der Geschichte der modernen Diät mit sich: In diesem Jahrzehnt wurden junge Mädchen als Zielgruppe für Informationen und Literatur über Diäten entdeckt. Daß das Abnehmen bei weiblichen Jugendlichen immer populärer wurde, schuf die Voraussetzungen für unsere gegenwärtigen Schwierigkeiten mit der Anorexia nervosa, und zwar aus zwei Gründen: Zum ersten waren Eltern und Ärzte wachsamer geworden und betrachteten Übergewicht bei Kindern als krankhaft. Zweitens hatte die Schönheitsindustrie ein Interesse daran, jungen Mädchen die gleichen Sorgen um ihr Aussehen einzupflanzen wie ihren Müttern und ihnen gleich die dazugehörigen Produkte zu verkaufen.

Vor 1940 wurde das übergewichtige Kind in der Fachliteratur oder in populärmedizinischen Schriften nur gelegentlich erwähnt. In der ersten Hälfte des Jahrhunderts hatten sich Kinderärzte und Eltern gleichermaßen mit den Fragen der Kinderernährung befaßt, wobei sich die Aufmerksamkeit in erster Linie auf die schlechten Esser richtete. Untergewicht war das hauptsächliche Problem, da man dabei häufig an Schwindsucht dachte. Weil die Medizin bei der Behandlung dieser einstmals tödlichen Krankheit große Fortschritte machte, stellte Untergewicht bei Kindern jedoch bald nicht mehr in diesem Ausmaß eine Bedrohung dar. Statt dessen befürchteten Eltern und Ärzte für ihre Kinder jetzt das gleiche, wovor sie selbst Angst hatten – Übergewicht. In den 20er und 30er Jahren, als die ersten Studien über übergewichtige Kinder erschienen, war dieses Problem für die meisten Leute schlichtweg inexistent. Übergewicht galt einfach als »Babyspeck«, der verschwinden würde, wenn das Kind in die Pubertät kam.

Medizin und Psychologie entwickelten eine andere Interpretationsweise. In den Augen der Fachleute war Übergewicht bei Kindern eine ernste und komplexe Angelegenheit, die sich nicht so einfach in Luft auflösen würde. Im Jahre 1942 schrieb Bird T. Baldwin, ein Arzt an der Iowa Child Welfare Research Station, der an der Erstellung einer Reihe von einflußreichen Gewichts- und Größentabellen für Kinder mitgearbeitet hatte: »Pathologische Studien sollten sich ebenso mit dem erwiesenermaßen übergewichtigen Kind befassen wie mit dem untergewichtigen.«[53] In einer am Teacher's College der Columbia University verfaßten Doktorarbeit mit dem Titel »Comparative Psychology of the Overweight Child« hieß es, übergewichtige Kinder seien ängstlicher und weniger fröhlich als unter- oder normalgewichtige Altersgenossen.[54] Mitte der 30er Jahre begann auch Hilde Bruch übergewichtige Kinder zu studieren. Als Psychoanalytikerin legte sie vor allem Wert auf die frühkindliche Entwicklung und auf das Gefühlsleben des dicken Kindes in der Familie. Bruch wurde 1939 zunächst durch ihre Arbeit zu einer bei Knaben vorkommenden Krankheit, dem sogenannten Fröhlich-Syndrom, bekannt, dessen Symptome starkes Übergewicht, unterentwickelte Genitalien und Schwerfälligkeit waren. In Bruchs Augen handelte es sich beim Fröhlich-Syndrom nicht um eine Störung der Hypophyse. Statt dessen wies sie nach, daß die Krankheitsursachen in überreichlicher Ernährung und Bewegungsmangel lagen; Jungen, die am Fröhlich-Syndrom litten, konnten psychotherapeutisch behandelt werden. In einer Reihe vielbeachteter Artikel stellte Bruch fest, daß der Hunger dicker Kinder tiefe seelische Gründe hatte, die in krankhaften Familienstrukturen wurzelten. Wenn Kinder zu viel aßen, war das oftmals ein Symptom für Einsamkeit oder mangelnde Anpassungsfähigkeit.[55] Gegen Ende des Zweiten Weltkriegs war dieses Gedankengut unter Eltern aus der Mittelschicht, die Literatur über Kindererziehung lasen, weit verbreitet. Dicke Kinder waren jetzt medizinische, psychologische und gesellschaftliche Problemfälle.

Schon allein wegen der gesellschaftlichen Spannungen, die die Pubertät mit sich brachte, galt Fettleibigkeit bei Jugendlichen als besondere Beeinträchtigung. Deswegen stießen Artikel mit Titeln wie »Wie gehe ich mit dem dicken Kind in der Pubertät um«, »Gewichtsreduktion bei Jugend-lichen« und »Sollten Teenager Diät halten?« auf reges Interesse.[56] Auch die Frauenzeitschriften nahmen sich der besorgten Mütter an, die ihre Töchter vor gesellschaftlicher Ächtung bewahren wollten, und empfah-len erstmals Diäten für junge Mädchen. Das *Ladies' Home Journal* schrieb: »Das Aussehen spielt im Leben eines Mädchens eine zu große Rolle, als daß man sie nicht zu Schönheitsbewußtsein erziehen müßte. Mädchen sollten schon in zartem Alter dazu ermutigt werden, sich um ihr Aussehen zu kümmern.« Die Teenager wurden gewarnt: »Nicht zu viele Eisbecher mit Schokoladensauce« und »Hüte dich vor den drei S: Sundaes (Eisbecher), Sodas (Limonaden) und Second Helpings (zweite Portionen)!«[57]

Ein weiterer Grund, warum populäre Zeitschriften jungen Mädchen eine Diät empfahlen, war das Anliegen, einschlägige Produkte zu verkau-fen. Bereits in den 20er Jahren hatte die amerikanische Wirtschaft Jugend-liche als Absatzmarkt entdeckt. Die Verkaufszahlen schnellten schon des-wegen in die Höhe, da sich durch die steigende Zahl junger Menschen, die weiterführende Schulen besuchten, eine Jugendsubkultur herausbildete.[58] In der High School und auf dem College verbrachten Jugendliche ihre Zeit mit Altersgenossen, die ihre eigenen Wertvorstellungen entwickelten und eigene Verhaltensregeln aufstellten. Sowohl an den Schulen als auch an den Universitäten rückten die Beziehungen zwischen den Geschlech-tern in den Mittelpunkt – bei den jungen Leuten drehte sich alles nur noch um dieses Thema, und ihre Lehrer betrachteten diese Ent-wicklung mit Sorge. Beliebtheit beim anderen Geschlecht und sexuelle Attraktivität erforderten ein gewisses Maß an Anpassung an die Mode. Schülerinnen und College-Studentinnen folgten dem Beispiel erwach-sener Frauen und übernahmen Schönheit und Mode als die geltende Währung.

Die Werbebranche und der Handel sahen sich durch die Modebeses-senheit der amerikanischen Mädchen und ihre Einstellung, daß nur das be-ste gut genug war, ermutigt. Infolgedessen entwickelte sich der Eintritt einer jungen Frau in die Konsumkultur zu einem wichtigen Initiationsri-tus: »Kein Mann kann den gewaltigen Umbruch begreifen, der im Leben eines Mädchens von 18 oder 20 Jahren stattfindet. Zum erstenmal kauft sie viele Dinge selbst ein und läßt sich dabei von neuen Wünschen, neuen Ein-drücken und neuen Moden leiten ... Sie ist darauf versessen, das Neueste und Hübscheste zu entdecken – weil sie dadurch ihre Persönlichkeit aus-drückt.« Kurz gesagt, »Geld zu haben, das man für sich selbst ausgeben konnte, stand in unmittelbarem Zusammenhang mit dem Ausbruch aus der Familie«.[59]

Gegen Ende des Zweiten Weltkriegs wurden junge Mädchen der Mittelschicht, die weiterführende Schulen besuchten und noch bei den Eltern wohnten, als neue Zielgruppe entdeckt.[60] Diese Mädchen hatten Taschengeld, das sie ausgeben konnten, und Vollzeitmütter, die sie auf ihren Einkaufsbummeln begleiteten. Den Unternehmern kamen die populären Theorien zur Entwicklung Jugendlicher entgegen, nach denen diese Mädchen an der Schwelle zum Erwachsenwerden standen, besondere Hilfe brauchten, um die Prüfungen und Belastungen der modernen Jugend unbeschadet zu überstehen. Zur neuesten Marketingstrategie gehörte Werbung für Seifen und Hautcremes gegen Akne und für attraktive Kleidung, die das Selbstbewußtsein stärken sollte. Diese Vorstellungen von Jugend und die Hoffnung auf Profit brachten die Zeitschrift *Seventeen* hervor, die zum ersten Mal im September 1944, zu Beginn des Schuljahrs, erschien. Helen Valentine, die erste Chefredakteurin, verkündete: »Schulmädchen Amerikas, *Seventeen* ist eure Zeitschrift!«[61] Der Erfolg der Zeitschrift beruhte auf ihrer Fähigkeit, weiblichen Teenagern Mode- und Schönheitsprodukte zu verkaufen.

Daß *Seventeen* sich auch des Gewichts seiner Leserinnen annahm, bestätigt einmal mehr, in welchem Ausmaß Schlankheit ein wichtiger Bestandteil der jugendlichen Schönheit war. Nun lernte eine neue Bevölkerungsgruppe – die Mädchen, die weiterführende Schulen besuchten –, Diät zu halten. Von 1944 bis 1948 veröffentlichte *Seventeen* eine ganze Anzahl von Artikeln über Ernährung, allerdings nur wenig zum Thema Diät. Statt dessen war die Zeitschrift dem Beispiel der Ernährungswissenschaft und Hauswirtschaftslehre gefolgt und hatte ihre Leserinnen über Nahrungsmittelgruppen und deren Bedeutung für den täglichen Speisezettel informiert; Ausgewogenheit, nicht Kalorien hatten anfangs im Mittelpunkt gestanden. Im Jahre 1948 jedoch erklärte *Seventeen* das Übergewicht zum medizinischen Problem und druckte Informationen über Kalorien und Eßpsychologie. Junge Mädchen wurden davor gewarnt, Gefühle durch Nahrungsaufnahme auszudrücken (»nähre deine Depression nicht durch Essen«) und erhielten praktische Ratschläge zur Vermeidung von Freßanfällen. Die neuen »Diätpillen« (Amphetamine), die in den 30er Jahren zur klinischen Behandlung von Übergewicht eingeführt wurden, wurden nicht erwähnt. Statt dessen wurden die Teenager ermuntert, »vernünftige« und »ausgewogene« Diäten mit 1200 bis 1800 Kalorien pro Tag einzuhalten. In den 50er Jahren versprach die Werbung für »Diätlebensmittel«, wie zum Beispiel Knäckebrot, Hilfe und vermittelte gleichzeitig der Leserinnenschaft: »Niemand liebt ein dickes Mädchen«.[62] Von Mädchen wurde ebenso wie von erwachsenen Frauen erwartet, daß sie ihren natürlichen Appetit zügelten.

Obgleich heranwachsende Mädchen immer wieder vor Abmagerungs-kuren ohne ärztliche Anleitung gewarnt wurden, stellte man das Abneh-men trotzdem als ein Unternehmen dar, das der Mühe wert war und eine Verwandlung herbeiführen konnte. »Eine Diät kann wahre Wunder voll-bringen. Wenn Ihr Arzt zugestimmt hat … müssen Sie sich nur noch da-nach richten, was die Tabellen sagen.«[63] Die Metamorphose von dick zu schlank gab immer eine moralisch aufbauende und interessante Geschichte ab. »Das dickste Mädchen der Klasse« war der autobiographische Bericht der übergewichtigen Jane, die unter dem durch ihr Übergewicht beding-ten gesellschaftlichen Stigma gelitten, eine Diät gemacht und das Glück gefunden hatte.[64] Schlanksein war mit Attraktivität, Beliebtheit beim an-deren Geschlecht und Selbstachtung gekoppelt – alles wichtige Bestand-teile der Jugendkultur. Wahre Geschichten von Menschen, die sich zu ihrem Vorteil verändert hatten, wurden zu einer beliebten Rubrik in allen Modezeitschriften der Nachkriegszeit. Diese Berichte vermittelten so-wohl erwachsenen Frauen wie auch jungen Mädchen eine verführerische Fiktion von psychischer und geistiger Wandlung.

Daß das Abnehmen sich bei jungen Frauen der Nachkriegszeit immer größerer Beliebtheit erfreute, prägte die Geschichte der modernen Diät. Außerdem können wir auf dieser Basis die Anorexia nervosa, wie wir sie heute kennen, besser deuten. Seit den 80er Jahren zieht sich das Abneh-men wie ein roter Faden durch das Leben von Frauen aller Altersstufen; mindestens 50 Prozent der amerikanischen Frauen halten praktisch dau-ernd Diät.[65] Und im Laufe des 20. Jahrhunderts ist das Alter derer, die ihren Appetit kontrollieren, immer mehr gesunken. Studien belegen, daß erschreckenderweise fast 80 Prozent der Mädchen bereits vor der Puber-tät – manchmal schon im Alter von acht oder neun Jahren – ihre Nah-rungsaufnahme einschränken, um nicht dick zu werden. Die Tatsache, daß Mädchen, nicht aber Jungen sich so früh über ihre Attraktivität Gedanken machen, ist ein zwingender Beweis für die Macht der geschlechtsspezifi-schen Sozialisation und des Diätwahns.

Die Geschichte der Diätindustrie in Amerika (die bis jetzt noch nicht ge-schrieben ist) stellt wahrscheinlich einen der erstaunlichsten Triumphe ka-pitalistischen Unternehmertums im 20. Jahrhundert dar. 1985 haben die Amerikaner über 5 Milliarden Dollar für das Abnehmen ausgegeben. Die Diätindustrie ist für Unternehmer eine Goldgrube, weil der Markt sich selbst schafft und immer weiter expandiert. Wegen der vielen Fehlschläge (Diäthaltende nehmen wieder zu und müssen immer neue Diäten machen) ist das Interesse an Diätplänen, -techniken und -produkten anscheinend grenzenlos. Fast ein Jahrzehnt lang stand immer das eine oder andere

»Diätbuch« auf der amerikanischen Bestsellerliste. Darüber hinaus ist Gewichtskontrolle jetzt ein wissenschaftliches Spezialgebiet der amerikanischen Medizin. Die *American Society of Bariatric Physicians*, die über sechshundert Mitglieder zählt, bezeichnet sich selbst als eine Gruppe, die sich auf die Behandlung von Übergewicht spezialisiert hat. Diese Tatsache bestätigt, daß in unserer Gesellschaft viele Menschen, nicht nur junge Frauen, dringend medizinische Anleitung und Führung bei der Appetit- und Gewichtskontrolle zu brauchen glauben.

Seit den 60er Jahren hat sich der Diät-Imperativ in zwei bemerkenswerten und wichtigen Aspekten verstärkt, die Auswirkungen auf die Anorexia nervosa haben: Erstens ist die weibliche Idealfigur beträchtlich schlanker geworden. Nach einem kurzen Flirt mit der vollbusigen, kurvenreichen Gestalt in der politisch konservativen Nachkriegsära ist unser kollektiver Geschmack zu einem Ideal extremer Schlankheit zurückgekehrt. Eine Reihe bekannter Studien verweisen auf das seit 1950 sinkende Gewicht von Fotomodellen, Bewerberinnen um den Titel Miß America und der im *Playboy* abgebildeten Mädchen. Weder Busen noch Hüften oder Po sind im Moment in Mode, und Jung und Alt versuchen, den neuen ästhetischen Maßstäben zu entsprechen. Eine Werbung für Bloomingdale besagt: »Schlank wie eine Tanne, zart wie die Nacht, schmal wie ein Pfeil, Bleistiftdünn, fällt Ihnen was auf?«[66] An dieser Stelle möchte ich noch einmal auf Annette Kellerman zurückkommen, die mit ihren Maßen von 1,60 m und 62 Kilo das Schönheitsideal von 1918 verkörperte. Es ist offensichtlich, daß unsere kulturelle Toleranzgrenze für Körperfett mit den Jahren immer niedriger geworden ist.

Zum zweiten hat seit der Mitte der 70er Jahre die zunehmende Bedeutung von körperlicher Fitneß und Sportlichkeit den kulturellen Druck auf die einzelnen verstärkt. Für Frauen bedeutet das, daß Fitneß als weiteres Kriterium für den Grad der Perfektion zur Schlankheit hinzugekommen ist.[67] Expertinnen auf diesem Gebiet wie zum Beispiel Jane Fonda ermuntern Frauen, einen schlanken, muskulösen Körper anzustreben. Die Tatsache, daß Aerobics, Konditionstraining und Jogging bei jungen Frauen so außerordentlich beliebt sind, beweist, daß die durch Selbstdisziplin erworbene Körperkraft eine gewisse Befriedigung mit sich bringt; sie ist aber andererseits auch Ausdruck unserer Überbewertung des Körpers. Viele, die sich dem Sportkult verschrieben haben, setzen körperliche Fitneß und Schlankheit mit einem höheren moralischen Status gleich.

Meistens beschäftigen sich diejenigen, die nach körperlicher Perfektion streben, auch mit dem, was sie essen. In den 60er und 70er Jahren stellten viele Amerikaner ihre Ernährungsgewohnheiten im Interesse von Fitneß und Gesundheit um. (1984 haben die Amerikaner mehr Gemüse, Obst und Getreideprodukte gegessen und weniger Rind- und Schweinefleisch als in den 70er Jahren.) Dieses Interesse an einer leichteren Ernährung entsprang sowohl gegenkulturellen Diät-Praktiken als auch der gesellschaftlichen Kritik an der Nahrungsmittelindustrie und der einflußreichen Behauptung der Medizin, daß der Verzehr von Fetten und Natrium Herzkrankheiten und vielleicht sogar Krebs begünstige. Angesichts dieser Zusammenhänge beschlossen viele Menschen, bei ihrer Ernährung entweder auf einen bestimmten Bestandteil (Butter, Salz, Industriezucker) oder auf eine Nahrungsmittelgruppe (Fleisch) zu verzichten. Gleichzeitig wurden manche zu Ernährungsfanatikern, die bestimmte Nahrungsmittel oder Vitamine (Weizenkleie, Kohl, Lezithin, Vitamine C und E) in den Himmel lobten und ihre eigene körperliche Reinheit hervorhoben. Die Hingabe der Anorektikerin an das Schlankheitsideal, ihr Eintreten für bestimmte Ernährungstheorien und die Begrenzung ihres Repertoires an Nahrungsmitteln auf die allerleichtesten ist mit dieser Denkweise eng verknüpft. Im Grunde genommen ist die Art, wie man sich ernährt, wieder zur Eintrittskarte ins Himmelreich geworden.

Der Psychologin Rita Freedman zufolge ist die heute verbreitete Betonung von Fitneß und sportlicher Betätigung ein zweischneidiges Schwert. Einerseits profitieren Frauen sowohl im Hinblick auf ihre seelische wie auch auf die körperliche Gesundheit von der »neuen Sportlichkeit«, die mit der zeitgenössischen Frauenbewegung einherging. Andererseits unterscheidet sich ein »auf Gesundheit gegründeter Narzissmus« nicht wesentlich von einem auf Schönheit gegründeten.[68] Und tatsächlich haben sich die Verfechterinnen des neuen Credos von der weiblichen Fitneß den gleichen Prinzipien von Eitelkeit, Selbstverleugnung und körperlicher und geistiger Wandlung verschrieben, wie die Schönheitsfanatikerinnen zu Anfang des 20. Jahrhunderts. Der Unterschied liegt darin, daß zwanghaftes Sporttreiben und chronisches Diäthalten inzwischen eine Allianz eingegangen sind.

Wie wir heute die Anorexia nervosa wahrnehmen, ist vor allem durch das rasche Tempo geprägt, in dem sich der Druck auf Frauen, ihren Körper zu verändern, verstärkt hat. Der Kult, der um anstrengende körperliche Betätigung betrieben wird, und die wachsende Beliebtheit der »Light«-Produkte haben eindeutige Auswirkungen darauf, wie sich die Anorexia nervosa äußert. Obwohl schon im 19. Jahrhundert Hyperaktivität als eines ihrer Symptome galt, war diese bis vor kurzem nie eine kulturell sanktionierte Verhaltensweise. Allerdings läßt sich aus Fallberichten und den Lebensgeschichten Betroffener in den 80er Jahren ein deutliches Muster ableiten: Für die typische Anorektikerin hat Sporttreiben eine ritualisierte Bedeutung angenommen. Wieviel man läuft und wie wenig man ißt, stellt für sie die moralische Meßlatte dar.

Für die Anorektikerin unserer Tage ist der Körper zu einem Instrument des Wettbewerbs geworden, einem Mittel, ihren Eifer zu beweisen. Anorektikerinnen verlangen sich nicht nur athletische Leistungen ab, sondern sie beobachten auch wachsam, was mit den Körpern ihrer Freundinnen geschieht. Die Aussage einer jungen Frau Hilde Bruch gegenüber ist typisch für Anorexiepatientinnen: »Es gefällt mir nicht, wenn andere Mädchen schlank sind.« Für sie war es das Wichtigste und auch die Triebfeder ihres Ehrgeizes, schlanker zu sein als alle ihre Freundinnen. Eine geheilte Anorektikerin beschrieb das Bedürfnis, die Schlankste zu sein, in einer Geschichte über einen Einkaufsbummel: »Auch heute noch ist es sehr schwierig für mich, in einen Laden zu gehen und zu sagen: ›Ja, ich möchte Größe 5‹; das kommt mir so gewöhnlich vor. Früher konnte ich hineingehen und sagen: ›Ich möchte Größe 1‹, und alle haben sich nach mir umgesehen. Es war, als würde der ganze Laden, als würden alle um mich herumstehen und sagen: ›Mensch, bist du dünn – das muß schön sein!‹ ... Alle meine Freundinnen scheinen Größe 5 oder 7 zu tragen, und ich wollte nicht einfach Durchschnitt sein.«[69] Offensichtlich spielen Altersgenossinnen in diesem Schlankheitswettbewerb eine wichtige Rolle. Da sich die Anorektikerin darüber definiert, daß sie schlanker ist als alle anderen, bezieht sie aus ihrem in lebensgefährlichem Maße ausgezehrten Körper eine trügerische Sicherheit.

Heute ist die Anorexia nervosa eine gefährliche Krankheit, weil die Betroffenen weniger wiegen als je zuvor. Eine Statistik des Körpergewichts von stationär behandelten Anorexiepatientinnen seit den 30er Jahren belegt, daß das Gewicht der Erkrankten im Laufe der Jahre stetig gesunken ist – heute werden mehr stark abgemagerte Patientinnen eingeliefert als vor 50 Jahren.[70] Noch erschreckender sind diese Zahlen, wenn wir bedenken, daß junge Frauen heute größer sind als ihre Mütter und Großmütter und eigentlich mehr wiegen müßten. Daß die Anorexia nervosa heutzutage einen schweren Verlauf nimmt, könnte auf einen späteren Beginn der Behandlung oder auf längere ambulante Therapieversuche vor der Hospitalisierung zurückzuführen sein. Allerdings sind diese Erklärungsversuche angesichts dessen, daß unsere Gesellschaft stärker für die Anorexia nervosa sensibilisiert ist, wenig überzeugend. Wahrscheinlicher ist, daß die massive Abmagerung der Betroffenen auf fanatisches Sporttreiben und Hungern zurückzuführen ist; hinzu kommt, daß Eltern und Ärzte einen überschlanken Körper nicht so rasch als Grund zum Eingreifen sehen.

Diese Symptomenkonstellation bestätigt eindeutig, daß die Anorexia nervosa viel mit dem modernen Diätverhalten zu tun hat. Wie bei vielen psychischen Störungen sind die Verhaltenssymptome auch hier Ausdruck bestehender kultureller Werte. Obgleich die Psychogenese der Anorexia nervosa weitgehend individuell und familiär bedingt ist, hat unsere Bewunderung für extrem schlanke Frauen sicher dazu beigetragen, daß die Zahl der Diäthaltenden dramatisch gestiegen ist. Diese Situation wiederum begünstigt, daß immer mehr junge Frauen gefährdet sind, an Anorexia nervosa zu erkranken. In einem Modell, das eigentlich aus der Literatur über den Drogenmißbrauch stammt, heißt es: Es gibt eine Korrelation zwischen dem Grad des Ausgesetztseins und dem Grad der Abhängigkeit in einer Population. Die Anorexia nervosa scheint ähnlich zu funktionieren. Moderne Studien haben gezeigt, daß bei Angehörigen von Berufen, in denen eine schlanke Figur ein Erfolgskriterium und Diäthalten allgegenwärtig ist – etwa bei Fotomodellen oder Ballettänzerinnen – die Zahl der Fälle von Anorexia nervosa extrem gestiegen ist.[71] Die Schlankheit ist in unserer Gesellschaft fast zum Religionsersatz geworden, und deshalb ist es auch nicht weiter verwunderlich, daß so viele Frauen unserer Zeit Anhängerinnen dieses neuen Glaubens sind – die Anorexia nervosa hat sich inzwischen zur häufigsten psychischen Störung bei weiblichen Jugendlichen entwickelt.

Nachwort

Fast ein Jahrhundert lang, von der Zeit William Gulls und Charles Lasègue bis in die siebziger Jahre unseres Jahrhunderts hinein, war die Anorexia nervosa medizinischen Laien kaum ein Begriff. Heute allerdings ist diese Krankheit nur allzu bekannt: Wenn nicht sogar in unserer eigenen Familie ein solcher Fall aufgetreten ist, haben wir doch zumindest aus zweiter oder dritter Hand von einem gehört. Obgleich die gegenwärtige »Epidemie« sicherlich dem Umstand zuzuschreiben ist, daß die Mädchen selbst besser über die Krankheit informiert sind und die Ärzte häufiger zu dieser Diagnose greifen, ist die Zahl der Fälle seit den sechziger Jahren doch stark gestiegen. (Heute leiden schätzungsweise 10 Prozent der amerikanischen Frauen an Eßstörungen, bei Studentinnen sind es sogar etwa 20 Prozent.)[1] Dies ist das historische und epidemiologische Rätsel, das bis jetzt kein biologisches und psychologisches Erklärungsmodell lösen konnte.

Die Zahl junger Frauen, die seit 1960 von dieser gefährlichen Krankheit befallen wurden, belegt den Zusammenhang zwischen einschneidenden gesellschaftlichen Veränderungen und der Intensivierung der Körperkontrolle. Jedoch werfen diese steigenden Zahlen auch die Fragestellung auf, warum gerade in den vergangenen fünfundzwanzig Jahren Nahrung und Essen für so viele junge Frauen aus der Mittelschicht zum psychologischen Schlachtfeld geworden sind.

Zwar kann man angesichts der Tatsache, daß Diäten und Sportprogramme in den letzten zehn Jahren eine immer größere Verbreitung fanden, die Zunahme von Anorexiefällen besser verstehen – die Frage ist damit allerdings noch nicht vollständig beantwortet. Um zu einer umfassenderen Erklärung zu gelangen, müssen wir uns mit einigen weiteren gesellschaftlichen Veränderungen beschäftigen und dabei im Kopf behalten, daß die gegenwärtige Situation nicht von einem einzelnen Faktor ausgelöst wurde. Vielmehr sind die Ursachen im Zusammenspiel unseres ökonomischen und kulturellen Umfeldes mit persönlichen und familiären Faktoren zu suchen. Aus diesem Spannungsfeld heraus nämlich entstehen bei jungen Frauen verstärkt soziale und emotionale Unsicherheiten, die ihrerseits wiederum die Gefahr erhöhen, daß die Betroffene an Anorexia nervosa erkrankt. In diesem Zusammenhang sind zwei grundlegende gesellschaftliche Veränderungen für das Problem von Bedeutung: Die eine hat mit Nahrung zu tun; die andere mit den neuen Erwartungen der beiden Geschlechter aneinander.

Seit dem Zweiten Weltkrieg und besonders in den vergangenen zwei Jahrzehnten hat sich in der amerikanischen Mittelschicht eine regelrechte Revolution vollzogen, die die Eßgewohnheiten ebenso betrifft wie unsere Einstellung zum Essen.[2] Die Anforderungen einer expandierenden kapitalistischen Gesellschaft haben zu außerordentlichen Neuerungen in Technologie und Marketing geführt, die wiederum die Nahrung selbst und unsere Art, sie zu konsumieren, verändert und auch die Bandbreite des Angebots erweitert haben.

Obwohl viele Nahrungsmittel unserer Zeit verarbeitet und haltbar gemacht werden und deswegen nur noch ansatzweise ihren Geschmack und ihre Beschaffenheit beibehalten haben, so steht doch ein schier unerschöpfliches Repertoire an neuen und anderen Geschmacksrichtungen zur Verfügung. Der Mensch der achtziger Jahre, der im Zentrum einer Stadt ein schnelles Mittagessen zu sich nehmen will, hat die Auswahl zwischen Tacos mit Guacamole und Sauce, Houmus und Falafal in Pitabrot, Sushi, Tortellini, Quiche und Pad thai – und dazu kommen noch die traditionelleren »amerikanischen« Gerichte wie Hamburger. Vor dreißig Jahren war diese verschiedenartige internationale Kost den meisten Amerikanern so unbekannt wie viele ihrer Zutaten: Avokados, Koriander, Kichererbsen, Pitabrot, roher oder unverarbeiteter Thunfisch, Soyasauce, Reisnudeln und Joghurt. Das sogenannte globale Dorf hat, so scheint es, auf unseren Körper ebenso Auswirkungen wie auf unseren Geist.

Die Erweiterung unseres Nahrungsmittelrepertoires, die Einführung ethnischer Gerichte und die »Gourmandisierung« Amerikas haben in den Küchen der Mittelschicht hektische Aktivität ausgelöst und dazu geführt, daß auf den Regalen unserer Supermärkte jetzt andere Produkte stehen. Heute verschmähen weite Teile der gebildeten Mittelschicht den Eissalat – nicht weil sie immer noch Cesar Chavez und die Sache der Farmarbeiter unterstützen, sondern weil der Eissalat im Vergleich zum römischen Salat, dem Lollo Rosso, dem Rukola, dem Raddiccio und dem Endiviensalat als langweilig und geschmacklos gilt. Bei Speiseeis geht es nicht mehr bloß um die Frage ›Schokolade oder Vanille‹; in der Kühltruhe eines normalen Supermarktes finden sich Feinschmecker- und fettreduzierte Sorten ebenso wie Fruchteis, Sorbets, italienisches Eis, Ersatzprodukte ohne Milch und eine große Zahl besonderer Kleinigkeiten für Kinder. Diese für den kapitalistischen Markt typische Differenzierung und Segmentation ist gleichzeitig Ursache und Folge der veränderten Eßgewohnheiten.

Es mag paradox erscheinen, aber trotz der Produktvielfalt, aus der er auswählen kann, hat der zeitgenössische Esser wahrscheinlich eher weniger als mehr Einfluß auf die Beschaffenheit der Nahrung als je zuvor. Der Anthropologe Sidney Mintz hat aufgezeigt, daß der Kapitalismus – im Interesse der Profite der Nahrungsmittelindustrie – den Konsum kanalisiert.[3] Obwohl die Werbung Bequemlichkeit und Freiheit im Umgang mit Nahrung verspricht, verzehren wir immer mehr homogenisierte Massenprodukte, die von Zucker und Fett strotzen; diese Zutaten werden von vielen Menschen heutzutage als notwendig, natürlich und wohlschmeckend betrachtet. Unser Geschmack scheint im gleichen Maße Produkt unseres wirtschaftlichen und gesellschaftlichen Systems zu sein wie die Wirkung der Nahrung auf die mikroskopisch kleinen Geschmacksnerven auf unserer Zungenoberfläche.

Im Kapitalismus werden Essen, Appetit und Geschmack zu äußerst komplizierten Angelegenheiten. Zu viele Stimuli konfrontieren uns mit einem Überfluß an Nahrung, der in einer Gesellschaft, in der die Angst vor dem Übergewicht so stark ist, wiederum immer strengere Selbstkontrolle erfordert. Viele von uns haben täglich mit einem grundlegenden Widerspruch unseres Wirtschaftssystems zu kämpfen – nämlich, daß Hedonismus und Disziplin nebeneinander existieren müssen.[4] Für Amerikaner der Mittelschicht wird diese Spannung besonders im Bereich des individuellen Eßverhaltens spürbar. Es ist also nicht weiter verwunderlich, daß Essen und Diäthalten ein so unerschöpfliches Thema darstellen.

Die Nahrungsrevolution hat mit Gedanken und Verhaltensweisen ebenso zu tun wie mit Technologie und Märkten. Um noch einmal Hilde Bruch zu zitieren, »Es gibt keine menschliche Gesellschaft, die rational mit der Nahrung in ihrer Umgebung umgeht und nur ißt, was verfügbar, eßbar und nahrhaft ist. Nahrung ist mit Wertvorstellungen und Ideologien, Religiosität und gesellschaftlichem Prestige beladen.«[5] In unserer Gesellschaft bestimmt nicht nur der Hunger die Auswahl der Nahrungsmittel und das Essen. Die Beobachtung, daß die zeitgenössische Werbung Nahrung mit Geselligkeit, Status und Sexualität in Verbindung bringt, ist nichts Neues. Besonders in der Überflußgesellschaft, wo das Essen anscheinend weitgehend eine Frage der individuellen Wahl ist, wird Nahrung als wichtiger Ausdruck der Persönlichkeit gesehen.

In den sechziger Jahren zum Beispiel gaben viele junge Leute der Gegenkultur die Art von Nahrung auf, die sie mit ihrer bürgerlichen Herkunft assoziierten, und aßen statt dessen Vollkornprodukte, naturbelassene Lebensmittel und kein Fleisch. Diese neue Ernährungsweise stand für persönliche und politische Werte und setzte die eine Generation von der anderen ab; unabhängige Nahrungsmittelkooperativen boten einen alternativen Weg, Nahrungsmittel auszuwählen und zu erwerben und gleichzeitig die Lebensmittelkonzerne zu meiden. Nahrung diente eindeutig als Ausdruck von politischen Einstellungen, Moral und Reinheit.

Seit den achtziger Jahren ist es besonders die wohlhabende Stadtbevölkerung, die ihren Status und ihre persönliche Identität dadurch ausdrückt, was sie ißt. Viele haben die traditionelle amerikanische Küche von ihrem Speisezettel verbannt, begeisterten sich zuerst für die Nouvelle Cuisine und sind inzwischen vernarrt in amerikanische Regionalküchen wie Tex-Mex und Cajun. In welchem Ausmaß die Wahl der Cuisine den modernen Zeitgeist beherrscht und definiert, wird in einer Karikatur aus dem *New Yorker* deutlich: Ein junges berufstätiges Paar unterhält sich nach einem Abendessen bei Freunden; ganz ernsthaft sagt einer zum anderen: »Wir könnten gut mit David und Elizabeth befreundet sein, wenn sie nicht an alles Sauce Béarnaise tun würden«.[6] Ganz offensichtlich definiert sich nicht nur die Anorektikerin über Nahrung und Essen. Auch viele andere haben das Motto »Du bist, was du ißt« – oder, in diesem Fall, was du nicht ißt – verinnerlicht.[7]

Mit der Erweiterung unseres Nahrungsmittelangebots und der außerordentlichen Beachtung, die wir der Auswahl der Lebensmittel schenken, haben sich auch die Bedingungen der Nahrungsaufnahme verändert. Essen ist inzwischen keine gesellige Angelegenheit mehr – in der amerikanischen Gesellschaft von heute wird immer seltener am Familientisch gegessen. Diese Tendenz setzte in der Nachkriegszeit ein, als die ersten Fertiggerichte auf den Markt kamen und Drive-In-Restaurants eröffneten – die Vorläufer der Fast-Food-Ketten, die heute 45 Milliarden Dollar im Jahr umsetzen. In letzter Zeit haben sich kultivierte Esser – insbesondere wohlhabende Städter, die neue Trends setzen – eine ganz ähnliche und äußerst mobile Art zu essen angewöhnt: das sogenannte *grazing* (grasen; Anm. d. Übers.). Menschen, die »grasen«, naschen über den Tag verteilt hier und da in verschiedenen Lokalen kleine Köstlichkeiten. (Natürlich sieht das *grazing* je nach Schichtzugehörigkeit des Essers anders aus. In der Arbeiterklasse besteht der übliche Imbiß wohl aus Pommes frites und Limonaden. Hingegen wählt die Elite eher importierte Schokolade, etwas Ziegenkäse oder Kaviar und ein Glas Perrier.) In beiden Fällen essen die Amerikaner überall – in der Schule, im Theater, in Büchereien und

Museen, auf der Straße, am Schreibtisch, am Telefon, im Whirl-Pool, beim Autofahren. Kurz gesagt, es ist ihnen gleichgültig, wo sie essen. Schilder mit der Aufschrift »Essen und Trinken verboten«, die in anderen Teilen der Welt kaum zu finden sind, schmücken in den USA öffentliche Gebäude – ein klares Zeichen für unsere vagabundenhafte Art zu essen.[8]

An den Universitäten, wo Eßstörungen besonders häufig vorkommen, ist die Lage noch extremer. Schon in den siebziger Jahren mußten die meisten Studienanfänger ihre Mahlzeiten nicht mehr im Sitzen und zu festgesetzten Zeiten im Speisesaal einnehmen. Der Rückgang von Mahlzeiten im familiären Stil an amerikanischen Universitäten war eine Folge der gesellschaftlichen Umwälzungen in den sechziger Jahren. Ein weiterer Grund war auch, daß die Universitäten ihre umstrittene Rolle als Elternersatz nicht mehr erfüllen wollten. Die sozialen Kontakte und das Sexualverhalten der Studierenden unterlag nicht mehr der Kontrolle der Lehranstalt, und im Zuge dieser Entwicklung wurde auch nicht mehr versucht, den Gemeinschaftsgeist durch gemeinsame Mahlzeiten zu fördern. Zwar hatten sich die Studenten immer schon über die Qualität der angebotenen Mahlzeiten beschwert, aber nun meldeten sie zunehmend Sonderwünsche an: Manche wollten kein Fleisch oder bestanden auf naturbelassenen Lebensmitteln; andere verlangten makrobiotische oder koschere Gerichte, und viele wollten einfach die Freiheit haben zu entscheiden, was und wann sie essen wollten, und aßen immer öfter zu Hause.

Der heutige Studienanfänger ist ein klassischer vagabundierender Esser, weil das universitäre Umfeld ihn dazu ermutigt. Der typische Student besucht verschiedene Universitäts-Cafeterias oder kommerzielle Lokale außerhalb des Universitätsgeländes, wo er zu jeder Tageszeit frühstücken, mittag- oder abendessen kann. In einer Mensa kann man essen, soviel man will – eine Tatsache, die bulimischen Verhaltensweisen Vorschub leistet: »Ich ging ins Contract, aß das ganze Zeug, ging aufs Klo, kotzte es raus, kam zurück, aß noch einmal, kotzte es raus, aß wieder.«[9] Zudem begünstigt der Umstand, daß nahezu alle Sorten von Lebensmitteln jederzeit zur Verfügung stehen, ein wahlloses Eßverhalten. Traditionelle Ernährungsgewohnheiten – etwa bestimmte Lebensmittel zu bestimmten Tageszeiten oder in einer bestimmten Reihenfolge zu verzehren – verschwinden in diesem unstrukturierten Klima. So stellen denn ein Eis, eine kohlensäurehaltige Limonade und ein Brötchen eine bequeme und beliebte Mahlzeit dar, die zu jeder Tageszeit gegessen werden kann. Die meisten Universitäten und die umliegenden Ortschaften haben dafür gesorgt, daß die Studenten ihren Appetit jederzeit stillen können. Snackbars und Automaten stehen fast in jeder verfügbaren Ecke der Universitätsgebäude und Wohnheime;

Pizza und chinesische Gerichte werden mitten in der Nacht heiß angeliefert.

In einem Umfeld, in dem so wahllos gegessen wird, ist es nicht weiter erstaunlich, daß Eßgewohnheiten zu einem Problem werden. Das soll nicht heißen, daß die Universitäten selbst Eßstörungen bei Studenten hervorrufen. Für diejenigen, die bereits die Saat für eine solche Störung von zu Hause mitbringen, bieten sie jedoch einen fruchtbaren Boden. Denn das, was Nahrung betrifft, permissive und hochindividualisierte Klima, das seit den 70er Jahren an den Universitäten herrscht, begründet eine hohe Wahrscheinlichkeit, daß zuviel oder zuwenig gegessen wird.[10]

Für diejenigen jungen Frauen, die an einer beginnenden oder bereits ausgeprägten Anorexia nervosa leiden, bedeutet das unstrukturierte Universitätsleben wahrscheinlich zunächst eine Befreiung von der elterlichen Kontrolle. In gewisser Beziehung stellt das Weggehen zur Universität eine Trennung von den Eltern dar, wie sie Ärzte seit William Gulls Zeiten als Therapie empfehlen. Eigentlich sollte sich mit dem Wegfall der elterlichen Kontrolle das Verhältnis zu Nahrung und Essen entspannen. Da die Anorektikerin nun ein selbstbestimmteres Leben führen kann und ihre Nahrungsaufnahme nicht mehr überwacht wird, sollte sie jetzt eigentlich normal auf ihren Hunger reagieren.

Allerdings verstärkt das universitäre Umfeld statt dessen oft noch die physischen und emotionalen Probleme der Anorektikerin. Mahlzeiten können so leicht ausgelassen werden, daß das Nichtessen nur allzu leicht zur Gewohnheit wird oder die Nahrungsaufnahme auf ein einziges Lebensmittel beschränkt werden kann: Äpfel, Suppe, Hüttenkäse oder Kräcker. Da sich niemand darum kümmert, wieviel sie ißt, verliert die anorektische Studentin unter Umständen stark an Gewicht und ihr Verhalten nimmt immer mehr Suchtcharakter an. Offensichtlich wirkt die Entscheidungsfreiheit in Bezug auf das Essen auf die anorektische Studentin oft eher beunruhigend als befreiend:

Ich kenne hier überhaupt keine Grenzen. Zu Hause füllt mir meine Mutter den Teller … Aber wenn ich hier bin, ist alles ganz anders. Ich kann überhaupt nicht sagen, wie groß eine Portion eigentlich ist. Und nach dem Essen bekomme ich so große Angst. Oh mein Gott, wieviel habe ich eigentlich gegessen? Darum lasse ich es einfach und esse gar nichts.[11]

Daß sämtliche Gedanken der Anorektikerin um die Appetitkontrolle kreisen, wird noch dadurch gefördert, daß selbst Freundinnen und Kommilitoninnen, die regelmäßig essen, dauernd über Diäten und Gewicht sprechen. Diätbewußte Studentinnen berichten, daß Fasten, Gewichtskontrolle und Freßgelage einen festen Bestandteil des Lebens an amerikanischen Universitäten darstellen.[12] Offensichtlich ist die Anorektikerin nicht die einzige Frau an der Uni, die sich ständig mit Nahrung und ihrem Körper beschäftigt. Weil die meisten Studentinnen in einer fett-phobischen Gesellschaft aufgewachsen sind, machen sie sich darüber Gedanken, wie sie in einer Umgebung, die dauernd zum Essen (oder Nichtessen) einlädt, schlank werden oder bleiben können. Methoden zur Gewichtskontrolle werden oftmals ohne Rücksicht auf Risiken angewendet. So zeigen zum Beispiel neueste Studien, daß heranwachsende Frauen den schnellstwachsenden Markt für Zigaretten bilden, wobei sie zu rauchen beginnen, weil sie dies als funktionelle Hilfe bei der Gewichtskontrolle betrachten.[13]

Junge Frauen zwischen 13 und 30 haben nicht nur eine gemeinsame Vorstellung von der Idealfigur, sondern sie lernen auch voneinander, wie man zu dieser kommt. Informationen über Diäten, Abführtechniken und andere »deregulierende Verhaltensweisen« gehören zu ihrer Subkultur. Die Techniken werden populären Berichten über die Anorexia nervosa, den Veröffentlichungen der Diätindustrie, Frauenzeitschriften und den Erfahrungen von Freundinnen entnommen. *The Beverly Hills Diet*, ein Buch, das lange auf den Bestsellerlisten stand, befürwortete eine Art der Bulimie, bei der Freßgelage durch den Verzehr von Unmengen roher Früchte »kompensiert« wurden, um dadurch Durchfall herbeizuführen.[14] Und eine Studie aus dem Jahre 1981 zeigt, daß eine Studentin, die abführt, meist eine andere Studentin kennt, die ebenfalls zu solchen Mitteln greift, während eine Frau, die dies nicht tut, auch kaum jemals eine kennt, die abführt. Der Psychologin Ruth Striegel-Moore zufolge »entsteht auf diese Weise ein positives Feedback: Je mehr Frauen mit gestörtem Eßverhalten es gibt, desto wahrscheinlicher ist es, daß noch mehr Frauen Eßstörungen entwickeln.«[15]

Seit den achtziger Jahren bekommen Studentenberater oder -psychologen nicht selten Berichte von Studentinnen zu hören, deren Zimmergenossin oder Freundin nicht ißt oder ihre Nahrung nicht bei sich behält. Manche Studentinnen begannen, alles mit »therapeutischen Augen« zu sehen, und waren nur allzuschnell bereit, jemanden als anorektisch zu bezeichnen oder diese Diagnose auf sich selbst anzuwenden. Allerdings ist auch vielen klar, daß Eßstörungen in einem Umfeld, in dem so viele Diät halten oder unkonventionelles Eßverhalten an den Tag legen, schwer zu erkennen sind. Trotzdem sind das Eßverhalten und das Gewicht anderer in den Augen junger Frauen, die die Pflichtethik – wie sie die Psychologin Carol Gilligan beschreibt – bereits verinnerlicht haben, Faktoren, an denen sie die Moral ihrer Altersgenossinnen messen.[16] Demzufolge wird sich eine Studienanfängerin die folgenden Fragen stellen: Soll ich mich in das persönliche Verhalten einer Freundin einmischen? Wie steht es mit dem Eßverhalten meiner Freundin, verglichen mit ihrem Engagement im Studium oder ihren sexuellen Beziehungen? Soll ich ihren Eltern oder einer Dozentin von ihren Symptomen erzählen? Was ist meine Aufgabe und welche Verantwortung trage ich, falls meine Freundin oder Zimmergenossin *wirklich* an Anorexia nervosa oder an Bulimie leidet? Für die heutige Studentinnengeneration stellt die Notwendigkeit, lernen zu müssen, mit Eßstörungen umzugehen, ein ernstes moralisches Dilemma dar.

Eßstörungen sind an amerikanischen Universitäten so häufig geworden, daß die *Chronicle of Higher Education* sich des Themas angenommen hat. Außerdem hat eine ansehnliche Anzahl von Universitäten Einrichtungen geschaffen, wo Betroffene Hilfe bekommen können. Vielerorts gibt es Selbsthilfegruppen und werden Psychotherapien für Studentinnen angeboten, die entweder selbst an Eßstörungen leiden oder betroffene Freundinnen haben. Natürlich ist die Klientel fast ausschließlich weiblichen Geschlechts. Im Februar 1986 trafen sich Vertreter vieler angesehener amerikanischer Universitäten am Radcliffe College zu einer Konferenz über Eßstörungen; in dem zweitägigen Seminar sollten Wege erarbeitet werden, wie betroffene Studentinnen von Altersgenossinnen an den Universitäten beraten werden können. So unterstützt der Dekan an der Cornell-Universität eine Seminarreihe mit dem Titel »Frauen, Nahrung und Selbstachtung«.

Doch Eßstörungen treten nicht nur bei Studentinnen auf; auch erwachsene Frauen erkranken daran. Heute, mehr noch als im viktorianischen Zeitalter, ist der Appetit ein wichtiges Ausdrucksmittel der weiblichen Identität. In unserer Gesellschaft, die von der Angst vor Übergewicht beherrscht wird, ringen die Frauen mit der Nahrung, weil sie in ihren Augen Dicksein und Kontrollverlust bedeutet. Für eine Frau unserer Zeit ist es für gewöhnlich problematisch (und bestenfalls eine Ausnahme), herzhaft und unbesorgt zuzugreifen. Infolgedessen beginnen viele Frauen, ihren eigenen Appetit zu hassen und zu fürchten; das Essen wird zu einem beschämenden und widerwärtigen Akt, und das Leugnen des Hungers ein wichtiger Bestandteil von Identität und Persönlichkeit. In unserer Gesellschaft können die wenigsten Frauen ihrem Appetit freien Lauf lassen. Auch ist es ihnen nicht möglich, das außerordentliche Angebot an Nahrungsmitteln, das der Überfluß der Nachkriegszeit zugänglich gemacht hat, (ohne Schuldgefühle) zu genießen. Nicht nur in der Praxis der Psychologen finden sich Hinweise auf diese Zwangslage der Frauen: Sogar in Fernsehwerbespots bekämpft die Esserin dauernd ihren Appetit (während der Mann ißt, soviel er will);[17] eine Frau, die sich an die Konventionen, die den gesellschaftlichen Umgang der Mittelschicht prägen, hält, behauptet stets standhaft, ihren Teller nicht leer essen zu können. Auch in den immer beliebteren feministischen Comics (zum Beispiel von

Nicole Hollander), wird das Essen als eine Art verbotenes Vergnügen und Selbstausdruck dargestellt. In den siebziger und achtziger Jahren wurde der Imperativ der Appetitkontrolle deswegen besonders belastend, weil der Stimulus zu essen (oder nicht zu essen) überall lockte.

Bei jungen Mädchen an der Schwelle zum Erwachsenwerden geht die Angst vor dem eigenen Appetit und die Beobachtung des Körpers Hand in Hand mit sexuellen Ängsten und den Schwierigkeiten, die die veränderte Geschlechterrolle mit sich bringt. Die Sexualität nämlich ist der zweite wichtige Bereich gesellschaftlichen Wandels, der wahrscheinlich zu der steigenden Zahl von Anorektikerinnen beiträgt. In der Tat gibt es einige gerechtfertigte gesellschaftliche Gründe, warum sich weibliche Jugendliche unserer Tage davor fürchten, eine erwachsene Frau zu werden. Die »anorektische Generation«, besonders die nach 1960 Geborenen, hat bereits eine Reihe von Unsicherheitsfaktoren erlebt, in deren Licht die Heterosexualität eher beängstigend als angenehm aussieht. Für die jungen Frauen waren die Auflösung der Familie, die steigende Scheidungsrate und die sich verändernden Geschlechterrollen schon seit ihrer Kindheit Tatsachen, mit denen sie leben müssen. Sie sind mit Männern und Frauen aufgewachsen, die sich am Verhandlungstisch gegenübersaßen; sie haben wütende Stimmen gehört und gesehen, wie Beziehungen zerbrachen und Familien neu zusammengestellt wurden. Obgleich es keinen eindeutigen Zusammenhang zwischen Scheidungsfamilien und Anorexia nervosa gibt, gehört es zu den Erfahrungswerten der anorektischen Generation, daß Familien zerbrechen können. Den Angehörigen dieser Altersgruppe ist klar, daß nicht alle heterosexuellen Beziehungen ein Happy-End haben.

Infolge dieses gesellschaftlichen Wandels stehen manche junge Frauen der Bindung an einen Mann ambivalent gegenüber. Ihr ideales Frauenbild orientiert sich am Feminismus nach der Zeit der Studentenrevolte. Obwohl die meisten Studienanfängerinnen für gewöhnlich mit einem feministischen Vokabular wenig anfangen können, streben sie heute zum Großteil eine eigene Karriere an, ohne dabei den Gedanken an Heirat und Familie gänzlich aufzugeben. Eine von der Soziologin Mirra Komarovsky erstellte Studie über Studentinnen aus dem Jahre 1985 belegt, daß es für das Selbstwertgefühl dieser Generation unentbehrlich geworden ist, einen Platz in der Arbeitswelt zu finden – trotzdem entschieden sich nur zwei Prozent der Befragten für eine Karriere ohne Ehe.[18] In der Überzeugung, daß Individualität und Ehe einander nicht ausschließen, sind diese jungen Frauen an Heterosexualität interessiert, geben aber gleichzeitig zu, daß »Beziehungen mit Typen« selbst an der Universität schwierig sind. Komarovsky beschreibt die Konflikte, die das Verabredungsritual (wer die

Initiative ergreift und wer bezahlt), die Entscheidungsfindung als Paar, intellektuelle Rivalitäten und die Konkurrenz im Graduiertenstudium betreffen. Anders als Mutter, die mit Vater in eine andere Stadt zog, als er promovierte, und ihn durch verschiedene Jobs miternährte, will die heutige Studienanfängerin – ob sie nun erklärte Feministin ist oder nicht – selbst Karriere machen. So hofft sie, sich ein angenehmes Leben zu sichern und im Fall einer Scheidung nicht mittellos dazustehen.

Weiterhin verlangen sexuelle Aktivitäten in der modernen Welt von AIDS auch außerordentliche Sicherheitsvorkehrungen. Obwohl vorehelicher Geschlechtsverkehr gebilligt (wenn nicht gar befürwortet) wird, bereitet er weiblichen Studienanfängerinnen verständlicherweise einige Sorgen. Eine Anzeige in einer Ausgabe von *Ms.* aus dem Jahre 1986, die junge Frauen zum Kauf von Kondomen bewegen soll, fängt die momentane Ambivalenz hinsichtlich der körperlichen Seite der Heterosexualität ein: »Laßt uns den Tatsachen ins Auge sehen, Sex kann heutzutage ein risikoreiches Unternehmen sein, und du brauchst allen zur Verfügung stehenden Schutz. Angesichts der Furcht vor ungewollter Schwangerschaft, sexuell übertragbaren Krankheiten und den potentiellen Nebenwirkungen von vielen Verhütungsmitteln mag es so aussehen, als sei Sex das Risiko nicht mehr wert.«[19] Manchen StudentInnen macht die ungewohnte Freiheit und Unabhängigkeit des modernen Universitätslebens ebensoviel Angst wie Freude. In diesem Zusammenhang möchte ich noch einmal auf die klinischen Berichte hinweisen, die belegen, daß Anorektikerinnen nicht sexuell aktiv sind.

Obwohl weibliche Abhängigkeit nicht mehr in Mode ist, verbinden sich bei den jungen Frauen dieser Generation traditionelle Erwartungen mit dem Streben nach Gleichberechtigung und Macht. Klug und schön zu sein, einen aufregenden Job mit 75 000 Dollar Jahresgehalt zu haben, zwei wundervolle Kinder zusammen mit einem Mann aufzuziehen, der hilfsbereit, aber gleichermaßen dynamisch ist – so sehen die Zukunftspläne vieler Studienanfängerinnen heute aus. Um dieses Maß an persönlicher und gesellschaftlicher Perfektion zu erreichen, müssen die Frauen sich selbst sehr viel abverlangen: Umwege sind weder auf persönlichem noch auf beruflichem Gebiet möglich – sie müssen unnachgiebig ihre Ziele verfolgen. Die Selbstkontrolle, die nötig ist, um die neue »Superwoman« (ein durch die Kolumnistin Ellen Goodman bekannt gewordener Begriff)[20] zu werden, ähnelt dem für Anorektikerinnen typischen Starrsinn. Alles in allem scheinen die Ideale dieser Generation privilegierter junger Frauen und die Krankheit, die sie am häufigsten befällt, zwei Kehrseiten der gleichen Medaille zu sein.

Meine These, daß die nach 1960 aufgetretene Anorexia-nervosa-Epidemie mit den jüngsten gesellschaftlichen Veränderungen in den Bereichen Nahrung und Sexualität zusammenhängen, soll kein Argument dafür sein, die Uhr zurückzudrehen. Gerade als Feministin sehne ich mich nicht nach der fälschlicherweise oft harmonisierten guten alten Zeit zurück. Überdies beweist die historische Forschung, daß die Anorexia nervosa bereits um 1850 im wirtschaftlichen und emotionalen Milieu der bürgerlichen Familie latent vorhanden war. Es wäre ein wenig sinnvoller Lösungsansatz, die Frau wieder in die Küche zu verbannen, an den Universitäten wieder regelmäßige Mahlzeiten einzuführen oder die persönlichen und beruflichen Möglichkeiten wieder auf die der viktorianischen Zeit zu beschränken. Auf der Basis der fundiertesten zeitgenössischen Studien über die Anorexia nervosa müssen wir zu dem Schluß kommen, daß die Krankheit sich als Folge des Zusammenwirkens von externen und internen Kräften im Leben des Individuums entwickelt. Die externen Kräfte, wie sie hier beschrieben sind, führen nicht für sich allein zu Psychopathologien, aber sie geben ihnen eine Form und haben Einfluß auf ihre Häufigkeit.

In der Wirrnis dieser Übergangszeit, in der sich Frauen zwar zögernd eine neue Zukunft eröffnet, Geschlechterrollen und Sexualität jedoch immer noch durch die Tradition geprägt sind, spüren junge Frauen an der Schwelle zum Erwachsenwerden den Schmerz der gesellschaftlichen Veränderungen ganz besonders.[21] Sie suchen nach Richtlinien, finden aber wenig nützliche, auf Erfahrung beruhende Anleitung. Welche Teile der weiblichen Tradition wollen sie in Zukunft übernehmen? Welche Teile sollen sie hinter sich lassen? Diese schwierigen persönlichen und politischen Entscheidungen müssen viele junge Frauen treffen, ohne daß ihnen grundlegende Kenntnisse über die Geschichte und die Erfahrungen ihres Geschlechts vermittelt worden wären. Unsere jungen Frauen stehen vor einer Herausforderung, und ihre Erwartungen werden geweckt, ohne daß ihre jeweiligen Zukunftspläne oder die weibliche Kreativität im allgemeinen ausreichend gefördert würden.

Traurigerweise ist der Diät- und Sportkult das naheliegendste, was unsere säkulare Gesellschaft Frauen an zusammenhängender Philosophie des Selbst zu bieten hat.[22] So gesehen ist die Anorexia nervosa nichts Zufälliges, und die Symptomwahl überrascht nicht weiter. Wenn persönliche und gesellschaftliche Schwierigkeiten auftreten, fangen viele junge Frauen an, sich mit ihrem Körper und Appetitkontrolle zu beschäftigen. Von allen Botschaften, die sie empfangen, ist die Forderung, schön und gut zu sein, indem man schlank ist, immer noch am wirksamsten und zudem altbekannt. Darüber hinaus schnappt oft schon in jungem Alter eine trügerische kognitive Falle über ihnen zu, die sie glauben macht, daß das Körpergewicht allein der subjektiven Kontrolle unterliegt. Trotz der feministischen Einflüsse auf den beruflichen Ehrgeiz der gegenwärtigen Studentinnengeneration ist wenig geschehen, was die grundlegende Macht dieser kulturellen Vorschrift gemindert hätte, die gleichzeitig auf Individualismus und auf Anpassung abzielt. Die unerfreuliche Wahrheit ist, daß die bürgerliche Frau zwar vielleicht mehr will als Schönheit und sich auch darüber im klaren ist, daß diese als Lebensziel nicht genügt, aber trotzdem eine riesige Menge psychischer Energie auf die Appetitkontrolle und andere Aspekte der Darstellung des physischen Selbst verwendet.

Und was ist mit der Zukunft? Ich glaube, daß der Höhepunkt der Welle von Eßstörungen des ausgehenden 20. Jahrhunderts noch nicht erreicht ist. Obgleich Historiker mit Prognosen vorsichtig sein müssen, erscheinen mir ein paar abschließende Beobachtungen angemessen.

In Überflußgesellschaften wird der menschliche Appetit ganz klar für eine Vielzahl von Bedürfnissen mißbraucht, die nichts mit Ernährung zu tun haben. Infolgedessen sind sowohl die Anorexia nervosa als auch die Übergewichtigkeit charakteristisch für das moderne Leben und werden es auch bleiben.

Wir werden wahrscheinlich noch differentziertere medizinische Klassifizierungen von Eßstörungen erleben, und man wird mehr Sorgfalt darauf verwenden, ein Syndrom vom anderen zu unterscheiden. Schließlich baut die moderne Medizin auf dieser Art von Differenzierung auf. Außerdem besteht die Möglichkeit, daß die größere Beachtung, die Ärzte und andere Leute aus dem Gesundheitswesen dem Eßverhalten schenken, noch weitere Eßstörungen zutage fördert. Bei der Beschreibung der neuen Syndrome wird man wohl eher von einem biomedizinischen als von einem biosozialen Ansatz ausgehen. Manche Kliniker, die sich auf Gewichts- und Appetitkontrolle spezialisiert haben, sprechen schon von einer besonderen Behandlung der »Kohlehydrat-Sucht«.

Obgleich Eßstörungen mit Sicherheit ärztlicher Behandlung bedürfen, reicht es nicht aus, sich ausschließlich mit der biomedizinischen Ätiologie zu befassen. Auf diese Weise nämlich verschleiert man, inwieweit gesellschaftliche und kulturelle Faktoren zum Entstehen dieser Krankheit im vergangenen Jahrhundert und zu ihrer heutigen Häufigkeit beigetragen haben. Im ausklingenden 20. Jahrhundert werden wir vermutlich feststellen, daß die postindustriellen Gesellschaften (die USA, Kanada, Westeuropa, Australien und Japan) viele Menschen – nicht nur Jugendliche – hervorbringen, deren Appetit gestört ist. Der Kapitalismus scheint besonders menschliche Schwierigkeiten zu schaffen, auf die der Ausdruck Konsumstörungen vielleicht eher zutrifft als Eßstörungen.

Da sich die Werte und die Lebensweise der westlichen Welt auf der ganzen Welt durchsetzen und mit dem beginnenden Fortschritt das traditionelle Eßverhalten verschwindet, wird sich die Anorexia nervosa vermutlich noch weiter ausbreiten. Wo Nahrung reichlich vorhanden ist und gewisse soziokulturelle Einflüsse vorherrschen, wird es immer Frauen geben, die in ihrem Streben nach Vollkommenheit fehlgeleitet werden und eine selbstzerstörerische Pathologie wie die Anorexia nervosa entwickeln. Unsere geschichtliche Erfahrung legt nahe, daß jede gesellschaftliche Entwicklung ihrerseits Psychopathologien schafft, die in sich symptomatisch für die jeweilige Kultur sind.

Jedenfalls werden junge Frauen in diesen postindustriellen Gesellschaften, in denen Jugendliche stark unter Streß stehen, auch weiterhin und vielleicht sogar vermehrt unter Eßstörungen leiden. Sowohl für junge Männer als auch für junge Frauen hat der große technologische und kulturelle Wandel den Übergang zum Erwachsenenalter erschwert, denn das Gesicht von Familie und Gemeinschaft hat sich verändert, und die Zukunft ist ungewiß geworden. Dem Psychologen Urie Bronfenbrenner und anderen zufolge steht amerikanischen Jugendlichen das Wasser bereits bis zum Hals: Nirgendwo in der industrialisierten Welt gibt es so viele alkohol- und drogenabhängige junge Menschen und schwangere Teenager wie in den USA, und anscheinend treten dort auch die meisten Fälle von Anorexia nervosa auf.[23]

Obwohl zwischen der sexuell aktiven jugendlichen Mutter und den sexuell inaktiven jugendlichen Anorektikerinnen Welten zu liegen scheinen, haben sie doch etwas gemeinsam: Bei jungen Frauen nimmt, unabhängig von der Schichtzugehörigkeit, der Körper immer noch den größten Stellenwert ein. Unglücklicherweise betrachtet eine ansehnliche Zahl von jungen Frauen – ob nun arm oder privilegiert – ihren Körper als das beste Mittel zum Ausdruck ihrer Identität und ihrer persönlichen Träume. Hier liegt die Gemeinsamkeit von ungeschütztem Geschlechtsverkehr und langen Hungerperioden. Zusammengenommen macht der nicht gerade beneidenswerte Rekord, den die USA in diesen beiden Bereichen halten, die ungeheuren Schwierigkeiten deutlich, die den Übergang zum Frausein in einer Gesellschaft begleiten, wo Frauen immer noch vorwiegend nach ihrem Körper und nicht nach ihrem Geist beurteilt werden.

Zwar ist die Anorexia nervosa nur Teil eines Gesamtbildes jugendlicher Unzufriedenheit in der westlichen Welt, doch sie drückt ultimativ die mißliche Lage einer ganz bestimmten Gruppe aus. Betroffen sind diejenigen, die unter der schmerzlichen Doppeldeutigkeit leiden, die es bedeutet, in einer Überflußgesellschaft, die im sozialen Wandel begriffen ist, jung und weiblich zu sein. Intelligent, auf persönliche Leistung bedacht und entschlossen, in einer Welt, in der so grundlegende Dinge wie Nahrung und Sexualität immer mehr außer Kontrolle geraten, die Kontrolle zu behalten, strebt die Anorektikerin unerbittlich nach Schlankheit – einer säkularen Form der Vollkommenheit. Angesichts einer Gesellschaft, in der Konsum und Identität untrennbar miteinander verknüpft sind, macht sie die Konsumverweigerung zum Mittelpunkt ihrer Identität. Auf eine traurige und verzweifelte Weise verkörpern die fastenden Mädchen von heute die seelischen Lasten der pflichtbewußten Töchter eines Volkes im Überfluß.

Anmerkungen*

Vorwort

1 Ich verwende die Bezeichnung »Anorektikerin« für Patientinnen, die unter Anorexia nervosa leiden. Mit dem Wort »anorektisch« benenne ich ein Verhalten, das seine Ursachen nicht unbedingt in der Anorexia nervosa haben muß.

2 Caroline Walker Bynum 1982 und 1986; siehe auch Bynum 1984 und 1985.

3 Michel Foucault (1986, Bd. 1) stellt fest, daß der Hunger in der Klassik einer der Instinkte war, der sich den unendlich vielen Regeln, Vorschriften und Gesetzen entzog, die damals das Sexualverhalten einschränkten. Im 2. Kapitel nehme ich allerdings an, daß das nicht immer der Fall war.

4 Das war die Ausrichtung meiner früheren Arbeiten; siehe Brumberg 1980, besonders Kapitel 2, und Brumberg 1982 a; ein Teil der folgenden Aussagen finden sich auch in Brumberg 1985. In meiner Auseinandersetzung mit der Geschichte der Jugend lehne ich mich an Kett (1977) und Gillis (1976) an.

5 Zu den aussagekräftigsten Theorien über die verschiedenen Bedeutungen von Nahrung gehören Lévi-Strauss 1966, M. Douglas 1972, Barthes 1975, Goody 1982 und Farb/Armelagos 1980.

6 Zu den historischen Arbeiten, die sich mit dem Prozeß der Medikalisierung befassen, gehören Foucault 1969, Rothman 1971, Scull 1979 und MacDonald 1981.

7 Zu Kultur und Krankheit siehe Kleinman 1980 und Devereux 1979.

8 Meine Auffassung, daß sich die Symptomatologie verändert hat, basiert auf der Lektüre von Berichten über Fälle aus dem 19. Jahrhundert und auch von zeitgenössischen Materialien. Beispielsweise enthält Hilde Bruchs postumes Manuskript *Conversations with Anorexics* (1988; dt. Ausgabe 1990) Gespräche mit mehr als 350 anorektischen Patientinnen und ihren Familien aus den Jahren 1973 bis 1983.

9 Die aktuelle akademische Debatte zum Thema Soziobiologie, die in Wilson (1975) gipfelt, war besonders wichtig. Ich folge dem allgemeinen Ansatz von Lewontin, Rose und Kamin (1984) und Ann Fausto-Sterling (1985). Grundsätzlich habe ich mich bemüht, das zu vermeiden, was Lewontin und seine Koautoren als »reduktionistische« Argumentationsweise bezeichnen; ich ziehe eine »dialektische« vor.

---

* Der Anmerkungsapparat wurde im Einvernehmen mit der Autorin gegenüber der englischen Originalfassung gekürzt (Anm. d. Verlags).

10 Siehe bspw. Brandt 1986, Brumberg 1982 a oder Veith 1965. Susan Sontags *Illness as Metaphor* (1978; dt.: Krankheit als Metapher 1981) ist immer noch ein wichtiger und äußerst aufschlußreicher Text zum Thema Sozialgeschichte der Medizin.

11 Ich befürworte die Ansicht von Michel Foucault und Erwing Goffman, daß psychiatrische Klassifizierungen und Therapien oft problematisch sind und daß sie auch als Spiegelbild von Sozialgeschichte und gesellschaftlichen Wertvorstellungen betrachtet werden müssen. Dennoch wurde mein Denken über die Anorexia nervosa als Krankheit auch von der provokanten neuen Kritik an einem verkürzten »Geisteskrankheit-als-soziales-Konstrukt«-Theorem beeinflußt (siehe Sedgwick 1973 u. Roth/Kroll 1986). Wie diese Autoren vertrete auch ich eine komplexere Position zu diesem Problem und stehe der Vorstellung argwöhnisch gegenüber, daß es sich bei allen psychiatrischen Klassifizierungen lediglich um Mythen handelt. Meiner Auffassung nach sind psychische Störungen nicht nur als Nicht-Krankheiten oder – alternativ – als Form des gesellschaftlichen Protestes zu sehen. Die herausragenden Vertreter der antipsychiatrischen Schule sind Foucault (1969), Sasz (1974) und Goffman (1961).

12 Ch. E. Rosenberg 1962, 5, Anm. 8.

1. Die Anorexia nervosa in den 80er Jahren unseres Jahrhunderts

1 Amen 1970.

2 Siehe z. B. Blum 1974, Brady 1983.

3 Zwischen dem März 1974 und dem Februar 1984 führt der Readers' Guide fast 50 Artikel zum Thema Anorexia nervosa auf. Siehe z. B. Stein 1974, 1975, Solochek 1978.

4 Hilde Bruch 1978 (dt. 1982), zit. n.d. amerikanischen Originalausgabe, vii-viii. Siehe auch Bruch 1944, 1955, 1957 und 1973.

5 Selvini-Palazzoli 1985, 199.

6 Siehe Bruch 1962.

7 American Psychiatric Association 1980, 1987.

8 Bei der Bulimie (ohne begleitende Anorexia nervosa) kann es zwar zu einem erheblichen Gewichtsverlust kommen, der aber nie die Untergrenze des Normalgewichts unterschreitet.

9 Siehe Garfinkle/Garner 1982, Leon/Finn 1984, Crisp u. a. 1977. Daß die Anorexia nervosa nur selten bei Männern auftritt, unterstützt den Gedanken, daß kulturelle Faktoren bei der Entstehung der Störung eine Rolle spielen. Zum geschlechtsbedingt unterschiedlichen Auftreten der Anorexia nervosa siehe Garfinkle/Garner 1982, 103-104, Falstein u. a. 1956, Herzog u. a. 1984 und Bruch 1971.

10 Es gab verschiedene Versuche, die Anorexia nervosa in bereits existierende psychiatrische Kategorien einzuordnen. Siehe bspw. Nicole 1938, Cantwell u. a. 1977, Palmer/Jones 1939. Argumente gegen die Klassifizierung von Eßstörungen als affektive Störung finden sich bei Halmi 1985. Für eine weitere Erörterung dieser Frage siehe Levy/Dixon 1985.

11 Halmi/Broadland/Rigas 1975. Hsu (1980) betrachtet Studien, die von einer Sterberate zwischen 0 und 19 Prozent ausgehen; siehe auch Bemis 1978.

12 In: *New York State Journal of Medicine* 84 (Mai 1984), 228.

13 Zitat von Stephen Levenkron aus dem Rundbrief des AA/BA (American Anorexia and Bulimia Association); basiert auf Bruch 1978, xii.

14 Beispiele für Romane zum Thema Anorexia nervosa sind Hautzig 1983, Levenkron 1978, Joseph 1980, Ruckman 1983, Willey 1983, Sours 1928, Hudlow 1979 und Isaacsen-Bright 1982. Newman (1986) behandelt die doppelte Problematik von Lesbianismus und Eßsucht am Beispiel einer 25jährigen Jüdin, die versucht, ihr Leben durch die Nahrung, die sie ißt (oder nicht ißt), unter Kontrolle zu bringen. Atwood (1976) befaßt sich ebenfalls mit dem Thema von Nahrung und Identitätssuche.

15 Zitat von John Schowalter aus dem Rundbrief des AA/BA Nr. 8 (Sept.-Nov. 1985), 6.

16 MacLeod 1983, O'Neill 1979, Heater 1983.

17 Fondas Erfahrungen mit der Bulimie werden in Kiernan (1973) beschrieben, obwohl der Autor nie den klinischen Terminus verwendet.

18 AA/BA Newsletter 8 (Nov. 1985-Feb. 1986), 5. Beispiele für Selbsthilfeliteratur sind Levenkron 1982, Landau 1983, Abraham/Jones 1984, Slade 1984, Erichsen 1985, Lawrence 1985, Kano 1985, Roth 1985, Hall/Cohn 1986, Sandbeck 1986, Stein/Unell 1986 und Bauer u. a. 1986.

19 Herzog Copeland 1985, 300. Zur Therapie und Prognose siehe Agras/Kramer 1983, Crisp 1983, Hsu 1980 und Schwartz/Thompson 1981.

20 Mecklenburg u. a. 1974, 155.

21 Nach Bemis (1978, 609) weist die Anorexia nervosa offenbar keine genetischen Komponenten auf.

22 Berkman 1930.

23 Herzog und Copeland (1985, 300) stellen fest, daß »es keine etablierte medikamentöse Therapie für Eßstörungen gibt«. Der Bericht vom November 1986 stammt von Andrew Brotman, Massachusetts General Hospital, und wird im Rundbrief des AA/BA 9 (Februar-April 1986) auf Seite 1 zitiert.

24 Herzog Copeland 1985, 296-298, Bemis 1978, 594, American Psychiatric Association 1987, 65-68.

25 Zu Körperfett und Menstruation siehe Frisch/McArthur 1974.

26 Simone de Beauvoir 1968, 298.

27 Kaplan 1984, 261.

28 Zitat aus S. Freud 1962, 92. Siehe auch Freud 1966, 141.

29 Bruch 1973, 250-255.

30 Chernin 1985, Selvini-Palazzoli 1970, 319-332, Spignesi 1983. Letzteres Werk enthält auch eine Betrachtung der Literatur zum Thema Mutter-Tochter-Beziehung und Eßstörungen.

31 Siehe Garner/Garfinkle 1979, 273-279 und Garner u. a. 1983, 15-34.

32 Garner u. a. 1984, 33-37. Siehe auch Basseches/Karp 1984, 33-37.

33 Die beste Zusammenfassung der Literatur zu den der Anorexia nervosa zugrundeliegenden konzeptionellen und Wahrnehmungsstörungen findet sich bei Garfinkle/Garner 1982, 123-163.

34 Siehe Gilligan 1980. – Das »Bem Sex Role inventory« ist ein bekannter Fragebogen, bei dem sich die Testpersonen selbst anhand einer Reihe geschlechtsspezifischer Eigenschaften beschreiben müssen. Siehe Steiner-Ardair 1984, Dunn/Ondercin 1981, 43-49, Lewis/Johnson 1985, 247-258 sowie Boskind-Lodahl 1976, 342-356.

35 Szmukler/Tatum 1984, 303-310. Zu Anorexia nervosa und Drogenmißbrauch siehe Scott 1983, 339-349 und Bachmann/Rohr 1983, 831-138. Ebenfalls wichtig für die Frage nach dem Zusammenhang zwischen Anorexia nervosa und Suchtverhalten ist MacKenzie 1985, 174-194.

36 Rodin u. a. 1984, Wooley, S. C. und O. W. 1979 und 1984.

37 Zum Begriff »Fettphobie« siehe Stunkard 1976 und Stewart/Brooks 1983.

38 Diese Studien werden bei Striegel-Moore u. a. 1986, 935-947 zusammengefaßt und bei Rizzuto u. a. 1981, 38 zitiert.

39 Siehe Stunkard 1975, 195-236, Goldblatt u. a. 1965, 97-102, Fallon/Rozin 1985, 102-105.

40 Orbach 1978 u. 1986, Chernin 1985 u. 1986, Millman 1980, White, M. B. und W. C. 1983. Für eine Zusammenfassung dieser Literatur siehe Counihan 1985, 77-94. Siehe auch Lawrence 1979, 93-101, Boskin-Lodahl 1976, 342-356 und Bordo 1985-86.

41 Orbach 1986, 63.

42 Herman/Polivy 1975, 666-672, Hatfield/Sprecher 1985, Freedman 1986, Druss/Henifin 1979.

43 Siehe z. B. Gilbert/Gubar 1979, Showalter 1985. Masson (1986) befaßte sich mit einigen ausgewählten klinischen Fällen, weicht allerdings nicht von der literaturkritischen Interpretation ab.

44 Siehe Turner 1984.

45 In einem persönlichen Gespräch mit der Autorin, April 1987. Hilde Bruch (1988) schreibt, die Anorektikerin sei typischerweise überaus bereit, sich den Wünschen anderer anzupassen. Deswegen betrachtete sie es auch als Fortschritt, wenn eine Patientin sie beschimpfte, eine Sitzung ausfallen ließ oder ihre Eltern anschrie.

46 Der Titel von Orbachs Buch *Hunger Strike* (1986) läßt vermuten, daß es sich bei der Anorexia nervosa um eine Form des Widerstandes handelt. Für eine Besprechung des Buches siehe A. B. McBride 1986, 8. Zu den englischen Suffragetten Anfang des 20. Jahrhunderts siehe D. Morgan 1975, D. J. Mitchell 1967 und Pankhurst 1911.

47 Dresser 1984, 338.

48 Siehe Showalter 1985, 162.

49 Bruch 1978, ix (zit. n. d. amerikan. Originalausgabe).

50 Blumenthal 1984, 520-523.

51 Hier beziehe ich mich auf die Cartoons von Sylvia (Nicole Hollander), Cathy (Cathy Guisewaite) und Linda Barry.

2. Von der Heiligen zur Patientin

1 Zu geschlechtsspezifischen Unterschieden in der mittelalterlichen Religiosität siehe Weinstein/Bell 1982. Weinstein und Bell belegen, daß sämtliche Formen des büßerischen Asketismus bei Frauen weitaus häufiger auftraten. Die These wird von Kiechefer (1984) in einer Studie religiöser Praktiken (einschließlich des büßerischen Asketismus) von Heiligen im 14. Jahrhundert bestätigt. Zur heiligen Veronika siehe R. Bell 1985.

2 Bynum 1984.

3 R. Bell 1985, 20.

4 Siehe Lacey 1985, Paterson 1982. Siehe auch Demos 1982, 152 ff. für eine kurze Abhandlung zu der Frage, ob die Hexen im Neuengland des 17. Jahrhunderts tatsächlich Anorektikerinnen waren. Zwei weitere Beispiele für die momentane Tendenz, Anorexia nervosa bei historischen Fällen zu diagnostizieren, sind Hajal 1983 und T. Habermas 1986.

5 Silverman 1983. Siehe auch Bliss/Branch 1960, 1, W. L. Brown 1932, C. W. Ross 1938 und Ryle 1936.

6 Bynum 1985

7 In *Holy Anorexia* erörtert R. Bell (1985) den Untergang des »heiligen anorektischen Verhaltensmodells«, den er auf das 16. Jahrhundert datiert. Er führt ihn auf die strengere Überwachung durch männliche Geistliche und die allgemeine »Männerherrschaft, die mit der Reformation einherging« zurück. Im Mittelalter hätten die Männer keinen Einfluß auf weibliche Religiosität ausgeübt; nach dem 17. Jahrhundert hätten sich Frauen »guten Werken« anstelle von »radikaler Heiligkeit« zugewandt.

8 Thomas 1971. Eine sehr nützliche ethnographische Abhandlung einer anderen kulturellen Fiktion (Abwesenheit von Stuhlgang) findet sich bei Moore 1976.

9 Zu den Geschichten von Katerine Cooper (oder Binder), Eva Fleigen, Jane Balan u. a. siehe Rollins 1921. Nach Axon (1901) war Katerine Cooper eines von sieben berühmten fastenden Mädchen im 16. Jahrhundert; im 17. Jahrhundert habe es zwei oder drei gegeben (darunter Martha Taylor, die ich weiter unten diskutieren werde) und im 18. Jahrhundert Ann Walsh aus Harrowgate und Katherine (oder Janet) McLeod. Zu Walsh siehe *London Magazin* 31, (1762), zu McLeod siehe *Philosophical Transactions of the Royal Society of London* 14, (1776-80), 121-124. Weiterhin siehe auch Skrabanek 1983 für eine Liste von Namen sowie Thurston 1952, 363 ff.

10 Siehe M. Douglas 1973 u. 1966, Farb/Armelagos 1980, Ferro-Luzzi 1980.

11 Siehe Rollins 1921, 364-371.

12 Skrabanek 1983, 114. Nachdem er 30 Jahre lang Fälle fastender Mädchen studiert hatte, schloß Fabricius Hildanus, daß die meisten der Geschichten nicht der Wahrheit entsprachen (ebenda, 117). Außerdem suchten Theologen und Naturphilosophen im Mittelalter nach naturalistischen Erklärungen für langdauernde Nahrungsmittelabstinenz. Siehe Bynum 1986, Kap. 3.

13 Rollins 1921, 361-362.

14 Ebenda, 363, 367-368.

15 Zitiert bei Gee 1908.

16 Beide Pamphlete stammen von T. Robins; siehe Robins 1668 u. 1669.

17 Reynolds 1809; siehe auch McDonald 1981.

18 Siehe Pitt 1696.

19 Siehe *The Remaining Works of... Dr. Thomas Willis I.* (1681), Davis 1973, Pagel 1967.

20 Darwin 1796. Von Hallers Text *First Lines of Physiology* wird bei Granger 1809, 319 zitiert.

21 »Odd Phases in Literature: Abstinenz«, Auszug aus *Oeuvres complètes de Tabarin* (Paris, 1622) und »L'esprit dans l'histoire de recherches et curiosités, in *Irish Quarterly Review* 9, Januar 1860, 1028. Siehe auch Gould/Pyle, 1897, 413-415.

22 Ebenda; siehe auch Granger 1983, C.Green 1849, J. Harris 1856, *Leisure Hour Monthly Library* 18, 1869, Barber 1870, *Medical Press and Circular* 31, 12. Januar 1881, Winslow 1880, *Spectator* 64, 3. Mai 1890, *Ascepliad* 7, 1890.

23 Richet 1890.

24 Die hier beschriebenen Einzelheiten zum Fall Ann Moore stammen aus den folgenden Werken: *A Faithful Relation ...* 1811, Richmond 1813, *An Account of the Extraordinary Abstinence...* 1811, Ward 1813, Granger 1809 und 1813, Taylor 1808 und Bede 1870.

25 *A Faithful Relation ...* 1811, 5. Beachtenswert ist die Ähnlichkeit zu den Frauen des Mittelalters, die Körperflüssigkeiten Kranker zu sich nahmen.

26 Granger 1809.

27 Richmond 1813, 7.

28 *A Faithful Relation ...* 1811, 5-6.

29 *An Account of the Extraordinary Abstinence* ... 1811, 23-24, Granger 1813, 158.
30 Richmond 1813, 23-44, *A Faithful Relation* ... 1811, 21.
31 *A Faithful Relation* ... 1811, 21. Siehe auch den Artikel im *Dictionary of National Biography* (1921) zu Ann Moore, 787.
32 Richmond 1813, 23-44.

3. Fastende Mädchen im Zentrum der Debatte

1 Dickens 1869, 442.
2 *New York Times*, 6. Juli 1880.
3 Siehe S. F. Moore 1976.
4 Sutherland 1875.
5 *New York Times*, 15. Dezember 1878.
6 Zum Spiritismus im Amerika nach dem Bürgerkrieg siehe R. L. Moore 1977. Zum Zusammenhang zwischen Feminismus und Spiritismus siehe Brumberg 1980, 145-179.
7 Siehe Boller 1969, Carter 1971, D. H. Meyer 1976. Zum Vormarsch der wissenschaftlichen Medizin im 19. Jahrhundert siehe Vogel/Rosenberg 1979 und Ch. E. Rosenberg 1976.
8 Die Geschichte der Sarah Jacob wurde anhand von Fowler 1871 nachempfunden. Siehe H. G. Morgan 1977.
9 Fowler 1871, 1.
10 *British Medical and Surgical Journal*, 25. Dezember 1869.
11 *Lancet*, 1. Mai 1869, 624 und 6. Mai 1869, 448.
12 Fowler 1871, 100, *Lancet*, 27. März 1869. Zu Fowler siehe auch J. und A. Churchill 1872.
13 *British Medical and Surgical Journal*, 11. September 1869, 315.
14 Ebenda, 7. Dezember 1869, 6.
15 *Lancet*, 25. Dezember 1869, 680
16 *London Times*, 24. Dezember 1869.
17 *Lancet*, 25. Dezember 1869, 680-81.
18 Fowler 1871, 193, 197.
19 Zitiert ebenda, 193.
20 Ebenda, 129.
21 Zu der Auffassung der Mediziner im 19. Jahrhundert zu weiblichen Jugendlichen siehe Brumberg 1982 a. Zu allgemeinen Nervenerkrankungen bei Frauen im viktorianischen Zeitalter siehe Wood 1973, J. S. und R. M. Haller 1974, Rosenberg/Smith-Rosenberg 1973, Smith-Rosenberg 1972 und 1974, Showalter 1985.
22 Gull 1868.
23 Fowler 1871, 23, 32, 98, 142.
24 Ebenda, 203.
25 Ebenda, 114.
26 Fenwick 1880, 99.
27 *New York Times*, 13. März 1876 und 2. Mai 1881, *London Times*, 26. August und 15. September 1871, *British Medical Journal*, 9. Februar 1878, 200, Grant 1878, McNeill 1882.
28 Campbell 1878.
29 N. G. Hale 1971, 47-51. Zwischen 1870 und 1910 herrschte der »somatische Stil«

vor. Die Neurologen ordneten viele geistige Störungen in das medizinische Modell der unwillkürlichen Erkrankung ein, indem sie organische Ursachen für diese Krankheiten voraussetzten.

30 Chossat 1843.
31 Hammond 1879, 71.
32 Hammond 1876, vi.
33 Hammond 1879, 6.
34 Hammond 1876, vi.
35 Hammond 1892, 741, 764.
36 Die Beschreibung des Falles Fancher stammt aus den folgenden Quellen: Dailey 1894, *Brooklyn Daily Eagle*, 7. Juni 1866, *New York Times* und *New York Sun*, zwischen 1878 und 1881, Beard 1878, Bell 1893 und 1894, Hammond 1879 und Allen 1895.
37 Dailey 1894, 11.
38 Gemeint ist hier ein breitergefaßtes Syndrom namens Neurasthenie.
39 *Brooklyn Daily Eagle*, 7. Juni 1866, Dailey 1894, 144.
40 *New York Sun*, 24. November 1878.
41 Zur problematischen Beziehung zwischen Medizin und Spiritualismus siehe E. M. Brown 1983.
42 *New York Sun*, 25. November 1878.
43 *New York Times*, 19. Januar 1880.
44 Hammond 1876, 287-288.
45 Hammond 1879, 69.
46 Ebenda, 58-59.
47 Ebenda, 71.
48 *New York Times*, 26. Januar, 12. Februar und 15. Februar 1916.
49 Ebenda, 15. Dezember 1878.
50 Hammond 1892, 762, *New York Times*, 15. Dezember 1878.
51 *New York Sun*, 25. November und 26. November 1878.
52 Ebenda, 17. November 1878.
53 Ebenda, 24. November 1878.
54 *New York Sun*, 26. November 1878.
55 Ebenda.
56 *New York Sun*, 26. November 1878, Beard 1878, 446.
57 *New York Sun*, 27. November 1878.
58 Ebenda, 24. November 1887.
59 Ebenda, 8. Dezember 1878.
60 Ebenda.
61 *New York Sun*, 8. Dezember 1878. Siehe auch James (o. J.), 23, 27, 31.
62 *New York Sun*, 8. Dezember 1878.
63 *New York Times*, 25. November 1878.
64 Ebenda, 18. Januar, 9. August, 20. August und 2. November 1880.
65 *New York Times*, 9. August 1880.
66 Lears 1981, 161.
67 *Homer Republican*, 25. März 1886.
68 *New York Times*, 22. August 1884.
69 *Amsterdam Daily Democrat*, 25. August 1884.
70 Ebenda, 9. September und 28. November 1884.
71 *Amsterdam Daily Democrat*, 25. August, 26. August und 20. September 1884, *New York Times*, 22. August 1884 und 10. April 1885.

72 *Amsterdam Daily Democrat*, 13. April 1885.
73 Webber 1889, 1, 17, 19. Siehe auch *New York Times*, 7. Dezember 1897 und 2. Januar 1898. Eine interessante Perspektive auf das kommerzielle Fasten findet sich auch in Franz Kafkas »Hungerkünstler« (1969).
74 Gould Pyle 1897, 413.
75 Z. B. Dejerine/Gauckler 1913.
76 Zur soziologischen Debatte über die Frage, ob eine Säkularisierung jemals stattgefunden hat und ob sie als Konzept nützlich ist, siehe D. Martin 1965, Greeley 1972 und Luckmann 1991. In der zeitgenössischen Anthropologie wird das Thema, was die Beziehung zwischen dem Heiligen und dem Profanen anbelangt, ein wenig anders behandelt. Die Arbeiten von E. Evans-Pritchard (1965) und Mary Douglas (1966) betonen, daß es erstens keine absolute Unterscheidung zwischen religiösen und nichtreligiösen Phänomenen geben kann, und zweitens, daß die moderne Gesellschaft per Definition nicht säkular ist. Die Arbeiten von Lears (1981), Carter (1971), Singleton (1976) und D. H. Meyer (1976) enthalten Analysen und Beschreibungen der Säkularisierung im Amerika des 19. Jahrhunderts.

4. Die moderne Auffassung der Krankheit entsteht.

1 Zum Prozeß der Etablierung von Nosiologien siehe Ch. E. Rosenberg 1979 und Haley 1978.
2 Dunglinson 1865, 72.
3 Siehe J. H. Warner 1986, 5, 95-100, 127 über den Niedergang der heldenhaften Erschöpfung.
4 Siehe Winslow 1880, 274.
5 L.Bell 1850, 226.
6 S. W. D. Williams 1864, 367, Chipley 1859, 3,5, Sutherland 1875, 98-99. Zum »religiösen Irrsinn« als diagnostischer Kategorie siehe R. L. und J. S. Numbers 1985.
7 Clouston 1898.
8 Ebenda.
9 Clouston 1872, 797.
10 Fenwick 1880, 121.
11 Dunglinson 1865, 887.
12 Siehe Clouston 1879 und 1880.
13 J. A. Campbell 1878, 225.
14 Chipley 1859, 8-9.
15 Ebenda, 9.
16 Ebenda, 8-9.
17 Ebenda.
18 Siehe Dowes 1881 und 1904. Siehe Showalter 1986, 105-106, 118, zur Diskussion des »borderline«-Konzepts.
19 Brodie 1837, 37.
20 Fenwick 1880, 107.
21 Hier beziehe ich mich auf das von J. W. Scott und L. Tilly (1978) beschriebene Konzept; außerdem auf Dublin 1979.
22 Die genannten verlockenden Speisen werden von britischen Ärzten erwähnt: Sutherland 1875, 100 und McNeill 1882, 938.
23 Das biographische Material über Gull stammt aus Talbott 1970, Dictionary of Na-

tional Biography 1921, J. und A. Churchill 1888 und Wilks/Bettany 1892. Siehe auch Acland 1896. Außerdem gibt es noch einige aufschlußreiche Nachrufe: *British Medical Journal* 1, Januar-Juni 1890, 256-262, *Guy's Hospital Reports* 47, 1890, xxv-xiiii, *London Times*, 30. Januar 1890. Allerdings existiert keine endgültige Biographie.

24 Gull 1868, 175.

25 William Jenner (1815-1898) studierte an der University of London und wurde 1849 ins Royal College of Physicians berufen. In den frühen 60er Jahren des letzten Jahrhunderts wurde Jenner außerordentlicher Leibarzt der Königin und behandelte noch im gleichen Jahr den Prinzen Albert, als dieser schwer erkrankte. Im Jahre 1868 wurde Jenner in den Rang eines Baronets erhoben. Siehe *Journal of the American Medical Association* 214, 2. November 1970, 907-908, *Lancet*, 17. Dezember 1898, 1674-76.

26 *London Times*, 30. Januar 1890. Dieses Zitat erschien erstmals im Nachruf der *Times* am 19. Dezember 1871.

27 Zu Gulls Beteiligung im Falle von Edwards Krankheit siehe Wilks/Bettany 1892, 264-265. Zu der nationalen Debatte über die Wirksamkeit von Gebeten, einschließlich der Reaktionen auf Edwards Krankheit, siehe F. M. Turner 1974.

28 Aufzeichnungen von Sir W. W. Gull (Gull, *Papers*). Auch Alexandra, die Gattin des Prinzen von Wales, bewunderte Gull und schrieb ihm während der Genesung ihres Mannes einen überschwenglichen Dankesbrief: »Edward geht es besser ... *wie* dankbar und glücklich bin ich, daß er sich so gut erholt hat ... Ich werde *niemals im Leben* vergessen, was ich Ihnen, lieber Dr. Gull, verdanke, weil Sie ihm das Leben *gerettet* haben!« (Hervorhebungen im Original) (ebenda, MSS 5873, F/5/10). In Anerkennung für Gulls hervorragende medizinische Dienste diktierte der Prinz seinem Sekretär ein Dankesschreiben; Gull habe ihm »neue Gesundheit und Kraft im großen Wettkampf des Lebens« geschenkt. Das Schreiben wurde von einem Scheck begleitet, den der Prinz eine »viel zu geringe Anerkennung der fachkundigen Dienste« nannte, »die man mit Geld nicht bezahlen kann« (ebenda, MSS 5873, F/6).

29 Bei diesen Anlässen kam Gull mit Führungspersönlichkeiten aus dem politischen und religiösen Leben in Kontakt. Im Jahre 1881 schrieb der Sekretär des Prinzen von Wales vor einem Dinner anläßlich des *Internationalen Medizinischen Kongresses* an Gull: »Der Prinz von Wales ist der Ansicht, daß der deutsche Kronprinz am besten rechts von Ihnen und er (der Prinz von Wales) links von Ihnen sitzen sollte. Neben den Kronprinzen plazieren wir den Erzbischof von York und daneben den Kardinal Manning.« Bei dieser Gesellschaft im August genoß der Arzt Gull nicht wenig Ansehen. In dem Schreiben hieß es weiter: »Seine königliche Hoheit hofft, daß Sie nichts dagegen einzuwenden haben, wenn das Rauchen gleich nach dem Trinkspruch der Königin gestattet wird.« (Gull, *Papers*, MSS 5873, H/8; F/16)

30 Wilks/Bettany 1892, 272-273. In Gulls Briefwechsel mit seinem Sohn Willie, der in Eton zur Schule ging, finden sich zahllose religiöse Anspielungen. Außerdem drehten sich all seine Gedanken darum, dem »Bösen« aus dem Weg zu gehen und eine »Berufung« zu finden (*Papers* MSS 58/3, I/2, 1/4, 1/10, 1/13).

31 Gull 1874.

32 Vgl. aber *Medical Times and Gazette* 2, 8. November 1873.

33 »Dr. Lasègue geht nicht auf meinen Vortrag in Oxford ein.« (Gull 1874, 25).

34 Lasègue 1873. (Der Originalbericht auf französisch erschien in *Archives générales de médecine* [April 1873]).

35 Gull 1874, 22.

36 Ebenda, 25.

37 Ebenda, 26.

38 Die folgende Betrachtung stammt aus Gull 1874, 22-28.

39 *Medical Times and Gazette* 2 (8. Nov. 1873). Gull, dem der Fall Jacob offenbar bekannt war, verbesserte seinen Kollegen in einer Formsache. Seiner Lesart des Obduktionsberichtes zufolge war Sarah Jacob an Urinemie (Dehydration und Flüssigkeitsmangel), und nicht an Unterernährung gestorben.

40 Ebenda, 535.

41 »Selbstvergiftung« war ein Begriff, der in der Medizin des 19. Jahrhunderts häufig gebraucht wurde, um ein übermäßiges Vorhandensein von Urinsäure zu bezeichnen. Behandelt wurde dieser Zustand durch häufige Verabreichung von Abführmitteln, Trinken von Wasser und »innerliche Säuberung«. Siehe H. Green 1986, 141, 285, 303. In dem im Text erwähnten Fall wird der Begriff meiner Ansicht nach allerdings anders verwendet. Symes Thompson studierte Medizin am King's College und war Mitglied des Royal College of Physicians (1868). Er war als Arzt am Consumptive Hospital (Brompton) tätig und wurde auch ans King's College Hospital berufen. Siehe J. und A. Churchill 1873, 193-194.

42 *Medical Times and Gazette* 2, 8. November 1873, 535.

43 Ebenda.

44 Ebenda.

5. Liebe und Nahrung in der bürgerlichen Familie

1 Vivian Zeller (1985) vertritt diese These. Zur sogenannten demographischen Revolution siehe Banks 1954 und Degler 1980. Zur Jugend im Amerika des 19. Jahrhunderts siehe Kett 1977, Modell u. a. 1976. Zu Europa und Kanada siehe Katz 1976 und Gillis 1974.

2 Alle in diesem Abschnitt behandelten Themen stammen aus Brumberg 1984. Zur Überwachung von Mädchen in der Mittelschicht siehe auch Gay 1984, 5.

3 Die Worte sind hier absichtlich gewählt: Siehe Christopher Lasch, *Haven in a Heartless World* (1977).

4 Lasègue 1873.

5 Siehe die Nachrufe für Lasègue in *Bulletin de l'Académie de Médecine*, 27. März 1883, *Archives Générales de Médecine* 1, April 1883, *Annales médico-psychologiques*, 27. April 1885. Die amerikanische Psychiatrie kennt Lasègues Vortrag, der 1877 bei J. Falret erschienen ist: »La folie à deux, ou folie communiquée« wurde im Oktober 1964 in Übersetzung in der Beilage zum *American Journal of Psychiatry 4, 1-23*, nachgedruckt. Eine Zusammenfassung von Lasègues Arbeiten und eine Bibliographie finden sich in seiner Biographie: Semelaigne (1932), Band 2, 40-49.

6 Lasègue, 1873, 265. Die folgende Erörterung basiert auf Lasègues Berichten vom 6. und 27. September 1877.

7 Lasègue 1873, 266.

8 Janet 1907, 231.

9 Die folgenden Zitate stammen aus Lasègue 1873, 367-369.

10 Ebenda, 367-368.

11 Ebenda, 265. Siehe Kern 1974, 475. Meine Interpretation der viktorianischen Mittelstandsfamilie basiert auf verschiedenen Quellen: Gay 1984, Branca 1975, De Mause 1975, Gorhamm 1982, L. Stone 1979, Wohl 1978 und Mintz 1983.

12 Society for Promoting Christian Knowledge 1894, iv. Siehe auch Brumberg 1982 b.
13 Siehe Banks 1954, 68-69, Lewis, 1870, 201-204, G. und S. Everett 1875. Für eine ausgezeichnete Beschreibung der täglichen Eßgewohnheiten einer britischen Mittelstandsfamilie in den 70er Jahren des letzten Jahrhunderts siehe Banks 1954, Anhang 2. Für eine umfassende Geschichte der Tischsitten siehe Elias 1976.
14 G. und S. Everett 1875, 38.
15 Harland 1885, 152.
16 Die angespannte Beziehung zwischen Müttern der viktorianischen Mittelschicht und ihren Töchtern und die Erziehung der Töchter für die Ehe wird bei C. A. Martin (1983) behandelt; siehe auch Davidoff 1973, 54.
17 Siehe z. B. Harland 1885.
18 M. Brooks 1978, 82-100. Eine weitere Studie zum Thema Familie ist Feinstein (1984). Gay (1984) schreibt: »Die Ideologie der bedingungslosen Liebe in der Familie war zwar anziehend, aber auch sehr anstrengend.« (44).
19 Siehe Gay 1984, 445, Wohl 1978, 197-216.
20 Zu Tagebüchern im viktorianischen Zeitalter siehe Gay 1984, 445-460.
21 Robertson 1975.
22 Ebenda.
23 G. und S. Everett 1875, 34.
24 Siehe Th. McBride 1978, 46-47, Brackett 1874, 25. Siehe auch W. W. Hall 1873, 81.
25 G. und S. Everett 1875, 152.
26 Gay 1984, 451.
27 Ebenda, 453.

6. Therapeutische Intervention

1 Siehe Wilks 1878, 384, Playfair 1888, 818.
2 Siehe Allbutt 1905, 474; Wallet 1892, 276-277. Siehe auch S. W. Mitchell 1885, 229-230, 243-244; J. K. Mitchell 1909, 103; Collins 1894, 203; Janet 1907, 228.
3 Féré 1899, 79. Lasègue vertrat die gleiche Auffassung. Eine etwas andere Sichtweise findet sich in Janet 1907, 239-243 und 1903, 35. Janet betrachtete die Hyperaktivität als eines der beiden Hauptsymptome der echten Anorexia nervosa, hielt sie jedoch nicht für bewußt motiviert.
4 Dowse, 1881, 96, Playfair 1888, 818, Stephens 1895, 31, McGillicuddy 1896, 178, Féré 1889, 78, Gee 1908, 48, Allbutt 1905, 474. Siehe auch Wallet 1892, 277-278; hier werden der »Starrsinn« der Patientin und die »Nachgiebigkeit der Eltern, insbesondere des Vaters, beschrieben.
5 Sigmund Freud ist selbstverständlich eine Ausnahme; Freud war der Meinung, die Anorexia nervosa sei eine Folge unterdrückter sexueller Wünsche.
6 Dowse 1881, 95-96.
7 AA/BA Newsletter (November 1985), 7.
8 Gee 1908, 47.
9 Charcot 1889, 213-214.
10 S. W. Mitchell 1909, 265-283. Siehe »Silas Weir Mitchell« in Dictionary of American Biography 7, 1935, Band 7, 62-65. In den letzten zwei Jahrzehnten sind über Mitchell einige wichtige feministische Interpretationen veröffentlicht worden: Siehe Sicherman 1977, Smith-Rosenberg 1985, Barker-Benfield 1976; Strouse 1980. Mitchell behandelte eine Reihe von prominenten amerikanischen Frauen: Jane Addams,

Winifred Howells (die Tochter von William Dean Howells), Edith Wharton und Charlotte Perkins Gilman. Gilman verwendete Mitchell als Vorlage für den Arzt in »The Yellow Wallpaper«, eine Kurzgeschichte über das Ringen einer Frau mit einer akuten Depression und ihrer Behandlung. Siehe »Why I Wrote ›The Yellow Wallpaper‹« in: Gilman 1980, 19-20.

11 Zu den privaten Irrenhäusern in Großbritannien siehe Parry-Jones 1972. Siehe auch Grob 1978, 59-60.

12 Ogle 1870, 59.

13 Gull 1874, 28.

14 Dowse 1881; *Medical Press and Circular*, 17. August 1881, 147-148.

15 Gull 1874, 516.

16 Playfair 1888, 817.

17 Siehe Beard 1881. Beard verwendete den Begriff »Neurasthenie« erstmals im *Boston Medical and Surgical Journal* 3, 1869, 217.

18 Playfair 1888, 818.

19 Ebenda, 817.

20 Ebenda, 818.

21 Zu der höheren Schulbildung von Frauen in den Vereinigten Staaten und Großbritannien im 19. Jahrhundert siehe Th. Woody 1929, Graham 1978, Horowitz 1984, Solomon 1959. Zur Frage der gemeinsamen Erziehung von Jungen und Mädchen siehe R. Rosenberg 1982, 43-44, Th. Woody 1929, 295-303. Zur höheren Schulbildung von Frauen im Großbritannien des 19. Jahrhunderts siehe Burstyn 1980 und 1973, 78-89, Pedersen 1979, Vicinus 1985.

22 Clouston 1884.

23 Clarke 1873.

24 Playfair 1888, 818.

25 S. W. Mitchell 1878, 36-37. Zu Mitchell siehe Anm. 10 oben.

26 Ebenda, 7.

27 Ebenda, 42.

28 Astles 1882, 32, Osler 1892 und 1904.

29 Myrtle 1888.

30 De Berdt Hovell 1888, 949.

31 Von MacKenzie gibt es eine Abhandlung über einen »Fall von Anorexia nervosa oder auch Hysterie« (MacKenzie 1888).

32 Stephens 1895, 31. Stephens' Bericht aus dem Jahre 1895 wurde in Ryle (1936) als exemplarisch in der Geschichte der Krankheit erörtert.

33 Swete 1870 und Burdett 1896, 388.

34 Stephens 1895, 31.

35 Ebenda.

36 Schon 1859 nannten die Herausgeber von *Lancet*, die Photographien für medizinische Zwecke einsetzten, die Photographie die »Kunst der Wahrheit«. Zitiert in Reiser 1978, 56-57. Reiser bespricht die Medizinphotographie im Zusammenhang mit der Entwicklung der Röntgenstrahlen, des Ophthalmoskops und des Largyngoskops.

37 Siehe Marcus 1966, Pearsall 1969, Hagstrum 1980, Gay 1984, Smith 1977.

7. Der Appetit als Stimme

1 Siehe Rothenberg 1986. Auch der Historiker Edward Shorter ist an der sich verändernden Symptomatik der Hysterie interessiert; siehe Shorter 1987.

2 London Hospital Physician's Casebooks, MS 107 (1897); zit. in Janet 1907, 234, Wallet 1892, 278.

3 Siehe zu diesen Themen Janet 1907, 234. Janet hatte jedoch eine differenziertere Interpretation bei der Hand, die auf seiner Vorstellung von der »Körperscham« basierte.

4 Charcot 1889, 214.

5 Siehe z. B. Ogle 1870, 59, Gull 1874, 22-28, Dowse 1881, Collins 1894.

6 Féré 1899, 79-80. Die Klinik wurde als Maison de Santé bezeichnet.

7 Ogle 1870, 57-58.

8 Am stärksten kommt die Trennung von männlicher und weiblicher Sphäre in Smith-Rosenberg (1975) zum Ausdruck. Zur Ergänzung siehe Cott 1977, A. Douglas 1977, Ryan 1982. In Rothman (1984) wird Smith-Rosenbergs These neu überdacht.

9 John Ryle zu Parkes Weber, 27. Januar 1939, PP/FDW. In: F. Parkes Weber Papers, Wellcome Institute, London.

10 Wood, 1973, J. S. und R. M. Haller 1974. Siehe auch Leavitt 1984.

11 Hoppin 1883, 16-17, 35, 55, 135.

12 Harland 1885, 135, 153.

13 Siehe z. B. Stoddard 1862.

14 Hollander 1916, 77.

15 Montgomery 1919.

16 *Elmira Daily Gazette and Free Press*, 26. März 1898. Über Frauen und das Geschäft mit der Medizin siehe Stage 1979.

17 E. Smith 1864, 141.

18 Diese Beschreibungen stammen aus Harland 1885, 111-113.

19 Harland 1885, 111-115. Siehe Whitaker 1907, 240.

20 Warner 1875, 54.

21 Über den Fleischverzehr und sexuelle Exzesse siehe Bullough/Voight 1973. Viele Ärzte waren der Ansicht, der Verzehr von Fleisch begünstigte ein »neurotisches Temperament«. T. S. Clouston, der Superintendent an der Nervenheilanstalt von Edinburgh, formulierte eine weitverbreitete Ansicht: »Ich habe festgestellt, ... daß viele jugendliche Verrückte Fleischesser waren, das heißt, sie verzehrten viel Fleisch und hatten ein starkes Verlangen danach.« Siehe Clouston 1880, 17.

22 Siehe Bellows 1869. Siehe auch Nissenbaum 1980 über die vegetarische Bewegung im 19. Jahrhundert.

23 Jones 1897, 39, Meigs 1848, 361, Montgomery 1919. In Williams (1985) kommt zum Ausdruck, daß seltenes oder »nicht ganz durchgebratenes Fleisch »aus der Mode« geraten war und besonders bei Frauen und Kindern »Ekel« hervorrief, 239.

24 Nellie Browne an ihre Mutter (April 1859?), in: Sarah Ellen Browne papers, Schlesinger Library. Jane Hunter machte mich auf diesen Brief aufmerksam.

25 Allbutt 1905, Bd. 5, 517.

26 Zit. in Fischler 1981, 58.

27 Nahrung dient in der Literatur und Kultur des 19. Jahrhunderts als Symbol mit starker Ausdruckskraft; siehe Barthes 1979.

28 Janet 1907, 234. Kolb (1979) schreibt: »Anfang des 19. Jahrhunderts, zur Zeit Hei-

nes, schockierte bereits die bloße Erwähnung von Nahrung in einem lyrischen Stück den Leser genügend, um eine ironische Distanz zu schaffen.« 71. Die romantische Konzeption, Essen sei ein Symbol für die positiven wie für die negativen Seiten der Sinnlichkeit, hatte bis Ende des 19. Jahrhunderts Bestand.

29 Harland 1885, 81.
30 G. und S. Everett 1875, 35.
31 Ebenda, 25; S. J. Hale 1857, 509.
32 Society for Promoting Christian Knowledge 1894, 509.
33 G. und S. Everett 1875, 26, 29; L. A. Marchand 1970, 386.
34 Eliot (o. J.), 104.
35 Austen 1963, 311-312.
36 Twain 1881.
37 Gaskell 1906, 41, 53.
38 Eliot (o. J.), 104. Byrons Äußerung lautet eigentlich: »Eine Frau sollte niemals beim Essen oder Trinken gesehen werden, außer wenn es sich um Hummersalat und Champagner handelt, die einzigen wirklichen weiblichen und bekömmlichen Lebensmittel.«
39 Trollope 1983, 70.
40 S. Bell 1904, 88-89.
41 Harland 1885, 153.
42 Über Byrons Einfluß auf die viktorianische Gesellschaft siehe D. D. Stone 1980.
43 Lizzie Eustace in Anthony Trollopes *Eustace Diamonds,* zit. in D. D. Stone 1980, 51.
44 Beard 1871, 104.
45 Harland 1885, 124.
46 Beard 1871, 104.
47 Siehe zum Beispiel Clouston 1880, 14.
48 Im 20. Jahrhundert haben viele Anhänger von G. S. Hall den Idealismus der Jugendlichen erwähnt, das heißt, ihre Suche nach moralischer Reinheit. Ein interessanter Artikel zu diesem Thema, der auch zwischen adaptivem und pathologischem Asketismus unterscheidet, ist Mogul 1890. Mogul bezieht sich auf A. Freud (o. J.; engl.: London, 1937).
49 Siehe Anmerkung 13 und Stoddard 1862, 30, 57, 61, 140.
50 Trollope 1871, 29.
51 Veblen 1967.
52 Ebenda, 145-149.
53 Meine Argumentation bezüglich der Verschlüsselung von kulturellen und klassenspezifischen Belangen im Körper folgt Foucault (1969 und 1986, Bd. 1). Die körperliche Disziplin und ihre Beziehung zur Sozialtheorie ist von Turner (1982) erörtert worden.
54 Pendleton 1863, 66.
55 Ebenda, 65-66.
56 Harland 1885, 134.
57 Trollope 1983, 297.
58 Harland 1885, 111.
59 Allbutt 1905, Bd. 3, 485.
60 Harland 1885, 111.

8. Hormone und Psychotherapie

1 Über Anorexia nervosa bei Kindern siehe Brennemann 1932; J. A. Rose 1943.
2 Mein Verständnis der Geschichte der Endokrinologie Ende des 19. und Anfang des 20. Jahrhunderts stützt sich auf Borrell 1976 a + b und O. L. Hall 1973-74. Interessant sind hierzu auch Allen 1932 und Lusk 1922.
3 Corner 1965.
4 Simmonds 1914. Lucas (1981) nennt die Zeit von 1914 bis 1942 die Ära der Hypophyse in der Geschichte der ätiologischen Erklärungsmodelle der Anorexia nervosa.
5 Berkman 1930.
6 Mayo Clinic records, ARL-1, ARL-2, ARL-3. (Alle Berichte aus dieser Quelle haben eine spezielle Code-Bezeichnung.)
7 Berkman 1930 a, 19-20.
8 Siehe z. B. Farquharson/Hyland 1938 und Meyer/Weinroth 1957, 389-398. Über medikamentöse Therapie bei Geisteskrankheiten Anfang des 20. Jahrhunderts siehe Grob 1978, 296-297 und 1985, 105, 126-127.
9 Ryle 1936.
10 Farquharson/Hyland 1938, 1092.
11 Die umfassendste Geschichte der Dynamischen Psychiatrie, die gegenwärtig auf dem Markt ist, ist Ellenberger 1970.
12 S. Freud 1962, 92; siehe auch Freud 1966, 141.
13 Zu Janet siehe Ellenberger 1970, 331-417.
14 Janet 1907, 233.
15 Ebenda, 233-237.
16 Ebenda, 237.
17 Das folgende Material stammt aus Janet 1903, 33-40, 50.
18 Eine andere psychogenetische Interpretation aus der gleichen Zeit war die von Dejerine und Gauckler (1913).
19 Dunbar 1935, 323.
20 Siehe *Psychosomatic Medicine* 1, Januar 1939. Zur Anorexia nervosa siehe Rahman u. a. 1939; Waller u. a. 1940.
21 Siehe Clow 1931.
22 Siehe die Kommentare von Sir Arthur Hurst (1939).
23 Rahman u. a. 1939, 363, Moulton 1942, 65.
24 Farquharson/Hyland 1938, 1090.
25 Rahman u. a. 1939, 355; H. P. Davis 1939.
26 Die folgende Diskussion basiert auf Alexander 1939.
27 Ebenda, 193.
28 Siehe zum Beispiel Waller u. a. 1940, Lorand 1943, Sands 1948, 335-336, Massermann 1941, Meyer/Weinroth 1957, 395.
29 Rahman u. a. 1939, 355.
30 Sowohl in Ryan (1983) als auch in L. Gordon (1976) wird auf die wachsende Bedeutung heterosexuellen Verhaltens in der Zeit zwischen 1890 und 1930 hingewiesen. Siehe auch Simmons 1979, Smith-Rosenberg 1985, 266-286 und Jeffreys 1985. Relevant ist auch V. und B. Bullough 1977.
31 Halls wichtigste Äußerungen über die Jugend sind in seinem zweibändigen Hauptwerk zu finden (S. G. Hall 1904 und 1906). Siehe auch Spacks 1981.
32 Moulton 1942, 67.

33 Goitein 1942.
34 Moulton 1942, 70-71, 73.
35 Masserman 1941, 240.
36 Ebenda.
37 Ebenda, 224.
38 Bruch 1973, 217.
39 Rahman u. a. 1939, 338.
40 Ebenda, 356; Moulton 1942, 71.
41 Bruch 1973, 216-222.
42 Moulton 1942, 68.
43 Rahman u. a. 1939, 357, 360.
44 Bruch 1973, 215.
45 Ebenda, 3.
46 Bruch 1975.
47 Bruch 1973, 224.

9. Modernes Diätverhalten

1 Die besten Diskussionen des Diätverhaltens im 19. Jahrhundert finden sich in Nissenbaum 1980, Kap. 6, Anm. 33; Whorton 1982 und H. Green 1986. Über die Romanze Amerikas mit der Diät im 19. und 20. Jahrhundert siehe H. Schwartz 1986. Zwei weitere feministische Werke befassen sich mit modernem Diätverhalten und mit dem kulturellen Schlankheitsimperativ bei Frauen: Chernin 1981 und Bellet 1977.
2 Zu historischen Untersuchungen von Schönheitsidealen in den Vereinigten Staaten siehe Banner 1983. Zeldin (1977, 440) beschreibt den Triumph der schlanken über die dicken Frauen im 20. Jahrhundert.
3 Phillips 1927, XIII; Lieb 1929, VI.
4 Fishbein 1927.
5 Typisch für die journalistischen und medizinischen Warnungen vor Diäten ohne Anleitung sind Fishbein 1927, 27, Foster 1937, Martin 1938, Eddy 1938 und Lieb 1929, VI.
6 Johnston 1983, 33-34.
7 Bennett/Gurin 1982, 133, Abrams 1983, 62.
8 Fishbein 1929, 25; Lieb 1929, V.
9 Bennett/Gurin 1982, 136.
10 Fishbein 1927, 35.
11 Zur Geschichte der Kinderheilkunde siehe Cone 1979.
12 Siehe z. B. Levinsohn 1933, Arnold 1933, McLeod 1939, Brennemann 1932.
13 Brennemann 1932, 157-161, siehe auch W. L. Morgan 1939, 30-32.
14 Zur wissenschaftlichen Kochbewegung siehe Shapiro 1986, Rossiter 1982, 65-70. Eine der ersten wichtigen Vertreterinnen der Hauswirtschaftsbewegung war Catharine Beecher, deren *Treatise of Domestic Economy* (New York, 1841) ein kritisches Stichwortverzeichnis für Hausfrauen im 19. Jahrhundert darstellte; siehe auch Sklar 1976. Belege für Richards Gedanken finden sich in ihren Schriften: E. S. Richards 1897; 1899; 1902; 1905-1911.
15 Dudden 1986.
16 Die Kalorie wurde bei der Untersuchung von Wärme und Stoffwechsel bei Tieren

entdeckt, mit der von Antoine Avoisier und Adair Crawford (im 18. Jahrhundert) und Edward Frankland (1825-1899) begonnen worden war. Siehe McCollum 1957 und 1964.

17 Sarah Tyson Rorer (1849-1937) war beim *Ladies' Home Journal* für die Abteilung Ernährung zuständig. Mary Swartz Rose, Professorin für Ernährungswissenschaft am Teacher's College der Columbia University, schrieb einen weiteren populären Ratgeber (M. S. Rose 1916) sowie Beiträge für Frauenzeitschriften.

18 Bezüglich der Geschichte der Couturemode verlasse ich mich auf M. und A. Batterberry 1977, DeMarly 1980 und Olian 1982.

19 DeMarly 1980, 81-83, M. und A. Batterberry 1977, 286-297. Zu Chanel siehe Charles-Roux 1975.

20 Rostaine 1914.

21 S. und E. Ewen 1982, bes. Teil 4, Kidwell/Christman 1974, Walsh 1979, Boorstin 1973, 100, 188-189.

22 *Vogue*, 1. Januar 1923, 63.

23 Banner 1983, 262, S. und E. Ewen 1982, 193-198. Siehe auch Leach 1984.

24 Zitiert in *Journal of the American Medical Association* 83: 21, 1924, 1703.

25 Banner 1983, 287; Hollander 1975.

26 Peters 1918, 11, 24, 39.

27 Ebenda, 12, 104, 110.

28 Ebenda, 85, 94.

29 Ebenda 85, 93, 94.

30 W. Bennett 1984 und o. J..

31 Banner (1983, 214-216) äußert sich hierzu.

32 *Vogue*, 24. April 1902, 413 und 1. Juli 1918, 78, Rubenstein 1930, 133.

33 M. Douglas 1970, Featherstone 1982.

34 Über Frauen in den 20er Jahren siehe Ryan 1975, 151-182, Chafe 1972, Fass 1977, S. und E. Ewen 1982, bes. Teil 3.

35 Smith-Rosenberg 1975, Vicinus 1985, Cominos 1963, 18-48, 216-251, Degler 1974, J. S. und R. M. Haller 1974, Cott 1978.

36 Zur Geschichte der Geburtenkontrolle in den Vereinigten Staaten siehe L. Gordon 1976, D. S. Smith 1974.

37 Zu Kellerman siehe die Portraits in *Bookman* 47, Mai 1918, 314-315, und *Cosmopolitan*, Juni 1910, 86. Siehe auch Banner 1983, 207, 267, 341.

38 Siehe die Besprechung von *Daughter of the Gods*, *New York Times Film Reviews* 9, 9. Oktober 1916, 1. Siehe auch McGovern 1968.

39 Kellerman 1918, 24.

40 Ebenda, 50.

41 Siehe H. Green 1986, 245-251; hier findet sich eine ausgezeichnete Darstellung der Körperkulturbewegung.

42 Kellerman 1910.

43 Über die Geschichte der Schönheitswettbewerbe siehe Banner 1983, 249-270, und Kellerman 1918, 17.

44 May 1980, M. Gordon 1971.

45 Kellerman 1918, 16.

46 Ebenda.

47 S. und E. Ewen 1982, 100-101.

48 Kellerman 1918, 16.

49 Siehe Ryan 1976, 366-384; S. und E. Ewen 1982, 97-99.

50 Marchand (1985, 176-179) argumentiert, daß die Werbekampagnen der 20er und 30er Jahre die Schönheit zur »Pflicht« machten.

51 H. Brooks 1927, 32.

52 Über Frauen in den 30er und 40er Jahren siehe Ryan 1976, 183-198, Ware 1982, Hartman 1982, D'Ann Campbell 1984.

53 Baldwin 1924.

54 McHale 1926, 89.

55 Bruch war in den 30er Jahren die erste, die den emotionalen Problemen in den Familien dicker Kinder mehr Bedeutung beimaß als allen endokrinologischen oder Drüsenfehlfunktionen. Zu den bekanntesten Artikeln, die in dieser Zeit geschrieben wurden, zählt Bruch und Touraine 1940. Verwandte Artikel von Bruch wurden im *American Journal of the Diseases of Children, Journal of Pediatrics, American Journal of Orthopsychiatry, American Journal of Psychiatry* und *Nervous Child* veröffentlicht.

56 Zu der für die späten 30er und die 40er Jahre typischen Literatur gehören Bryan 1937, Schultz 1942 und Kenyon 1945. Über Jugendliche siehe R. J. Woody 1941 und Graves 1940.

57 Benjamin 1940.

58 Fass 1977, 124 und Kap. 3 und 4.

59 *The Age Factor* 1922, 18; S. und E. Ewen 1982, 94.

60 Gilbert 1986, 204-207.

61 Valentine 1944.

62 Das Material ist zitiert aus *Seventeen*, September 1946, 21-22 und August 1948, 184 sowie Phorylles 1948.

63 Phorylles 1948, 124.

64 *Seventeen*, Januar 1948, 21-22.

65 *USA Today*, 11. August 1986.

66 Zitiert in Freedman 1986, 150.

67 Siehe *Time*, 30. August 1982, 72-77.

68 Freedman 1986, 166-167.

69 Diese beiden Zitate stammen aus Bruch 1988, 127, 140-141.

70 Agras/Kraemer 1983.

71 Szmukler/Tantam 1984, Garner/Garfinkle 1980, Garner et. al. 1980.

Nachwort

1 Siehe Kendell u. a. 1973, 200-203, Herzog/Copeland 1985, YU 1986.

2 Zur Entwicklung des Wohlstandes nach dem Zweiten Weltkrieg siehe Chafe 1986. Chafe behandelt nicht die Folgen des Überflusses für die amerikanische Ernährung. Die Ernährung der Amerikaner nach dem Krieg ist Gegenstand einer Studie, die von Warren Belasco durchgeführt wurde.

3 Zu der Diskussion über die heutigen Ernährungsgewohnheiten siehe Mintz 1985, 187-215. Ich schulde Mintz großen Dank für seine Bemerkungen über die Segmentierung des Marktes und die zunehmende Vereinzelung der Essenden. Zur Massenvermarktung von Lebensmitteln siehe Belasco 1984, ders. 1987, Zelinsky 1987. Für gegenwärtige Ernährungstendenzen bildet die *New York Times* eine besonders instruktive Quelle. Eine Analyse über die Beziehungen zwischen Überfluß und neuen Eßgewohnheiten gibt Ehrenreich 1985.

4 D. Bell 1976.

5 Bruch 1973, 3. Einige Anthropologen würden in diesem Punkt nicht zustimmen. So etwa Harris 1985.

6 *New Yorker* (21. Juli 1986), 71.

7 Die Verbindung zwischen Eßgewohnheiten und Identität hat in den öffentlichen Diskurs Eingang gefunden. Siehe hierzu die Artikel in *Mademoiselle* 1985, *Vogue* 1985.

8 *Business Week*, 1985, 255. Dazu, wie das Essen durch das Automobil vor dem Zweiten Weltkrieg transformiert wurde, siehe Belasco 1979, Mintz 1985, 213, 294-305, Fischler 1980, 937-953, Cost 1986, 95-96. Obwohl sowohl das ständige Naschen (zuweilen auch modulares Essen genannt) wie auch das vagabundierende Essen als atavistische Verhaltensmuster erscheinen, die bis zu einer Zeit zurückreichen, in der Nahrungsaufnahme auf der Grundlage eines »nimm, was du kriegen kannst« erfolgte, so ist der mobile Esser, der von potentieller Bedeutung ist für die heutige Welt der Nahrungsmittel und Restaurants, eher ein Geschöpf des Überflusses denn des Mangels. Dies ist der bedenkliche Unterschied.

9 Foster und Howerin 1986.

10 Noch bevor sie die Universität betreten, während des letzten Jahres auf der High School und des Sommers, bevor sie ins College kommen, beginnen viele junge Frauen über das »freshman 10 oder 15«-Symptom zu reden. Das ist die vorhergesagte Gewichtszunahme als Ergebnis stärkehaltiger Institutsnahrung und der Teilnahme an nächtlichen Essensgelagen mit Freunden. Hierüber ist in »Bulimia: The Binge-Purge Syndrome«, einem aufklärenden Film von Carle Medical Communications (1986) und in meinen eigenen Gesprächen mit College-Studentinnen berichtet worden. Ich verwende den Terminus »individualisiert«, um die vereinzelte, nicht interaktive Qualität der studentischen Eßgewohnheiten zu bezeichnen. Die Nahrung der Studentinnen ist tatsächlich sehr eintönig und einseitig.

11 So ein Yale Student, zitiert in Elisabeth Green (1986, 1, 30). Die elterliche Kontrolle der Eßgewohnheiten betrifft viele Anorektikerinnen, die noch in der High School sind und zu Hause leben. Das persönliche Tagebuch einer Frau, die als Anorektikerin die High School besuchte, enthüllt, daß sie bewußt spät schlafen ging und das Haus an den Wochenenden morgens verließ, um »zur Lunchzeit draußen zu sein«. Die Mahlzeiten an Wochenendabenden waren stets auf Grund der elterlichen Überwachung problematisch; dafür mußte während des restlichen Tages zum Ausgleich gehungert werden. Jeanne X schrieb im August 1968:

> Ein Tag vollständigen Fastens (ausgenommen das Abendessen) … und bei Gott, was war das für ein Abendessen! Das ist der Grund, warum ich mich zwinge, lange aufzubleiben, so daß ich wieder viel davon verbrennen kann. Ich leide auch immer noch an Verstopfung. Mein Magen ist eine Meile weit weg. Ich habe ein paar neue Pickel bekommen … Du kannst sehen, ich bin in spektakulärer Form. Ich habe nur noch eine Woche bis zur Party – oh Mann! Diese Woche soll dem Projekt Jeanne gewidmet sein. Und damit meine ich einer *wirklichen Hungerdiät*. (Hervorh. Brumberg)

12 Siehe hierzu Halmi 1981, 697-706, Pyle u. a. 1983, 75-86, Stanger und Printz 1980, 937-940, Nevo 1985, 151-168, *Newsweek on Campus* 1987, 18-19.

13 Charlton 1984, 277-281. Sowohl Joan Austoker (England) wie auch Allan Brandt (USA) stimmen darin überein, daß das Ziel Gewichtskontrolle von ursächlicher Bedeutung ist für den hohen Anteil an Rauchern bei weiblichen Teenagern.

14 Diese Sachlage wurde erstmals von Wooley, O. und S. 1982, 57-68 dargestellt.

15 Schwartz/Thompson/Johnson 1982, 20-36, Striegel-Moore/Silberstein/Rodin 1986, 256. Die mimetische Qualität der gegenwärtigen Anorexia nervosa wurde von Bruch gewiß beobachtet. Eine jüngere Studie vermutet, daß dieses Verhalten sich auch auf andere Altersgruppen ausbreitet. Nach Rosenzweig, Spruill 1987, 57-66 leiden bedeutend mehr erwachsene Frauen an Magersucht als zur Zeit ihrer High School- oder College-Jahre.

16 Gilligan 1982.

17 Ich bin Susan Bordo dankbar für ihren Hinweis auf das unterschiedliche Eßverhalten von Männern und Frauen in der Fernsehwerbung, Bordo 1986, 1, 8-9.

18 Komarovsky 1985, 89-92, 225-300.

19 Das Kondom wird Mentor genannt., *MS*., September 1986.

20 Goodman 1979.

21 Muuss, 1962, schrieb »Gesellschaften in einer Periode des raschen Übergangs schaffen eine besonders schwierige Adoleszenzperiode. Die Jugendlichen haben sich nicht nur auf die Probleme der Gesellschaft, sondern ebenso auf ihre eigenen einzustellen.« Siehe hierzu auch Baltes/Reese/Lipsitt 1980, 76-79, Nesselroade, Baltes 1974.

22 Meine Sicht hierzu ergänzt die Auffassung von Bellah 1986.

23 Diese Daten sind in Bronfenbrenner 1986 zusammengestellt.

Literatur

AA/BA (American Anorexia and Bulimia Association) *Newsletter* (November 1985).

Abraham, Suzanne und Jones, Derek L., *EatingDisorders: The Facts* (New York, 1984).

Acland, Theodore Dyke (Hrsg.), *A Collection of the Published Writing of William Withey Gull* (London, 1896).

Agras, W. Stewart und Kramer, Helena C., »The Treatment of Anorexia Nervosa: Do Different Treatments Have Different Outcomes?«, *Psychiatric Annals* 13 (Dezember 1983), 928-935.

Alexander, George H., »Anorexia Nervosa«, *Rhode Island Medical Journal* 22 (Dezember, 1939), 189-195.

Allbutt, Clifford, *A System of Medicine*, Bd. 3 + 5 (New York, 1905).

Allen, Edward (Hrsg.), *Sex and Internal Secretion: A Survey of Recent Research* (Baltimore, 1932).

Alen, T. E., »The Clairvoyance of Mollie Fancher«, *Arena 12* (1895), 329-336.

Amen, Carol, »Dieting to Death«, *Science Digest* 67 (Mai 1970), 27-34.

American Psychiatric Association, *Diagnostic and Statistical Manual of Mental Disorders* 69 (3. Auflage, Washington, D. C. 1980; überarbeitete Auflage, Washington, D. C., 1987.)

Amsterdam Daily Democrate, diverse Ausgaben (1884-1885).

An Account of the Extraordinary Abstinence of Anne Moore, of Tutbury, Staffordshire, England Who has for more than three years lived entirely without food (3. amerikanische Auflage, Springfield, Mass., 1811).

Annales medico-psychologiques, 7. Folge, 12 (27. April 1885).

Archives Générales de Médecine 1 (April 1883).

Arnold, D. P., »Why a Child Refuses to Eat«, *New York State Medical Journal* 33 (1. Januar 1933), 116-118.

Ascepliad 7, »Lessons from the Fasting Mania« (1890), 543.

Astles, H. E., »Anorexia in Young Girls Unaccompanied with Visceral Disease«, *Proceedings of South Australian Branch of the British Medical Association* (1882), 31-32.

Atwood, Margaret, *Lady Oracle* (New York, 1976).

Austen, Jane, *Mansfield Park* (New York, 1963); dt.: *Mansfield Park* (Zürich, 1968).

Axon, E. A., »The Fasting Girl of Schmidweiler in the Sixteenth Century«, *Antiquary* 37 (September/Oktober 1901), 269-272.

260

Baldwin, Bird T., »Use and Abuse of Weight-Height-Age Tables as Indexes of Health and Nutrition«, *Journal of the American Medical Association* 92 (1924), 1-4.

Baltes, Paul B., Reese, Hayne W., Lipsitt, Lewis P., »Life Span Developmental Psychology«, *Annual Review of Psychology* 31 (1980), 76-79.

Banks, J. A., *Prosperity and Parenthood: A Study of Family Planning among the Victorian Middle Class* (London, 1954).

Banner, Lois, *American Beauty* (New York, 1983).

Barber, Henry, »Cases of Long-Continued Abstinence from Food«, *British Medical Journal* 1 (28. Mai 1870), 544-545.

Barker-Benfielt, G., *The Horrors of a Half-Known Life* (New York, 1976).

Barthes, Roland, »Toward a Psychosociology of Contemporary Food Consumption«, in: *European Diets from Preindustrial to Modern Times,* Hrsg. Elborg und Robert Forster (New York, 1975).

Barthes, Roland, »From Work to Text«, in: *Textural Strategies Perspective in Post-Strukturalist Criticism,* Hrsg. J. Harari (Ithaka, N. Y., 1979), 73-81.

Basseches, H. und Karp, S., »Field Dependence in Young Anorectic and Obese Women«, *Psychotherapy and Psychosomatics* 41 (1984), 33-37.

Batterberry, Michael und Ariane, *Mirror Mirror: A Social History of Fashion* (New York, 1977).

Bauer, Barbara G. u. a., *Bulimia: A Book for Therapist and Client* (Muncie, Ind., 1986).

Beard, George M., *Eating and Drinking* (New York, 1871).

Beard, George M., »The Scientific Lessons of the Mollie Fancher Case«, *Medical Record* 14 (30. November 1878), 446-448.

Beard, George M., *American Nervousness, Its Causes and Consequences* (New York, 1881).

Beauvoir, Simone de, *Das andere Geschlecht. Sitte und Sexus der Frau* (Reinbeck, 1968) (frz. Original Paris, 1949).

Beecher, Catharine, *Treatise of Domestic Economy* (New York, 1841).

Bede, C., »Ann Moore, the Fasting Woman of Tutbury«, *Leisure Hour Monthly Library* 19 (1870), 155-156.

Belasco, Warren, »Ethnic Fast Foods: The Corporate Melting Pot«, *Food and Foodways* 2 (November 1987), 1-30.

Belasco, Warren, »Lite Economics: Less Food, More Profit«, *Radical History Review* 28-30 (September 1984), 254-278.

Belasco, Warren, *America on the road; From Autocamp to Motel, 1910-1945* (Cambridge, Mass. 1979).

Bell, Clark, »The Case of Mollie Fancher«, *Medico-Legal Journal* 11: 3 (1893), 334-336 und 12: 1 (1894), 73-74.

Bell, Daniel, *The Cultural Contradictions of Capitalism* (New York 1976, dt.: Die kulturellen Widersprüche des Kapitalismus, 1991).

Bell, Luther, »On the Coercive Administration of Food to the Insane«, *American Journal of Insanity* 6 (Januar 1850).

Bell, Rudolph, *Holy Anorexia* (Chicago, 1985).

Bell, Sanford, »An Introductory Study of the Psychology of Foods«, *Pedagogical Seminary* 9 (1904), 88-89.

Bellah, Robert u. a., *Habits of the Heart: Individualism and Commitment in American Life* (New York 1986).

Beller, Ann Scott, *Fat and Thin: A Natural History of Obesity* (New York, 1977).

Bellows, Albert J., *The Philosophy of Eating* (New York, 1869).

Bemis, Kelly M., »Current Approaches to the Etiology of Anorexia Nervosa«, *Psychological Bulletin* 85 (1978), 593-617.

Benjamin, Louise Paines, »I Have Three Growing Daughters«, *Ladies' Home Journal* 57 (Juni 1940).

Bennett, James Henry, *Nutrition in Health and Disease* (London, 1877).

Bennett, William, »Dietary Treatments of Obesity«, unveröffentl. Man. (o. J.).

Bennett, William und Gurin, Joel, *The Dieter's Dilemma: Eating Less and Weighing More* (New York, 1982).

Bennett, William, »Dieting Ideology versus Physiology«, *Psychiatric Clinics of North America* 7 (Juni 1984), 321-334.

Berkman, John Mayo, »Anorexia Nervosa, Anorexia Inanition and Low Basal Metabolism Rate«, Magisterarbeit, Univ. of Minnesota (1930 a).

Berkman, John Mayo, »Anorexia Nervosa, Anorexia Inanition and Low Basal Metabolism Rate«, *American Journal of Medical Science 180* (Juli 1930 b), 411-424.

Bliss, Eugene L. und Hardin Branch, C. H., *Anorexia Nervosa: Its History, Psychology, and Biology* (New York, 1960).

Blum, Sam, »Children Who Starve Themselves«, *New York Times Magazine* (10. November 1974), 63-79.

Blumenthal, J., »Is Running an Analogue of Anorexia Nervosa? An Empirical Study of obligatory Running and Anorexia Nervosa«, *Journal of the American Medical Association* 252 (1984), 520-523.

Boller, Paul, Jr., *American Thought in Transition: The Impact of Evolutionary Naturalism 1865-1900* (Chicago, 1969).

Bookman 47 (Mai 1918), 314-315.

Boorstin, Daniel, *The Democratic Experience* (New York, 1973).

Bordo, Susan, »Anorexia Nervosa: Psychopathology as a Crystallization of Culture«, *Philiosophical Forum* 17 (Winter 1985-86).

Bordo, Susan, »How Television Teaches Women to Hate Their Hungers«, *Mirror Images* [newsletter of Anorexia/Bulimia Support, Inc., Syracuse, N.Y.] 4 (Winter 1986), 1, 8-9.

Borrell, Merryley, »Organotherapy, British Physiology, and Discovery of Internal Secretions«, *Journal of the History of Biology* 9 (Herbst 1976 a).

Borrell, Merryley, »Origins of the Hormone Concept; Internal Secretions and Physiological Research, 1889-1905«, Dissertation, Yale Univ. (1976 b).

Boskin-Lodahl, Marlene; »Cinderella's Stepsisters: A Feminist Perspective of Anorexia Nervosa and Bulimia«, *Signs* 2: 2 (1976), 342-356.

Boskin-White, Marlene und White, William C., *Bulimarexie: The Binge Purge Cycle* (New York, 1983).

Boston Medical and Surgical Journal 3 (1869).

Brackett, Anna, *The Education of American Girls* (New York, 1874).

Brady, Michael C., »The Dieting Disease«, *Weekly World News* 4 (22. März 1983).

Branca, Patricia, *Silent Sisterhood: Middle-Class Women in the Victorian Home* (London, 1975).

Brandt, Allan, *No Magic Bullet: A Social History of Venereal Disease in the United States since 1880* (New York, 1986).

Brennemann, Joseph, »Psychological Aspects of Nutrition in Childhood«, *Journal of Pediatrics* 1 (August 1832), 145-171.

British Medical Journal, »Another Fasting Girl« (9. Februar 1878), (Januar-Juni 1890), 256-262.

British Medical and Surgical Journal (7. September 1869), 680; (11. Spetember 1869), 315; (25. Dezember 1869), 686.

Brodie, Benjamin, *Lectures Illustrative of Certain Local Nervous Affections* (London, 1837).

Bronfenbrenner, Urie, »Alienation and the Four Worlds of Childhood«, Phi Delta Kappan (Februar 1986), 434.

Brooklyn Daily Eagle (7. Juni 1866).

Brooks, Harlow, »The Price of a Boyish Form«, in: Fishbein (1927).

Brooks, Michael, »Love and Possession in a Victorian Household: The Example of the Ruskins«, in: Wohl (1978), 82-100.

Brown, E. M., »Neurology and Spiritualism in the 1870s«, *Bulletin of the History of Medicine* 57 (Winter 1983), 562-577.

Brown, Judith C., *Immodest Acts: The Life of a Lesbian Nun in Renaissance Italy* (New York, 1986).

Brown, W. Langdon, *Anorexia Nervosa, Individual Psychology Publications: Medical Pamphlets I* (1931-32) Hrsg. F. G. Crookshank (London, 1932).

Browne, W. A. F., »Morbid Appetite of the Insane«; *Journal of Psychological Medicine* 2 (Oktober, 1875), 236-247.

Bruch, Hilde, »Food and Emotional Security«, *Nervous Child* 3 (1944), 165-173.

Bruch, Hilde, »The Role of Emotions in Hunger and Appetite«, *Annals of the New York Academy of Science* 63 (1955), 68-75.

Bruch, Hilde, *The Importance of Overweight* (New York, 1957).

Bruch, Hilde, »Perceptual and Conceptual Disturbances in Anorexia Nervosa«, *Psychosomatic Medicine 24: 2* (1962).

Bruch, Hilde, »Anorexia Nervosa in the Male«, *Psychosomatic Medicine* 33 (1971), 31-47.

Bruch, Hilde, *Eating Disordners: Obesitiy, Anorexia Nervosa and the Person Within* (New York, 1973).

Bruch, Hilde, »The Constructive Use of Ignorance«, in: *Explorations in Child Psychiatry,* Hrsg. E. James Anthony (New York, 1975, 247-261.

Bruch Hilde, *The Golden Cage: The Enigma of Anorexia Nervosa* (Cambridge, Mass., 1978); dt.: *Der goldene Käfig. Das Rätsel der Magersucht* (Frankfurt a. M., 1982).

Bruch, Hilde, *Conversations with Anorexics,* (New York, 1988); dt.: *Das verhungerte Selbst. Gespräche mit Magersüchtigen* (Frankfurt a. M., 1990).

Bruch, Hilde und Touraine, Grace, »Obesity in Childhood, V.: The Family Frame of Obese Children«, *Psychosomatic Medicine* 2 (1940), 141-206.

Brumberg, Joan Jacobs, *Mission for Life: The Judson Family and American Evangelical Culture* (New York, 1980).

Brumberg, Joan Jacobs, »Chlorotic Girls, 1870-1920: An Historical Perspective on Female Adolescence«, *Child Developement* 53 (Dezember 1982), 1468-77.

Brumberg, Joan Jacobs, »Zenanas and Girlless Villages. An Ethnology of American Evangelical Women«, *Journal of American History* 69 (September 1982 b), 347-371.

Brumberg, Joan Jacobs, »Ruined Girls: Family and Community Response to Illegitimacy in Upstate New York, 1890 to 1920«, *Journal of Social History* 18 (Dezember 1984), 247-272.

Brumberg, Joan Jacobs, »›Fasting Girls‹: Reflections on Writing the History of Anorexia Nervosa«, *History and Research in Child Developement: In Celebration of* the Fiftieth Anniversary of the Society, Hrsg. Alice Boardman Smuts und John W. Hagen, Monographs of the Society for Research in Child Developement (1985), Nr. 211, 50: 4-5, 93-104.

Bryan, Mildred H., »Don't Let Your Child Get Fat!« *Hygeia* 15 (1937), 801-803.

Bulletin de l'Académie de Médecine, 2. Folge, 12 (27. März 1883), 385-390.

Bullough, Bonnie und Vern, »Lesbianism in the 1920s and 1930s: A Newfound Study«, *Signs* 2 (Sommer 1977), 895-904.

Bullough, Vern und Voight, Martha, »Women, Menstruation and Nineteenth Century Medicine«, *Bulletin of the History of Medicine* 47 (1973), 66-82.

Burdett, Sir Henry, *Cottage Hospitals* (London, 1896).

Burnham, John, *Psychoanalysis and American Medicine: 1894-1918* (New York, 1967), 67-69.

Burstyn, Joan, *Victorian Education and the Ideal of Womanhood* (London, 1980).

Burstyn, Joan, »Education and Sex: The Medical Case against Higher Education for Women in England 1870-1900«, *Proceedings of the American Philosophical Society* 117 (April 1973), 78-89.

Business Week, »Severe Growing Pains for Fast Food« (22. März 1985), 255.

Bynum, Caroline Walker, *Jesus as Mother: Studies in the Spirituality of the High Middle Ages* (Berkeley, 1982).

Bynum, Caroline Walker, »Women Mystics and Eucharist Devotion in the Thirteenth
—— Century«, Women's Studies 2: 1-2 (1984).

Bynum, Caroline Walker, »Fast, Feast, and Flesh: The Religious Significance of Food to Medieval Women«, *Representations* 11, 1-25 (1985).

Bynum, Caroline Walker, *Holy Feast and Holy Fast: The Religious Significance of Food to Medieval Women* (Berkeley, 1986).

Campbell, D'Ann, *Women at War with America: Private Lives in a Patriotic Era* (Cambridge, Mass., 1984).

Campbell, J. A., »Fasting and Feeding«, *British Medical Journal* 1 (23. Februar 1878), 255.

Cantwell, D. P. u. a., »Anorexia Nervosa: An Affective Disorder? *Archives of General Psychiatry* 34 (1977), 1087-93.

Canwels, Janice M., *Bulimia: The Binge Purge Compulsion* (New York, 1983).

Carter, Paul A., *The Spiritual Crisis of the Gilded Age* (De Kalb, III., 1971).

Chafe, William, *The American Woman: Her Changing Social, Economic, and Political Roles, 1920-1970* (New York, 1972).

Chafe, William, *The unfinished Journey: America since World War II* (New York, 1986).

Charcot, J.-M. *Clinical Lectures on Diseases of the Nervous System* (London, 1889).

Charles-Roux, Edmonde, *Chanel: Her Life. Her World, and the Woman behind the Legend She Herself Created* (New York, 1975).

Charlton, Anne, »Smoking and Weight Control in Teenagers«, *Public Health* 98 (1984), 277-281.

Chernin, Kim, *The Obsession: Reflections on the Tyranny of Slenderness* (New York, 1981).

Chernin, Kim, *The Hungry Self: Women, Eating and Identity* (New York, 1985).

Chipley, William Stout, »Sitomania: Its Causes and Treatment«, *American Journal of Insanity* 16 (Juli 1859).

Chossat, Charles, *Recherches expérimentales sur l' inanition* (Paris, 1843).

Churchill J. und A., *London and Provincial Medical Directory* (London, 1872, 1873, 1886, 1888).

Clarke, E. H., *Sex in Education, or a Fair Chance for Girls* (Boston, 1873).

Clouston, Thomas Smith, »Forcible Feeding«, *Lancet* (30. November 1872).

Clouston, Thomas Smith, »The Study of Mental Diseases«, *Edinburgh Medical Journal 25* (Juli 1879), 15-20.

Clouston, Thomas Smith, »Puberty and Adolescence Medico-Psychologically considered«, *Edinburgh Medical Journal 26* (Juli 1880), 5-17; neu abgedruckt in: *American Journal of Insanity* (April 1881).

Clouston, Thomas Smith, »Female Education from a Medical Point of View«, *Popular Science Monthly* 24 (1884), 322-323.

Clouston, Thomas Smith, *Lectures on Mental Disease* (Edinburgh, 1898).

Clow, Fred Ellsworth, »Anorexia Nervosa«, *New England Journal of Medicine* 207 (Oktober 1932), 613-617.

Collins, W. J., »Anorexia Nervosa«, *Lancet* (27. Januar 1894), 203.

Cominos, Peter, »Late Victorian Sexual Respectability and the Social System«, *International Review of Social History* 8 (1963), 18-48.

Cone, Thomas E. Jr., *History of American Pedatrics* (Boston, 1979).

Corner, George Washington, »The Early History of the Oestrogenic Hormones«, *Journal of Endocrinology* 31 (Januar 1965), iii-xvii.

Cosmopolitan (Juni 1910).

Cost, Bruce, »Grazing Meals«, *New York Times Magazine* (7. September 1980), 95-96.

Cott, Nancy, *The Bonds of Womanhood* (New York, 1977).

Cott, Nancy, »Passionless: An Interpretation of Victorian Sexual Ideology, 1790-1850«, *Signs* 4 (Winter 1978), 219-236.

Counihan, Carole M., »What Does It Mean to Be Fat, Thin, and Female in the United States?: A Review Essay«, *Food and Foodways* 1 (1985), 77-94.

Crisp, A. H., »Treatment and Outcome in Anorexia Nervosa«, in: *Eating and Weight Disorders*, Hrsg. R. K. Goodstein (New York, 1983).

Crisp, A. H. u. a., »The Long Term Prognosis in Anorexia Nervosa: Some Factors Predictive of Outcome«, in: *Anorexia Nervosa*, Hrsg. R. A. Vigersky (New York, 1977), 55-65.

Dailey, Abraham, *Mollie Fancher: The Brooklyn Enigma* (Brooklyn, 1894).

Darwin, Erasmus, *Zoonomia, or The Law of Organic Life* (London, 1796).

Davidoff, Leonore, *The Best Circles* (Totowa, N. J., 1973).

Davis, Audrey B., *Circulation Physiology and Medical Chemistry in England, 1650-1680* (Lawrence, Kans., 1973).

Davis, Helen P., »Anorexia Nervosa«, *Endocrinology* 25 (Dezember 1939), 991-995.

De Berdt Hovell, D., »Anorexia Nervosa«, *Lancet* (12. Mai 1888).

Degler, Carl, »What Ought to Be, and What Was: Woman's Sexuality in the Nineteenth Century«, *American Historical Review* 79 (Dezember 1974), 1467-90.

Degler, Carl, *At Odds: Women and the Family in America from the Revolution to the Present* (New York, 1980).

Dejerine, J. und Gauckler, E., *The Psychoneuroses and Their Treatment by Psychotherapy* (Philadelphia, 1913).

DeMarly, Diana, *The History of Haute Couture 1850-1950* (New York, 1980).

De Mause, Lloyd (Hrsg.), The History of Childhood (New York, 1975); dt.: Hört Ihr die Kinder weinen? Eine psychogenetische Geschichte der Kindheit (Frankfurt a. M. 1977).

Demos, John, *Entertaining Satan* (New York, 1982).

Devereux, George, *Basic Problems of Ethnopsychiatry* (Chicago, 1979).

Dickens, Charles, *All the Year Round* 2 (9. Oktober 1869).

Dictionary of American Biography, Bd. 7, Hrsg. Damas Malone (New York, 1935).

Dictionary of National Biography, Hrsg. Sir Leslie Stephen und Sir Sidney Lee (London, 1921).

Douglas, Ann, *The Feminization of American Culture* (New York, 1977).

Douglas, Mary, »Deciphering a Meal«, *Daedalus* 101 (1972), 61-68.

Douglas, Mary, *Purity and Danger* (London, 1966).

Dowse, Thomas Stretch, »Anorexia Nervosa«, *Medical Press and Circular* 32 (3. August 1881), 95-97 und ebenda (17. August 1881), 147-148.

Dowse, Thomas Stretch, »A Case of Anorexia Nervosa«, *West London Medical Journal* 9 (Januar 1904), 112 und ebenda (April 1904), 204-206.

Dresser, Rebecca, »Feeding the Hunger Artists: Legal Issues in Treating Anorexia Nervosa«, *Wisconsin Law Review* 2 (1984), 297-374.

Druss, Vicky und Henifin, Mary Sun, »Why Are So Many Anorexics Women?«, in: *Women Look at Biology Looking at Women*, Hrsg.: Ruth Hubbard u. a. (Boston, 1979).

Dublin, Thomas, *Women at Work: The Transformation of Work and Communitiy in Lowell, Massachusetts, 1826-1860.* (New York, 1979).

Dudden, Faye E., »Experts and Servants: The National Council on Household Employment and the Decline of Domestic Service in the Twentieth Century«, *Journal of Social History* (Dezember 1986), 269-289.

Dunbar, Helen Flanders, *Emotions and Bodily Changes: A Survey of Literature on Psychosomatic Interrelationships 1910-1930* (New York, 1953).

Dunglinson, Robley, *A Dictionary of Medical Sciences* (Philadelphia, 1865).

Dunn, P. K. und Ondercin, P., »Personality Variables Related to Compulsive Eating in College Women«, *Journal of Clinical Psychology* (1981), 43-49.

Durkheim, Emile, *Die elementaren Formen des religiösen Lebens* (Frankfurt a. M., 1981).

Eddy, Walter E., »Significance of Litte Things in Reducing Diets«, *New York Physician* 11 (September 1938), 28-34.

Ehrenreich, Barbara, »The Cult of Food in a World of Hunger«, *New York Times* (17. Januar 1985).

Elias, Norbert, *Über den Prozeß der Zivilisation*, 2 Bde. (Frankfurt a. M., 1976).

Eliot, George, *Daniel Deronda* (New York, o. J.).

Ellenberger, Henry F., *The Discovery of the Unconscious: The History and Evolution of Dynamic Psychiatry* (New York, 1970).

Elmira Daily Gazette and Free Press (26. März 1898).

Erichsen, Ann, *Anorexia Nervosa: The Broken Circle* (London, 1985).

Evans-Pritchard, E., *Theories of Primitive Religion* (London, 1965).

Everett, George und Susan, *Health Fragments, or Steps towards True Life* (New York, 1875).

Ewen, Stuart und Elizabeth, *Channels of Desire: Mass Images and the Sharping of American Consciousness* (New York, 1982).

Fallon, April E. und Rozin Paul, »Sex Differences in Perceptions of Desirable Body Shape«, *Journal of Abnormal Psychology* 94 (1985), 102-105.

Falstein, E. L., Feinstein, S. C., Judas, I., »Anorexia Nervosa in the Male Child«, *American Journal of Orthopsychiatry* 26 (1956), 751-770.

Farb, Peter und Armelagos, George, *Consuming Passions: The Anthropology of Eating* (New York, 1980).

Farguharson, R. F. und Hyland H. H., »Anorexia Nervosa: A Metabolic Disorder of Psychogenic Origin«, *Journal of the American Medical Association* 3 (September 1938), 1085-92.

Fass, Paula S., *The Damned and the Beautiful:* American Youth in the 1920s (New York, 1977).

Fausto-Sterling, Ann, *Myths of Gender* (New York, 1985).

Featherstone, Michael, »The Body in Consumer Culture«, *Theory, Culture and Society* 1: 2 (1982), 18-33.

Feinstein, Howard, M., *Becoming William James* (Ithaca, N. Y., 1984).

Fenwick, Samuel, *On Atrophy of the Stomach and on the Nervous Affections of the Digestive Organs* (London, 1880).

Féré, Charles, *The Pathology of Emotions: Physiological and Clinical Studies* (London, 1899).

Ferro-Luzzi, G. Eichinger, »Food Avoidance at Puberty and Menstruation in Tamilnad«, in: *Food, Ecology and Culture: Readings in the Anthropology of Dietary Practices,* Hrsg. J. R. K. Robson (New York, 1980), 93-100.

Fischler, Claude, »Food Habits, Social Change, and the Nature/Culture Dilemma«, *Social Science Information* 19:6 (1980), 937-953.

Fischler, Claude, »Food Preferences, Nutritional Wisdom, and Sociocultural Evolution«, in: *Food, Nutrition, and Evolution,* Hrsg. Dwain Walcher und Norman Kretchmer (New York, 1981), 58.

Fishbein, Morris (Hrsg.), *Your Weight and How to Control It* (New York, 1927).

Fishbein, Morris, »The Craze for Reducing«, in: Fishbein (1927), 22-27.

Fishbein, Morris, *An Hour on Health* (Philadelphia, 1929).

Foster, Greg und Howerin, Susan, »The Quest for Perfection: An Interview with a Former Bulimic«, *Iris: A Journal about Women* [Charlottesville, Va.], No. 12 (1986), 21.

Foster, Jane, »Dieting Daughters«, *Hygeia* (Februar 1937), 141-143.

Foucault, Michel, *Wahnsinn und Gesellschaft. Eine Geschichte des Wahns im Zeitalter der Vernunft* (Frankfurt a. M., 1969).

Foucault, Michel, *Sexualität und Wahrheit.* Bd. 1: *Der Wille zum Wissen,* Bd. 2: *Der Gebrauch der Lüste* (Frankfurt a. M., 1986).

Fowler, Robert, *A Complete History of the Welsh Fasting Girl* (London, 1817).

F. Parkes Weber Papers, John Ryle to Parkes Weber, 27. Januar 1939, PP/FDW/, Wellcome Institute, London.

Freedman, Rita, *Beauty Bound* (New York, 1986).

Freud, Anna, *Das Ich und die Abwehrmechanismen* (München, o. J.).

Freud, Sigmund, *Aus den Anfängen der Psychoanalyse 1887-1902* (Frankfurt a. M., 1962).

Freud, Sigmund, *Gesammelte Werke,* Bd. XII: *Werke aus den Jahren 1917-1920* (Frankfurt a. M., [3]1966)

Frisch, Rose und McArthur, J., »Menstrual Cycles: Fatness as a Determinant of Minimum Weight for Their Maintenance and Onset«, *Science* 185 (1974), 949-951.

Garfinkle, Paul und Garner David M., *Anorexia nervosa: A Multidimensional Perspective* (New York, 1982).

Garner, David u. a., »Comparison between Weight-Preocupied Women and Anorexia Nervosa«, *Psychosomatic Medicine* 46 (1984), 255-266.

Garner, David, Olmstead, Marion, Polivy, I., »Developement and Validation of a Multidimensional Eating Disorder Inventory of Anorexia Nervosa and Bulimia«, *International Journal of Eating Disorders* 2 (1983), 15-34.

Garner, David und Garfinkle, Paul, »The Eating Attitudes Test: An Index of the Symptoms of Anorexia Nervosa«, *Psychological Medicine* 9 (Mai 1979), 273-279.

Garner, David u. a., »Cultural Expectations of Thinness in Women«, *Psychological Reports* 47 (1980), 483-491.

Gaskell, Elizabeth, *Cranford* (New York, 1906); dt.: *Cranford. Roman aus einer englischen Kleinstadt* (Zürich, 1984).

Gay, Peter, *The Bourgeois Experience: The Education of the Senses* (New York, 1984).

Gee, Samuel, *Medical Lectures and Aphorisms* (London, 1908).

Gilbert, James A., *A Cycle of Outrage: America's Reaction to Juvenile Delinquency in the 1950s* (New York, 1986).

Gilbert, Sandra und Gubar, Susan, *The Madwoman in the Attic* (New Haven, 1979).

Gilligan, Carol: *In a Different Voice: Psychological Theorie and Women's Development* (Cambridge, Mass, 1982); dt.: *Die andere Stimme. Lebenskonflikte und Moral der Frau* (München, 1984).

Gillis, John, *Youth and History: Tradition and Change in European Age Relations 1170-Present* (New York, 1974).

Gilman, Charlotte Perkins, »Why I Wrote ›The Yellow Wallpaper‹, in: *The Charlotte Perkins Gilman Reader*, Hrsg. Ann J. Lane (New York, 1980).

Goffman, Erving, *Asylums* (Garden City, N. Y., 1961); dt.: *Asyle. Über die soziale Situation psychiatrischer Patienten und anderer Insassen* (Frankfurt a. M., 1972).

Goitein, P. Lionel, »The Potential Prostitute: The Role of Anorexia in the Defense against Prostitution Desires«, *Journal of Criminal Psychopathology* 2 (Januar 1942), 359-367.

Goldblatt, P. B., Moore, M. E., Stunkard, A. J., »Social Factors in Obesity«, *Journal of the American Medical Association* 192 (1965), 97-102.

Goodman, Ellen, *Close to Home* (New York 1979).

Gordon, Linda, *Woman's Body, Woman's Right* (New York, 1976).

Gordon, Michael, »From an Unfortunate Necessity to a Cult of Mutual Orgasm: Sex in Marital Education Literature, 1830-1940«, in: *Studies in the Sociology of Sex*, Hrsg. James Hensen (New York, 1971), 5-80.

Gorham, Deborah, *The Victorian Girl and the Feminine Ideal* (Bloomington, Ind., 1982).

Gould, George M. und Pyle, Walter L., *Anomalities and Curiosities of Medicine* (Philadelphia, 1897).

Graham, Patricia Albjerg, »Expansion and Exclusion: A History of Women in Higher Education«, *Signs* 3 (Sommer 1978), 759-773.

Granger, Benjamin, »Some Accounts of the Fasting Woman of Tutburry ...«, *Edinburgh Medical and Surgical Journal* 5 (1809), 322-333.

Granger, Benjamin, »On Unusual Cases of Anorexia«, *Edinburgh Medical and Surgical Journal* (April 1813), 157-159.

Grant, Frederick, »The Market Harborough Fasting Girl«, *British Medical Journal* (2. Februar 1878), 152.

Graves, Lulu, »Should the Teens Diet?«, *Parent's Magazine 15* (April 1940), 76.

Green, Caleb, »Remarkable Case of Abstinence«, *Buffalo Medical Journal and Monthly Review* (März 1894), 729.

Green, Elisabeth, »Support Groups Forming for Students with Eating Disorders«, *Chronicle of Higher Education*, 1986.

Green, Harvey, *Fit For America* (New York, 1986).

Greely, Andrew, *Unsecular Man: The Persistence of Religion* (New York, 1972).

Grob, Gerald, *Edward Jarvis and the Medical World of Nineteenth Century America* (Knoxville, Tenn., 1978).

Grob, Gerald, *Mental Illness and American Society, 1875-1940* (Princeton, 1983).

Gull, William W., »The Address in Medicine«, *Lancet* (8. August 1868), 171.

Gull, William W., »Anorexia Nervosa (Apepsia Hysterica, Anorexia Hysterica«, *Transactions of the Clinical Society of London 7* (1874), 22-28.

Gull, William W., »Anorexia Nervosa«, *Lancet* (17. März 1888), 516-517.

Gull, William W., *Papers*, MSS5873, G/8. Wellcome Institute.

Guy's Hospital Reports 47 (1890), xxv-xliiii.

Habermas, Tilmann, »Friderada: A Case of Miraculous Fasting«, *International Journal of Eating Disorders* 5 (März 1968), 555-561.

Hagstrum, Jean, *Sex and Sensibility, Ideal and Erotic Love from Milton to Mozart* (Chicago, 1980).

Hale, Nathan G., *Freud and the Americans, The Beginning of Psychoanalysis in the U. S., 1876-1917* (New York, 1971).

Hale, Sarah, Josepha, *Receipts for the Million* (Philadelphia, 1857).

Haley, Bruce, *The Healthy Body and Victorian Culture* (Cambridge, Mass., 1978).

Hall, Diana Long, »Biology, Sex Hormones, and Sexism in the 1920s«, *Philosophical Forum* 5: 12 (1973-74), 81-97.

Hall, Lindsay und Cohn, Leigh, *Bulimia: A Guide to Recovery* (Santa Barbara, Kalif., 1986).

Hall, Stanley G., *Adolescence: Its Psychology and Its Relation to Physiology, Anthropology, Sociology, Sex, Crime, Religion and Education* (o. O., 1904).

Hall, Stanley G., »Youth: Its Education, Regiment and Hygiene« (o. O., 1906).

Hall, W. W., *Health and Good Living* (New York, 1873).

Haller, John S. und Robin M., *The Physician and Sexuality in Victorian America* (Urbana, Ill., 1974).

Halmi, Katherine A., »Relationship of the Eating Disorders to Depression: Biological Similarities and Differences«, *International Journal of Eating Disorders* 4: 4 (1985), 667-679.

Halmi, Katherine A., Broadland, G., Rigas, C. A., »A Follow Up Study of 79 Patients with Anorexia Nervosa: An Evaluation of Prognostic Factors and Diagnostic Criteria«, in: *Life History Research in Psychopathology*, Hrsg. R. D. Wirth, G. Winokur, M. Roff, Band 4 (Minneapolis, 1975).

Halmi, K. A., Falk, J. R., Schwartz, E., »Binge-Eating and Vomiting: A Survey of a College Population«, *Psychological Medicine* 11 (1981), 697-706.

Hammond, William, *Spiritualism and Allied Causes and Conditions of Nervous Derangement* (New York, 1876).

Hammond, William, *Fasting Girls: Their Physiology and Their Pathology* (New York, 1879).

Hammond, William, *A Treatise on the Diseases of the Nervous System* (New York 1892).

Harland, Marion, *Eve's Daughters; or, Common Sense for Maid, Wife and Mother* (Farmingdale, N. Y., 1885; Nachdruck 1978).

Harris, Jonathan, »A Remarkable Case of Abstinence from Food«, *Cincinnati Medical Observer* 1 (Mai 1856), 199-200.

Harris, Marvin, *Good to Eat: Riddles of Food and Culture* (New York, 1985).

Hartman, Susan, *The Home Front and Beyond: American Women in the 1940s* (Boston, 1982).

Hatfield, Elaine und Sprecher, Susan, *Mirror, Mirror: The Importance of Looks in Everyday Life* (Albany, N. Y., 1985).

Hautzig, Deborah, *Second Star to the Right* (New York, 1981).

Hayal, Fadi, »Psychological Treatment of Anorexia: A Case from the Ninth Century«, *Journal of the History of Medicine* 37 (Juli 1983), 1325-328.

Heater, Sandra, *Am I Still Visible? A Woman's Triumph over Anorexia Nervosa* (Whitehall, VA., 1983).

Herman, C. P. und Polivy, J., »Anxiety, Restraint and Eating Behavior«, *Journal of Abnormal Psychology* 84 (Dezember 1975), 666-672.

Herzog, David B. und Copeland, Paul M., »Eating Disorders«, *New England Journal of Medicine* 313:5 (1985), 295-303.

Herzog, D. B. u. a., »Sexual Conflict and Eating Disorders in 27 Males«, *American Journal of Psychiatry* 141 (1984), 989-990.

Hollander, Anne, *Seeing through Clothes* (New York, 1975).

Hollander, Bernard, *Nervous Disorders of Women* (London, 1916).

Homer Republican (25. März 1886).

Hoppin, Augustus, *A Fashionable Sufferer; or, Chapters from Life's Comedy* (Boston, 1883).

Horowitz, Helen, *Alma Mater: Design and Experience in the Women's Colleges from Their Nineteenth Century Beginning to 1930* (New York, 1984).

Hsu, L. K. G., »Outcome of Anorexia Nervosa: A Review of the Literature«, *Archives of General Psychiatry* 37 (1980), 1040-42.

Hudlow, Emily, *Alabaster Chambers* (New York, 1979).

Hurst, Arthur, »Discussion of Anorexia Nervosa«, *Proceedings of the Royal Society of Medicine* 32 (24. Januar, 1939), 34.

International Journal of Eating Disorders (1981 ff.).

Irish Quarterly Review 9, »L'esprit dans l'histoire de recherches et curiosités« (Januar 1860).

Isaacsen-Bright, *Mirrors Never Lie* (Worthington, Ohio, 1982).

James, William, *The Varieties of Religious Experience* (Garden City, N. Y.: Doubleday, o. J.)

Janet, Pierre, *Les obsessions et la psychasthénie* (Paris, 1903).

Janet, Pierre, *The Major Symptoms of Hysteria* (New York, 1907).

Jeffreys, Sheila, *The Spinster and Her Enemies: Feminism and Sexuality, 1880-1930* (London, 1985).

Johnston, Jessica Ruth, »The Double Bind: ›Eat and Stay Thin‹: Food as a Condensed Cultural Symbol in Advertising and the Overweight Stigma, 1890-1980«, Magisterarbeit, California State Univ. (1983).

Jones, E. L., *Chlorosis: The Special Anemia of Young Women* (London, 1897).

Joseph, Rebecca, *Early Disorder* (New York, 1980).

Journal of the American Medical Association 83: 21, »›San-gri-na‹: Another Fake Cure« (1924), 1703.

Journal of the American Medical Association 214, »Sir William Jenner, 1815-1898« (2. November 1970).

Kafka, Franz, »Ein Hungerkünstler«, *Sämtliche Erzählungen*, Hrsg. P. Raabe (Frankfurt a. M., 1969).

Kano, Susan, *Making Peace with Food: A Step-by-Step Guide to Freedom from Diet/Weight Conflict* (Allston, Mass., 1985).

Kaplan, Louise, *Adolescence: The Farewell to Childhood* (New York, 1984).

Katz, Michael, *The People of Hamilton, Canada West: Family and Class in a Mid-Nineteenth-Century City* (Cambridge, Mass., 1976).

Kellermann, Annette, »Why and How Girls Should Swim«, *Ladies Home Journal* 27 (August 1910), 11.

Kellermann, Annette, *Physical Beauty* (New York, 1918).

Kendell, R. E. u. a., »The Epidemology of Anorexia Nervosa«, *Psychological Medicine* 3 (1973), 200-203.

Kenyon, H., »Don't Let Your Child Get Fat«, *Good House-keeping* 121 (Oktober 1945).

Kern, Stephen, »The Psychodynamics of the Victorian Family«, *History of Childhood Quarterly* 1 (Winter 1974).

Kett, Joseph, *Rites of Passage: Adolescence in America, 1790 to the Present* (New York, 1977).

Kidwell, Claudia und Christman, Margaret, C., *Suiting Everyone: The Democratization of Clothing in America* (Washington, D. C., 1974).

Kiechefer, Richard, *Unquiet Souls* (Chicago, 1984).

Kieman, Thomas, *Jane: An Intimate Biography of Jane Fonda* (New York, 1973).

Kleinman, Arthur, *Patients and Healers in the Context of Culture* (Berkeley, 1980).

Kolb, Jocelyn, »Wine, Women, and Song: Sensory Referents in the Works of Heinrich Heine«, Dissertation, Yale Univ. (1979).

Komarovsky, Mirra, *Women in College: Shaping New Feminine Identities* (New York 1985), 89-92, 225-300.

Lacey, Herbert J., »Anorexia Nervosa and a Bearded Female Saint«, *British Medical Journal 283* (18.-25. Dezember 1982), 1816-17.

Lambley, Peter, *How to Survive Anorexia* (London, 1983).

Lancet, »Sir William Jenner« (17. Dezember 1898), 1674-76 und diverse weitere Ausgaben (1869).

Landau, Elaine, *Why Are They Starving Themselves? Understanding Anorexia* (New York, 1983).

Lasch, Christopher, *Haven in a Heartless World: The Family Besiege* (New York, 1977).

Lasèque, Charles, »On Hysterical Anorexia«, *Medical Times and Gazette* (6. September 1873), 265-266 und ebenda (27. September 1873), 367-369. Original in: Archives genérales de Medecine (April 1873).

Lasèque, Charles »La folie à deux on folie communiquée« (o. O., 1877), in Übersetzung nachgedruckt in einer Beilage zum *American Journal of Psychiatry* 4 (Oktober 1964), 1-23.

Lawrence, Marilyn, »Anorexia Nervosa – the Control Paradox«, *Women's Studies International Quarterly* 2 (1979), 93-101.

Lawrence, Marilyn, *The Anorexia Experience: From Dieting to Compulsive Eating* (Topsfield, Mass., 1985).

Leach, William R., »Transformations in a Culture of Consumption: Women and Departement Stores, 1890-1925«, *Journal of American History 7* (September 1984), 319-342.

Lears, T. Jackson, *No Place of Grace: Antimodernism and the Transformation of American Culture 1880-1920* (New York, 1981).

Leisure Hour Monthly Library 18, »Extraordinary Abstinence (1869), 806-807.

Leon, Gloria R. und Finn Stephen, »Sex Role Stereotypes and the Developement of Eating Disorders«, in: *Sex Roles and Psychopathology*, Hrsg. C. S. Wilson (New York, 1984), 317-337.

Levenkron, Steven, *The Best Little Girl in the World* (New York, 1978).

Levenkron, Steven, *Treating and Overcoming Anorexia* (New York, 1982).

Levinson, S. A., »A Child Who Will Not Eat«, *Journal of the Medical Society of New Jersey* (April 1933), 314-318.

Lévi-Strauss, Claude, »The Culinary Triangle«, *New Society* 22 (Dezember 1966), 937-940.

Levy, Alan B. und Dixon, Katharine N., »The Relationship between Anorexia Nervosa and Depression: A Reevaluation«, *International Journal of Eating Disorders* 4: 4 (1985), 328-405.

Lewis, Dio, *Talks about People's Stomachs* (Boston, 1870).

Lewis, Linda D. und Johnson, Craig, »A Comparison of Sex Role Orientation between Women with Bulimia and Normal Controls«, *International Journal of Eating Disorders* 4 (August 1985), 247-258.

Lewontin, R. C., Rose, Steven, Kamin, Leon J., *Not in Our Genes: Biology, Ideology and Human Nature* (New York, 1984).

Lieb, Clarence W., *Eat, Drink and Be Slender: What Every Overweight Person Should Know and Do* (New York, 1929).

Lin, Aimee, *Solitaire* (New York, 1979).

London Hospital Physician's Casebooks, MS 107 (1897).

London Magazine 31 (1762), 340.

London Times »Death of Sir William Gull« (30. Januar 1890), diverse Ausgaben (1871, 1880).

Lorand, Sandor, »Anorexia Nervosa: Report of a Case«, *Psychosomatic Medicine* 5:2 (1943), 282-292.

Lucas, Alexander, »Toward the Understanding of Anorexia Nervosa as a Disease Entity«, *Mayo Clinic Proceedings* 56 (1981), 254-264.

Luckmann, Thomas, *Die unsichtbare Religion* (Frankfurt a. M., 1991).

Lusk, Graham, »A History of Metabolism«, in: *Endocrinology and Metabolism*, Hrsg. Lewellys F. Barker (New York, 1922), 3-78.

MacKenzie, Stephen, »On a Case of Anorexia Nervosa vel Hysterica«, *Lancet* (März 1888), 613-614.

MacLeod, Sheila, *The Art of Starvation: A Story of Anorexia and Survival* (New York, 1983).

Mademoiselle, »What's Your Food Status? Because the Way You Live Has a Lot to Do with the Way You Eat« (September 1985), 224-226.

Marchand, Leslie A., *Byron: A Portrait* (New York, 1970).

Marchand, Roland, *Advertising the American Dream* (Berkeley, 1985).

Marcus, Stephen, *The Other Victorians: A Study of Sexuality and Pornography in Mid-Nineteenth Century England* (New York, 1966).

Martin, Carol A., »No Angel in the House: Victorian Mothers and Daughters in George Eliot and Elizabeth Gaskell«, *Midwest Quarterly* 24 (1983), 297-314.

Martin, David, »Towards Eliminating the Concept of Secularization«, in: *Penguin Survey of the Social Sciences* Hrsg. J. Gould (London, 1965).

Martin, W. C., »Pathological Considerations of Weight Reduction«, *New York Physician* 11 (September 1983).

Massermann, J., »Psychodynamics in Anorexia Nervosa«, *Psychoanalytic Quarterly* 10 (1941), 211-242.

Masson, Jeffrey, *A Dark Science: Woman, Sexuality and Psychiatry in the Nineteenth Century* (New York, 1986).

May, Elaine Tyler, *Great Expectations: Marriage and Divorce in Post Victorian America* (Chicago, 1980).

Mayo Clinic records ARL-1/2/3.

McBride, Angela Barron, »The Body as Battlefield«, *Women's Review of Books* (September 1986), 8.

McBride, Theresa, »As the Twig is Bent': The Victorian Nanny«, in: Wohl (1978), 46-47.

McCollum, Elmer Verner, *A History of Nutrition: the Sequence of Ideas in Nutrition Investigations* (Boston, 1957).

McDonald, Michael, *Mystical Bedlam: Madness, Anxiety and Health in Seventeenth Century England* (New York, 1981).

McGillicuddy, Timothy, *Functional Disorders of the Nervous System in Women* (New York, 1896).

McGovern, James R., »The American Woman's Pre-World War I Freedom in Manners and Morals«, *Journal of American History* 55 (September 1968), 315-333.

McHale, Kathryn, »Comparative Psychology of the Overweight Child«, Dissertation, Columbia Univ. (1926).

McKenzie, Margaret, »The Pursuit of Slenderness and Addiction to Self Control: An Anthropological Interpretation of Eating Disorders«, *Nutrition Update* 2 (1985), 174-194.

McLeod, R. P., »My Child Simply Won't Eat«, *Hygeia* 17 (Februar 1939), 116-118.

McNeill, D. »An Extraordinary Fasting Case«, *British Medical Journal* (24. Juni 1882), 938.

Mecklenburg, R. S. u. a., »Hythlamic Dysfunction in Patients with Anorexia Nervosa«, *Medicine* 53 (1974), 155.

Medical Press and Circular 31, »A Fasting Woman in Ipswich« (12. Januar 1881), 36-37, (17. August 1881).

Medical Times and Gazette 2, »Clinical Society« (8. November 1873), 534-536.

Meigs, Charles, *Females and Their Diseases* (Philadelphia, 1848).

Mendelsohn, Everett, *Heat and Life: the Developement of the Theory of Animal Heat* (Cambridge, 1964).

Meyer, Bernard C. und Weinroth, Leonard A., »Observations on Psychological Aspects of Anorexia Nervosa«, *Psychosomatic Medicine* 19 (September-Oktober 1957), 389-398.

Meyer, Donald H., »American Intellectuals and the Victorian Crisis of Faith«, in: *Victorian America*, Hrsg. Daniel Walker Howe (Philadelphia, 1976), 59-77.

Millman, Marcia, *Such a Pretty Face: Being Fat in America* (New York, 1980).

Mintz, Steven, *A Prism of Expectations: The Family in Victorian Culture* (New York, 1983).

Mintz, Sidney, *Sweetness and Power: The Place of Sugar in Modern History* (New York 1985).

Mitchell, David J., *The Fighting Pankhursts: A Study in Tenacity* (New York, 1967).

Mitchell, John K., *Self-Help for Nervous Women* (Philadelphia, 1909).

Mitchell, Silas Weir, *Fat and Blood: And How to Make Them* (Philadelphia, 1878).

Mitchell, Silas Weir, *Lectures on Diseases of the Nervous System, Especially in Women* (Philadelphia, 1909).

Modell, John, Fürstenberg, Frank, Hershberg, Theodore, »Social Change and Transitions to Adulthood in Historical Perspective«, *Journal of Family History* 1 (1976), 7-32.

Mogul, S. Louis, »Ascetism in Adolescence and Anorexia Nervosa«, *Psychoanalytic Study of the Child* 35 (1980), 155-175.

Montgomery, J. H., *Clinical Observations on Cases of Simple Anorexia or Chlorosis Occurring in Young Women in the Decade Following Puberty* (Erie, Pa., 1919).

Moore, R. Laurence, *In Search of White Crows: Spiritualism, Parapsychology and American Culture* (New York, 1977).

Moore, Sally Falk, »The Secret of the Men: A Fiction of Chagga Initiation and Its Relation to the Logic of Chagga Symbolism«, *Africa* 46: 4 (1976), 357-370.

Morgan, David, *Suffragists and Liberals: The Politics of Women Suffrage in England* (Oxford, 1975).

Morgan, H. Gethin, »Fasting Girls and Our Attitudes to Them«, *British Medical Journal* 2, 1652-55.

Morgan, Winona L., *The Family Meets the Depession* (Minneapolis, 1939).

Moulton, Ruth, »A Psychosomatic Study of Anorexia Nervosa. Including the Use of Vaginal Smears«, *Psychosomatic Medicine* 4 (24. Januar 1942).

MS., September 1986, ohne Seitenangabe.

Muuss, R. E., *Theories of Adolescence* (New York 1962).

Myrtle, A. S., »Anorexia Nervosa«, *Lancet* (5. Mai 1988), 899.

Nesselroade, J. R., Baltes, Paul B., »Adolescent Personality Development and Historical Change: 1970-1972«, *Monographs of Society for Research in Child Development* 39 (Mai 1974), Serie 154.

Nevo, Shoshana, »Bulimic Symptoms: Prevalence and Ethnic Differences among College Women«, *International Journal of Eating Disorders* 4 (Mai 1985), 151-168.

Newcomer, Mabel, *A Century of Higher Education for Women.*

Newman, Leslea, »Good Enough to Eat« (Ithaca, N. Y., 1986), *New York State Journal of Medicine* 84 (Mai 1984).

Newsweek on Campus, »College Life: When Food Is the Enemy« (März 1987), 18-19.

New York Sun, diverse Ausgaben (Nov.-Dez. 1878).

New York Times, diverse Ausgaben (1884-1916).

New York Times Film Reviews 9, »Daughters of the Gods« (9. Oktober 1916).

Nicolle, G., »Prepsychotic Anorexia«, *Lancet* 2 (1938), 1173-74.

Nissenbaum, Stephen, *Sex, Diet and Debility in Jacksonian America: Sylvester Graham and Health Reform* (Westport, Conn., 1980).

Norling, Lisa, »The Origins of Popular Dieting in America«, Independent Study Paper, Cornell Univ. (1985).

Numbers, Ronald L. und Janet S., »Millerism and Madness: A Study of ›Religious Insanity‹ in Nineteenth Century America«, *Bulletin of the Menning Clinic* 49: 4 (1985), 289-320.

Oeuvres Complètes de Tabarin, »Odd Phases in Literature: Abstinence« (Paris, 1622).
Ogle, John, »A Case of Hysteria: ›Temper Disease‹«, *British Medical Journal* (16. Juli 1870).
Olian, Jo Ann, *The House of Worth: The Gilded Age, 1860-1918* (New York, 1982).
O'Neill, Cherry Boone, *Starving for Attention and Survival* (New York, 1983).
Orbach, Susie, *Fat is a Feminist Issue: The Anti-Diet Guide to Permanent Weight Loss* (New York, 1978).
Orbach, Susie, *Hunger Strike: The Anorectic's Struggle as a Metaphor for Our Age* (New York, 1986).
Osler, William, *The Principles and Practise of Medicine* (New York, 1892).
Osler, William, »A Case of Anorexia Nervosa«, *West London Medical Journal* 9 (Januar 1904), 112 und (April 1904), 204-206.

Pagel, Walter, *William Harvey's Biological Ideas: Selected Aspects and Historical Background* (New York, 1967).
Palm Beach Post, 26. Dezember 1985.
Palmer, H. D. und Jones, M. S., »Anorexia Nervosa as a Manifestation of Compulsive Neurosis«, *Archives of Neurology and Psychiatry* 41 (1939), 856.
Pankhurst, Sylvia E., *The Suffragette: The History of the Women's Militant Suffrage Movement 1905-1910* (New York, 1911).
Parry-Jones, William L., *The Trade in Lunacy: A Study of Private Madhouses in England in the Eighteenth and Nineteenth Century* (London, 1972).
Paterson, Wilma, »Was Byron Anorexic?« *World Medicine* (Mai 1982), 35-38.
Pearsall, Ronald, *The Worm in the Bud: The World of Victorian Sexuality* (London, 1969).
Pedersen, Joyce Sender, »The Reform of Women's Secondary and Higher Education: Institutional Change and Social Values in Mid and Late Victorian England«, *History of Education* 19 (1979), 61-91.
Pendleton, Hester, *Husband and Wife; or, The Science of Human Developement through Inherited Characteristics* (New York, 1863).
Peters, Lulu Hunt, *Diet and Health with a Key to the Calories* (Chicago, 1918).
Phillips, Wendell C., »Introduction«, in: Fishbein (1927), xiii.
Philosophical Transactions of the Royal Society of London 14, »Account of a Woman in the Shire of Ross Living without Food or Drink« (1776-80), 121-124.
Phorylles, Irma M., »The Lost Waistline«, *Seventeen* (März 1948), 124.
Pitt, Moses, *An Account of Ann Jeffries Who Was … Fed by Fairies* (London, 1696).
Playfair, W[illiam] S[moult], »Note on the So-Called ›Anorexia Nervosa‹«, *Lancet* (20. April 1888).
Psychosomatic Medicine 1, Impressum und »Introductory Statement« (Januar 1939).
Pyle, R. L. u. a., »The Incidence of Bulimia in Freshman College Students«, *International Journal of Eating Disorders* 2:3 (1983), 75-86.

Rahman, Lincoln, Richardson, Henry, Ripley, Herbert S., »Anorexia Nervosa with Psychiatric Oberservations«, *Psychosomatic Medicine* (Juli 1939), 335-365.
Ravehill, Alice, *The Teaching of Domestic Science in the United States of America* (London, 1905).

Reiser, Joel Stanley, *Medicine and the Reign of Technology* (Cambridge, Mass., 1978).

Reynolds, John, *A Discourse on Prodigious Abstinence* (London, 1669); Nachdruck in: *Harleian Miscellany* 4 (London, 1809), 43-58.

Richards, Ellen Swallow, »Domestic Science«, *Outlook* (24. April 1897), 1078-80.

Richards, Ellen Swallow, *The Cost of Living* (New York 1899).

Richards, Ellen Swallow, *The Dietary Computer* (New York, 1902).

Richards, Ellen Swallow, *The Cost of Shelter* (New York, 1905).

Richards, Ellen Swallow, »The Social Significance of the Home Economics Movement«, *Journal of Home Economics* (April 1911), 117-125.

Richet, Charles M., »Long Fasting and Starvation«, *Popular Science Monthly* 36 (Februar 1890), 543.

Richmond, Legh, *A Statement of Facts Relative to the Supposed Abstinence of Ann Moore of Tutbury, Staffordshire, and Account of the Circumstances which Led to the Recent Detection of Her Imposture* (London, 1813).

Rizzuto, Ana-Maria, Peterson, Ross K., Reed Marilyn, »The Pathological Sense of Self in Anorexia Nervosa«, *Psychiatric Clinics in North America* 4 (Dezember 1981), 38.

Robertson, Priscilla, »Home as Nest: Middle-Class Childhood in Nineteenth Century Europe«, in: de Mause (1975), 417.

Robins, T., *See News from Darby-shire, or The Wonder of all wonders, that ever yet was Printed, being a perfect and true relation of the handy work of Almighty God shown upon the body of one Martha Taylor* (London, 1668).

Robins, T., *The Wonder of the World, being a perfect relation of a young maid, about eighteen years of age, which hath not tasted of any food this two and fifty weeks* (London, 1669).

Rodin, Judith, Silberstein, Lisa und Striegel-Moore, Ruth, »Women and Weight: A Normative Discontent«, in: *1984 Nebraska Symposium on Motivation*, Hrsg. Theodore B. Sonderegger (Lincoln, 1985).

Rohr, H., »A Speculative Illness Model of Over-Eating and Anorexia Nervosa«, *Psychological Reports* 53 (1983), 831.

Rollins, Hyder E., »Notes on Some English Accounts of Miraculous Fasts«, *Journal of American Folklore* 34 (1921), 357-376.

Rose, John A., »Eating Inhibitions in Children in Relation to Anorexia Nervosa«, *Psychological Medicine* 5: 2 (1943), 117-124.

Rose, Mary Swartz, *Feeding the Family* (New York, 1916).

Rosenberg, Charles E., »The Therapeutic Revolution: Medicine, Meaning and Social Change in Nineteenth Century America«, in: Vogel und Rosenberg (1979), 3-26.

Rosenberg, Charles E., *The Cholera Years* (Chicago, 1962).

Rosenberg, Charles E., *No Other Gods: Science and American Social Thought* (Baltimore, 1976).

Rosenberg, Charles E. und Smith-Rosenberg, Carroll, »The Female Animal: Medical and Biological Views of Woman and Her Role in Nineteenth Century America«, *Journal of American History* 60 (September 1973), 332-356.

Rosenberg, Rosalind, *Beyond Separate Spheres: Intellectual Roots of Modern Feminism* (New Haven, 1982).

Rosenzweig, Marianne, Spruill, Jean, »Twenty Years after Twiggy: A Retrospective Investigation of Bulimic-Like Behavior«, *International Journal of Eating Disorders* 6 (Januar 1987), 57-65.

Ross, C. W., »Anorexia Nervosa with Special Reference to Carbohyddrate Metabolism«, *Lancet* 234 (7. Mai 1938), 1041.

Rossiter, Margaret, *Women Scientists in America: Struggles and Strategies to 1940* (Baltimore, 1982).

Rostaine, P., »How to Get Thin«, *Medical Press and Circular* 149 (23.Dezember 1914), 643-644.

Roth, Geneen, *Breaking Free from Compulsive Eating* (New York, 1985).

Roth, Sir Martin und Kroll, Jerome, *The Reality of Mental Illness* (New York, 1986).

Rothenberg, Albert, »Eating Disorder as a Modern Obsessive-Compulsive Syndrom«, *Psychiatry* 49 (Februar 1986), 45-53.

Rothman, David, *The Discovery of the Asylum* (Boston, 1971).

Rothman, Ellen, *Hands and Hearts: A History of Courtship in America* (New York, 1984).

Rubenstein, Helena, *The Art of Feminine Beauty* (New York, 1930).

Ruckman, Ivy, *The Hunger Scream* (New York, 1983).

Ryan Mary, »The Projection of a New Womanhood: The Movie Moderns in the 1920s«, in: *Our American Sisters: Women in American Life and Thought,* Hrsg. Jean E. Friedman und William G. Skale (Boston, [2]1976).

Ryan, Mary, *Womanhood in America* (New York, [3]1983).

Ryan, Mary, *Cradle of the Middle Class* (New York, 1982).

Ryle, John A., »Anorexia Nervosa«, *Lancet* 231 (17. Oktober 1936), 894.

Sandbeck, Terence, J. *The Deadly Diet: Recovery from Anorexia and Bulimia* (Oakland, Kalif., 1986).

Sands, Irving I., *Neuropsychiatry for Nurses* (Philadelphia, 1948).

Sarah Ellen Browne Papers, Nellie Browne to her Mother, Schlesinger Library (April 1859?).

Schultz, G. D., »Forget That Clean-Plate Bogey!«, *Better Homes and Gardens* 21 (September 1942).

Schwartz, D. M. und Thompson, M. G., »Do Anorectics Get Well? Current Research of Future Needs«, *American Journal of Psychiatry* 138 (1981), 319-323.

Schwartz, D. M., Thompson, M. G., Johnson, C. L., »Anorexia Nervosa and Bulimia: The Socio-Cultural Context«, *International Journal of Eating Disorders* 1 (Frühling 1982), 20-36.

Schwartz, Hillel, *Never Satisfied: A Cultural History of Diets, Fantasies and Fat* (New York, 1986).

Scott, D., »Alcohol and Food abuse: Some Comparisons«, *British Journal of Addiction* 78 (1983), 339-349.

Scott, Joan W., und Tilly, Louise, *Women, Work and Family* (New York, 1978).

Scull, Andrew, *Museums of Madness: The Social Origins of Insanity in Nineteenth Century England* (New York, 1979).

Sedgwick, Peter, »Illness – Mental and Otherwise«, *Hastings Center Report* 1: 3 (1973), 19-40.

Selvini-Palazzoli, Mara, »The Families of Patients with Anorexia Nervosa«, in: *The Child in His Family,* Hrsg. E. J. Anthony und C. Koupernik (New York, 1970).

Selvini-Palazzoli, Mara, *Magersucht* (Stuttgart, 1982).

Selvini-Palazzoli, Mara, »Anorexia Nervosa: A Syndrome of the Affluent Society«, *Transcultural Psychiatric Research Review* 22: 3 (1985).

Semelaigne, René, *Les pionniers de la psychiatrie francaise avant et après Pinel*, Band 2 (Paris, 1932).

Seventeen,, »You'll Eat It Up at Noon« (September 1946), 21-22; »Overweight?« (August 1948), 184; »Fattest Girl in the Class« (Januar 1948), 21-22.

Shapiro, Laura, *Perfection Salad: Women and Cooking at the Turn of the Century* (New York, 1986).

Shorter, Edward, »The First Great Increase in Anorexia Nervosa«, *Journal of Social History* 21 (Herbst 1987), 69-96.

Showalter, Elaine, *The Female Malady: Women, Madness and English Culture, 1830-1880* (New York, 1985).

Shultz, F. W., »What to Do about the Fat Child at Puberty«, *Journal of Pediatrics* 19 (1941), 376-381.

Sicherman, Barbara, »The Uses of Diagnosis: Doctors, Patients and Neurasthenia«, *Journal of the History of Medicine and Allied Sciences* 32 (1977), 33-54.

Silverman, Joseph, »Richard Morton, 1637-1698: Limner of Anorexia Nervosa: His Life and Times«, *Journal of the American Medical Association* 250 (25. November 1983), 2830-32.

Simmonds, M., »Über Hypophysisschwund mit tödlichem Ausgang«, *Deutsche medizinische Wochenschrift* 40 (1914 a), 322-323.

Simmonds, M., »Über embolische Prozesse in der Hypophysis«, *Virchows Archiv (Pathologische Anatomie)* (1914 b), 226-239.

Simmons, Christina, »Companionate Marriage and the Lesbian Threat«, *Frontiers* 4 (Herbst 1979), 154-159.

Singleton, Gregory H., »Protestant Voluntary Organization and the Shaping of Victorian America«: in *Victorian America*, Hrsg. Daniel Walker Howe (Philadelphia, 1976), 47-58.

Sklar, Kathryn Kisch, *Catharine Beecher: A Study in American Domesticity* (New York, 1976).

Skrabanek, Petr, »Notes towards the History of Anorexia Nervosa«, *Janus* 70 (1983), 109-128.

Slade, Roger, *The Anorexia Nervosa Reference Book* (New York, 1984).

Smith, Daniel Scott, »The Dating of the American Sexual Revolution: Evidence and Interpretation«, in: *The American Family in Social-Historical Perspective*, Hrsg. Michael Gordon (New York, 1974), 328-332.

Smith, Edward, *Practical Dietary for Families, Schools, and the Labouring Classes* (London, 1864).

Smith-Rosenberg, Carroll, »The Hysterical Woman: Sex Roles and Role Conflict in 19th Century America«, *Social Research* 39 (1972), 652-678.

Smith-Rosenberg, Carroll, »From Puberty to Menopause: The Cycle of Femininity in Nineteenth Century America«, in: *Clio's Consciosness Raised: New Perspectives on the History of Women*, Hrsg. Nancy Hartman und Lois V. Banner (New York, 1974).

Smith-Rosenberg, Carroll, »The Female World of Love and Ritual: Relation between Women in Nineteenth-Century America«, *Signs* 1 (1975), 1-29.

Smith-Rosenberg, Carroll, *Disorderly Conduct: Visions of Gender in Victorian America* (New York, 1985).

[Society for Promoting Christian Knowledge], *Talks to Girls by One of Themselves, on the Difficulties, Duties, and Joys of a Girl's Life* (London, 1894).

Solochek, Beverly, »Why Some Girls Starve Themselves«, *Seventeen* 34 (März 1975), 140-168.

Solomon, Barbara Miller, *In the Company of Educated Women* (New York, 1985).

Sontag, Susan, *Illness as Metaphor* (New York, 1978).

Spacks, Patricia Meyer, *The Adolescent Idea* (New York, 1981).
Spectator 64, »Fasting and Feeding« (3. Mai 1890), 618-619.
Spignesi, Angelyn, *Starving Women: A Psychology of Anorexia* (Dallas, 1983).
Stangler, R. S., Printz, A. M., »DSM-III: Psychiatric Diagnosis in a University Population«, *American Journal of Psychiatry* 137 (1980), 937-940.
Stein, Majorie, »Dieting to Disaster«, *Mademoiselle* 78 (Januar 1974), 8-10.
Stein, Majorie, »The Self Starvers«, *Time* (28. Juli 1975), 30-31.
Stein, Patricia M. und Unell, Barbara, *Anorexia Nervosa: Finding the Life Line* (Minneapolis, 1986).
Steiner-Adir, Catherine, »The Body Politic: Normal Female Adolescent Developement of Eating Disorders«, Habilitationsschrift, Harvard Univ. (1984).
Stephens, Lockhardt, »Case of Anorexia Nervosa; Necropsy«, *Lancet* (5. Januar 1895).
Steward, A. L. und Brooks, R. H., »Effects of Being Overweight«, *American Journal of Public Health* 73 (Februar 1983), 171-178.
Stoddard, Elizabeth, *The Morgesons* (New York, 1862).
Stone, Donald David, *The Romantic Impulse in Victorian Fiction* (Cambridge, Mass., 1980).
Stone, Lawrence, *The Family, Sex and Marriage in England 1500-1800* (New York, 1979).
Striegel-Moore, Ruth, McAvay, Gail, Rodin, Judith, »Psychological and Behavioral Correlates of Feeling Fat in Women«, *International Journal of Eating Disorders* 5:5 (1986), 935-947.
Striegel-Moore, Ruth, Silberstein, Lisa R., Rodin, Judith, »Toward an Understanding of Risk Faktors in Bulimia«, *American Psychologist* 41 (März 1986), 256.
Strouse, Jean, *Alice James* (New York, 1980).
Stunkard, Albert J., »From Explanation to Action in Psychosomatic Medicine: The Case of Obesity«, *Psychosomatic Medicine* 37 (1975), 195-230.
Stunkard, Albert J., *The Pain of Obesity* (Palo Alto, Kalif., 1976).
Sutherland, Henry, »On the Arficial Feeding of the Insane«, *Journal of Psychological Medicine and Mental Pathology* 1 (April 1875), 101.
Swete, Horace, *Handy Book of Cottage Hospitals* (London, 1870).
Szasz, Thomas, *The Myth of Mental Illness* (New York, 1974).
Szmuckler, George I. und Tatum, Digby, »Anorexia Nervosa: Starvation Dependence«, *British Journal of Medical Psychology* 57 (1984), 303-310.

Talbott, John H., *A Biographical History of Medicine* (New York, 1970).
Taylor, Robert, »Letter«, *London Medical and Physical Journal* 20 (Dezember 1808), 402.
The Age Factor in Selling and Advertising: A Study in a New Phase of Advertising (Chicago, 1922).
The Remaining Works of ... Dr. Thomas Willis I. Fermentation (London, 1681).
Thomas, Keith, *Religion and the Decline of Magic* (New York, 1971).
Thurston, Hubert, *The Physical Phenomena of Mysticism* (Chicago, 1952).
Time, »Coming on Strong: The New Ideal of Beauty« (30. August 1982), 72-77.
Trollope, Anthony, *Ralph the Heir* (London, 1871).
Trollope, Anthony, *Can You Forgive Her?* (New York, 1983).
Turner, Bryan, »The Discourse of Diet«, *Theory, Culture and Society* 1: 1 (1982), 23-32.
Turner, Bryan, *The Body and Society: Explorations in Social Theory* (Oxford, 1984).

Turner, Frank M., »Rainfall, Plagues, and the Prince of Wales: A Chapter in the Conflict of Religion and Science«, *Journal of British Studies* 13 (Mai 1974), 46-65.
Twain, Mark, *The Prince and the Pauper* (New York, 1881); dt.: *Prinz und Bettelknabe* (München, 1975).

USA Today (11. August 1986).

Valentine, Helen, »Seventeen Says Hello«, *Seventeen* (September 1944), 33.
Veblen, Thorstein, *The Theory of the Leisure Class* (New York, 1967); dt.: *Theorie der feinen Leute. Eine ökonomische Untersuchung der Institutionen* (Frankfurt a. M., 1986).
Veith, Ilza, *Hysteria* (Chicago, 1965).
Vicinus, Martha, *Independent Women: Work and Community: For Single Women, 1850-1920* (Chicago, 1985).
Vogel, Morris und Rosenberg, Charles E. (Hrsg.), *The Therapeutic Revolution: Essays in Social History of American Medicine* (Philadelphia, 1979).
Vogue, »On Her Dressing Table« (24. April 1902) und spätere Ausgaben (1918, 1923).
Vogue, »Food as Well as Clothes, Today, Make the Man-As a Matter of Life and Style« (Juni 1985), 271-273.

Waller, John V., Kaufmann, M. Ralph, Deutsch, Felix, »Anorexia Nervosa: A Psychosomatic Entity«, *Psychosomatic Medicine* 2 (Januar 1940), 3-16.
Wallet, M., »Deux cas d'anorexie hystérieque«, in: *Nouvelle iconographie de la Salpétrière*, Hrsg. J. M. Charcot (Paris, 1892), 276-277.
Walsh, Margaret, »The Democratization of Fashion: The Emergence of the Women's Dress Pattern Industrie«, *Journal of American History* 66 (September 1979).
Ward, James, *Some Account of Mary Thomas of Tanyrault ... and of Ann Moore commonly called the Fasting Woman of Tutbury* (London, 1813).
Ware, Susan, *Holding Their Own: American Women in the 1930s* (Boston, 1982).
Warner, John Harley, *The Therapeutic Perspective: Medical Pratice, Knowledge and Identity in America 1820-1885* (Cambridge, Mass., 1886).
Warner, Lucien, *A Popular Treatise on the Functions and Diseases of Women* (New York, 1875).
Webber, C. h., *The Strange Case of Josephine Marie Bedard* (Boston, 1889).
Weinstein, Donald und Bell, Rudolph, *Saints and Society: The Worlds of Western Christiandom, 100-1700* (Chicago, 1982).
Whitaker, Nellie Comins, »The Health of American Girls«, *Popular Science Monthly* 7 (September 1907).
Whorton, James C., *Crusaders for Fitness: The History of American Health Reforms* (Princeton, 1982).
Wilks, Samuel, *Lectures on Diseases of the Nerves. Delivered at Guy's Hospital* (Philadelphia, 1878).
Wilks, Samuel und Bettany, G. T., *A Biographical History of the Guy's Hospital* (London, 1892).
Willey, Margaret, *The Bigger Book of Lydia* (New York, 1983).
Williams, Susan, *Savory Suppers and Fashionable Feasts: Dining in Victorian America* (New York, 1985).
Williams, S. W. D., »Remarks on the Refusal of Food in the Insane«, *Journal of Mental Science* 5 (Oktober 1864).
Wilson, E. O., *Sociobiology: The New Synthesis* (Cambridge, Mass., 1975).

Winslow, L. S. Forbes, »Fasting and Feeding«, *Journal of Psychological Medicine* 6 (1880), 253-299.

Wohl, Anthony S. (Hrsg.), *The Victorian Family: Structure and Stresses* (London, 1978).

Wohl, Anthony S., »Sex and the Single Room: Incest among the Victorian Working Class«, in: Wohl (1978), 197-216.

Wood, Allen, *What a Young Girl Ought to Know*, (Philadelphia, 1905).

Wood, Ann D., »The Fashionable Diseases: Women's Complaints and Their Treatment in Nineteenth Century America«, *Journal of Interdisciplinary History* 4 (1973), 25-52.

Woody, Regina J., »Reducing the Adolescent«, *Hygeia* 19 (1941), 476-482.

Woody, Thomas, *A History of Women's Higher Education in the United States* (New York, 1929).

Wooley, Susan C. und Orlando Wayne, »Obesity and Women. I: A Closer Look at the Facts«, *Women's Studies International Quarterly* 2 (1979), 69-79 u. »Obesity and Women. II: A Neglected Feminist Topic«, ebenda, 81-92.

Wooley, Susan C. und Orlando Wayne, »The Beverley Hills Eating Disorder: The Mass Marketing of Anorexia Nervosa«, *International Journal of Eating Disorders* 1 (Frühling 1982), 57-68.

Wooley, Susan C. und Orlando Wayne, »Should Obesity Be Treated at All?« in: *Eating and Its Disorders*, Hrsg. A. J. Stunkard u. E. Stellar (New York 1984).

Yu, Jane Y., »Eating Disorders«, *Vital Signs* (September 1986), 2.

Zeldin, Theodore, *France, 1848-1945,* Band 2, *Intellect, Taste and Anxiety* (New York, 1977).

Zelinsky, Wilbur, »You Are what You Eat«, *American Demographics* 9 (Juli 1987), 31-33, 56-58.

Zeller, Vivian, *Pricing the Priceless Child: The Changing Value of Children* (New York, 1985).

Karin Flaake, Vera King (Hg.)

Weibliche Adoleszenz

Zur Sozialisation junger Frauen

2. Auflage 1993, 281 Seiten
ISBN 3-593-34613-3

Die körperlichen Veränderungen in der Adoleszenz markieren den Abschied von der Kindheit und leiten die Herausbildung einer erwachsenen Geschlechtsidentität, eines weiblichen Lebensentwurfs ein.
Damit eröffnen sich neue Räume, Lustmöglichkeiten und Beziehungsformen. Vorstellungen und Phantasien kreisen in dieser Zeit zentral um Körperlichkeit und Sexualität. Zugleich werden die jungen Frauen dabei bewegt von der Frage, welche Wege zur Realisierung von Lust und Glück und zur Entfaltung kreativer Potentiale, von Arbeits- und Liebeswünschen ihnen offenstehen und gangbar erscheinen, welche Einordnungen und Anpassungen gefordert und von ihnen angenommen, zurückgewiesen oder umgewandelt werden können.
Psychoanalytikerinnen, Soziologinnen und Psychologinnen thematisieren unterschiedliche Aspekte dieser Entwicklungen in der Phase zwischen Kindheit und Erwachsensein.

Campus Verlag · Frankfurt/New York

Aus unserem Programm

Ulrike Brockhaus, Maren Kolshorn

Sexuelle Gewalt gegen Mädchen und Jungen

Mythen, Fakten, Theorien

1993. 282 Seiten
ISBN 3-593-34927-2

Die Autorinnen liefern den längst fälligen Überblick zum Erscheinungsbild und dem realen Ausmaß sexueller Gewalt gegen Mädchen und Jungen. Zum ersten Mal wird der Zusammenhang von sexueller Gewalt gegen Kinder und erwachsene Frauen diskutiert. Die Autorinnen eröffnen einen neuen Blick auf die Ursachen des Mißbrauchgeschehens und zeigen Handlungsmöglichkeiten für eine adäquate Intervention auf.
Dieses Buch ist eine unverzichtbare Grundlage für alle, die sich eine fundierte Meinung über das Thema bilden wollen, und für alle, die sich in ihrer praktischen oder theoretischen Arbeit mit dem Phänomen der sexuellen Gewalt beschäftigen.

»Ein sehr wichtiger Beitrag für die Diskussion einer für Kinder verhängnisvollen gesellschaftlichen Realität.«

Alberto Godenzi

»Maren Kolshorn und Ulrike Brockhaus haben äußerst sorgfältig recherchiert. Ihr Buch ist von hoher Praxisrelevanz und bietet wichtige Orientierung.«

Marion Mebes

Campus Verlag · Frankfurt/New York